广东省中药配方颗粒标准

（第四册）

广东省药品监督管理局　编

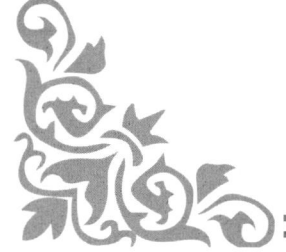 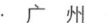广东科技出版社
全国优秀出版社

· 广 州 ·

图书在版编目（CIP）数据

广东省中药配方颗粒标准. 第四册 / 广东省药品监督
管理局编. —广州：广东科技出版社，2023.7
　　ISBN 978-7-5359-8064-9

　　Ⅰ．①广…　Ⅱ．①广…　Ⅲ．①中成药—颗粒剂—
标准—广东　Ⅳ．①R286-65

中国版本图书馆CIP数据核字（2023）第053812号

广东省中药配方颗粒标准（第四册）
Guangdong Sheng Zhongyao Peifangkeli Biaozhun（ Di-si Ce ）

出 版 人：严奉强
责任编辑：杜怡枫
责任校对：于强强
责任印制：彭海波
出版发行：广东科技出版社
　　　　　（广州市环市东路水荫路11号　邮政编码：510075）
销售热线：020-37607413
https：//www.gdstp.com.cn
E-mail：gdkjbw@nfcb.com.cn
经　　销：广东新华发行集团股份有限公司
印　　刷：广州一龙印刷有限公司
　　　　　（广州市增城区荔新九路43号1幢自编101房　邮政编码：511340）
规　　格：889 mm×1 194 mm　1/16　印张20　字数430千
版　　次：2023年7月第1版
　　　　　2023年7月第1次印刷
定　　价：198.00元

前　　言

　　根据《国家药品监督管理局 国家中医药管理局 国家卫生健康委员会 国家医疗保障局关于结束中药配方颗粒试点工作的公告》和《广东省药品监督管理局办公室关于加快推进中药配方颗粒标准制修订工作的通知》的要求，2021年2月19日，广东省药品监督管理局组织广东省药品检验所（以下简称省药检所）起草并发布了《广东省药品监督管理局关于发布〈广东省中药配方颗粒质量控制与标准制定技术要求（试行）〉〈广东省中药配方颗粒标准增补工作程序及申报资料要求（试行）〉的通告》，全面启动广东省中药配方颗粒质量标准的审核工作。2021年省药检所共完成283个中药配方颗粒品种的质量标准审核，发布256个中药配方颗粒品种的质量标准。在广东省中药配方颗粒标准发布后，国家药典委员会发布了49个同品种的国家标准。

　　2022年，广东省药品监督管理局组织省药检所对已发布的207个广东省中药配方颗粒标准开展编辑出版工作（国家药典委员会已发布的49个标准不予收载），其中，104个标准收录在《广东省中药配方颗粒标准（第三册）》，103个标准收录在《广东省中药配方颗粒标准（第四册）》。在有关部门和中药配方颗粒标准相关申报单位的积极配合下，经项目组全体人员的不懈努力，高质量地完成了编纂工作。与《广东省中药配方颗粒标准（第一册）》《广东省中药配方颗粒标准（第二册）》比较，《广东省中药配方颗粒标准（第三册）》《广东省中药配方颗粒标准（第四册）》参照《中华人民共和国药典》2020年版（以下简称《中国药典》）的编写体例，对标准正文的格式和用语进行了规范；按照《中药配方颗粒质量控制与标准制定技术要求》《广东省中药配方颗粒质量控制与标准制定技术要求（试行）》的要求，增加了标准汤剂的研究，并以其为桥接，所有药学研究均须与标准汤剂进行对比，考察单味中药配方颗粒与其相对应的单味中药饮片临床汤剂是否基本一致；规定了出膏率范围，使得辅料与中间体之比一般不超过1：1；增加了特征图谱/指纹图谱的测定，作为区分不同基原、不同炮制方法及其混淆品的专属性鉴别。

　　本册标准的编纂工作时间紧、任务重，难免出现不足或有待提高之处，希望各有关单位和广大读者提出宝贵意见，以便进一步完善，不断提高广东省质量标准水平。

　　相同品种的配方颗粒国家药品标准颁布实施后，本册相应品种的标准即行废止，不再另行通知。

广东省药品监督管理局

目　　录

广东省中药配方颗粒标准历史沿革

（一）

我国中医药事业的发展，从《黄帝内经》时代奠定的中医药理论与实践基础，到以张仲景《伤寒论》为代表的经典医籍建立的辨证施治、随证加减的中医临床实践思想，再到今天，经历了数千年的积累，形成了中医药独特的治疗体系与中药汤剂水煎用药的特点。

20世纪末到21世纪初，中医药事业的发展进入了一个以现代化、标准化为主题的新时期。在对传统中医药的传承与发展中，中药配方颗粒作为一种新的用药方式，遵循着"继承不泥古，创新不离宗"的现代化与标准化目标与原则应运而生。

中药配方颗粒是由单味中药饮片经水加热提取、分离、浓缩、干燥、制粒而成的颗粒，在中医药理论指导下，按照中医临床处方调配后，供患者冲服使用。

中药配方颗粒通过工业化、产品化，在很大程度上解决了传统饮片煎煮不方便的问题，在传承中药汤剂的同时，也完成了对中药饮片传统用药方式的一次超越。

（二）

1. 1993年，国家中医药管理局前瞻性地提出并确立了"中药配方颗粒的研制与开发"项目，同年确认了首批全国中药饮片剂型改革生产基地和中药配方颗粒研究开发试点单位。

同年，国家中医药管理局回复广东省中医药管理局"关于建立中药配方颗粒生产基地的可行性论证报告"，同意将广东一方制药有限公司列为国家中医药管理局医政司中药饮片改革基地，指示按照科工贸一体化原则，加强组织管理，首先在广东省范围内形成生产、供销网络，有计划、有步骤地试行中药饮片改革，并及时研究试行情况，以便在更大范围内推广应用。

2. 1994年，国家中医药管理局确定广东一方制药有限公司为国家中医药管理局中药配方颗粒研究开发试点单位。

3. 1995—1996年，在中华人民共和国国家科学技术委员会、中华人民共和国卫生部的高度重视和领导下，国家中医药管理局颁发了《中药配方颗粒科研规范》，启动了中药配方颗粒的研制与开发，研发项目被列为国家中医药管理局、广东省重大科技项目和国家级高科技领域产业化"火炬计划"项目。广东省中医药工程技术研究院（原广东省中医研究所）和广东一方制药有限公司围绕项目开展了系统的制备工艺、质量标准、临床疗效对比观察等研究。

4. 1997年，国家中医药管理局在广州召开了全国中药配方颗粒研讨会。会议认为，中药配方颗粒适应快节奏社会人们看中医、用中药的需要，可以更好地发挥中药饮片的优势，是一个重大改革和变革，是我国中医药学说在20世纪取得重大发展的标志之一。同年，广东省中医药管理局同意将中药配方颗粒在广东省部分医疗机构逐步推广使用，要求在临床使用过程中积极开展科研协作，注意系统收集临床资料，不断总结经验，提高产品质量，促进中药饮片改革工作。此外，中药配方颗粒在试点医疗机构推广应用报价得到广东省物价局核准和备案，产品在广东省60余家省、地、市级综合医院推广应用。

5. 1998年，国家中医药管理局同意由广东省中医药工程技术研究院和广东一方制药有限公司牵头，建立中药配方颗粒临床科研协作网。

6. 1999年，广东省卫生厅和广东省中医药管理局联合下发《关于在全省扩大应用中药配方颗粒的通知》，指出中药配方颗粒项目自1994年国家中医药管理局批准立项和中华人民共和国国家科学技术委员会将其列为国家"火炬计划"项目以来，广东省中医药工程技术研究院和广东一方制药有限公司应用高新技术对项目进行了近5年的系统研究与开发，研制出400多种中药配方颗粒并投入工业化批量生产。通知决定在广东省医疗机构扩大应用中药配方颗粒。

7. 2001年，为规范中药配方颗粒管理，国家药品监督管理局将以往诸如"中药浓缩颗粒""精制颗粒""免煎饮片"等称谓，统一定名为"中药配方颗粒"，同时颁发了《中药配方颗粒管理暂行规定》，并规定中药配方颗粒从2001年12月1日起纳入中药饮片管理范畴，并采取试点企业研究、生产和试点医疗机构使用的管理方式。同年，国家药品监督管理局首次确定广东一方制药有限公司和江苏天江药业有限公司为国内两家中药配方颗粒试点生产企业。两家企业生产近600种中药配方颗粒供试点医院临床调剂使用。

8. 2002年，国家药品监督管理局批准华润三九医药股份有限公司为中药配方颗粒试点生产企业。至此，广东一方制药有限公司和华润三九医药股份有限公司先后成为广东省辖区内的国家级"中药配方颗粒试点生产企业"。

9. 2006—2008年，由广东省中医药工程技术研究院和广东一方制药有限公司共同承担的

"中药配方颗粒共性关键制剂技术及其产业化研究"和"中药配方颗粒质量标准研究的技术要求和指导原则",被列为中华人民共和国科学技术部"十一五"科技支撑项目。

10. 2007年3月,由广东省中医药工程技术研究院和广东一方制药有限公司共同承担的中医药专项"100种中药配方颗粒的专属性检测方法和质量标准示范研究"通过了国家中医药管理局的验收。

11. 中药配方颗粒产业发展迅速且临床应用范围日益扩大,但由于种种原因,产品仍然处于被当作科研样品在临床上"试点"应用的状态,没有统一可控的法定质量标准,致使不仅难以规范企业生产、临床使用和科学监管,而且面临着监管部门、非试点生产企业和医疗机构及社会公众等多方面的压力。为此,2008年以来,国家食品药品监督管理局多次组织相关部门与企业研究加强中药配方颗粒监管的思路与方案,重点强调以统一的法定标准作为监管的依据。

12. 广东省为最大的中药配方颗粒试点省份,因此广东省食品药品监督管理局高度重视中药配方颗粒标准制定工作。2009年10月,广东省食品药品监督管理局指示广东省食品药品检验所启动《广东省中药配方颗粒质量标准研究规范(试行)》的起草工作,该规范于2010年10月起草完毕并正式颁布试行。

13. 《广东省中药配方颗粒标准研究规范(试行)》正式颁布实施后,华润三九医药股份有限公司与广东省食品药品质量研究所合作完成了100个配方颗粒品种质量标准的起草工作,为中药配方颗粒省级标准出台迈开了关键的第一步。之后,广东一方制药有限公司也积极参与省级标准起草工作。广东省食品药品检验所完成了标准复核任务,并组织审评,对标准进行规范和统一,形成广东省统一的中药配方颗粒标准。

14. 2011年中药配方颗粒项目纳入广东省"十二五"规划。

15. 2012年10月广东省食品药品监督管理局正式颁布《广东省中药配方颗粒标准(第一册)》,并自2013年1月1日起执行,为全国第一部地方性法定配方颗粒标准。

16. 2013年,为进一步落实广东省"十二五"规划,广东省食品药品监督管理局启动了《广东省中药配方颗粒标准(第二册)》的编撰工作。该册标准的起草和复核得到了广东省食品药品监督管理局领导的大力支持,广东省中医药工程技术研究院、广东一方制药有限公司和华润三九医药股份有限公司积极配合,于2014年8月顺利完成了《广东省中药配方颗粒标准(第二册)》的编撰工作。

17. 2016年2月,国务院印发了《中医药发展战略规划纲要(2016—2030年)》,提出"完善中药质量标准体系",明确将中药配方颗粒纳入国家中医药发展战略规划内容之中。同年8月,国家药典委员会发布了《中药配方颗粒质量控制与标准制定技术要求(征求意见稿）》，全面启动中药配方颗粒国家标准研究。

18．2021年1月，国家药品监督管理局正式发布《中药配方颗粒质量控制与标准制定技术要求》，以规范中药配方颗粒的质量控制与标准研究。同年2月，国家药品监督管理局、国家中医药管理局、国家卫生健康委员会和国家医疗保障局联合发布《关于结束中药配方颗粒试点工作的公告》，规定2021年11月1日起结束20多年的中药配方颗粒试点工作，对中药配方颗粒品种实施备案管理，其质量监管纳入中药饮片管理范畴。

19．2021年2月，广东省药品监督管理局发布了《广东省中药配方颗粒质量控制与标准制定技术要求（试行）》和《广东省中药配方颗粒标准增补工作程序及申报资料要求（试行）》，广东省成为全国第一个发布省级中药配方颗粒标准制修订指导原则和技术要求的省份。

20．2021年，广东省药品检验所审核标准283个，其中公示标准266个，发布标准256个，发布的标准数量位居全国第一。

（三）

《广东省中药配方颗粒标准（第三册）》收载中药配方颗粒质量标准104个品种，《广东省中药配方颗粒标准（第四册）》收载中药配方颗粒质量标准103个品种，均为中医临床处方常用品种，收载品种的药材源于植物的根与根茎、果实、种子、花、全草等不同药用部位，以及部分动物药。投料饮片涉及净制、切制、炒制、醋炙、盐炙、酒炙等不同的炮制方法。

广东省中药配方颗粒标准制定严格按照《中药配方颗粒质量控制与标准制定技术要求》《广东省中药配方颗粒质量控制与标准制定技术要求（试行）》《广东省中药配方颗粒标准增补工作程序及申报资料要求（试行）》，广泛邀请包括国家药典委员会委员在内的中医药领域专家，对配方颗粒申报资料进行审核并及时公示和发布，对申报资料研究不充分和不符合要求的品种进行资料的补充与完善或不予通过，以制定严谨的标准。本标准是广东省坚持科学监管、中医药守正创新理念的重要成果，《广东省中药配方颗粒标准（第三册）》和《广东省中药配方颗粒标准（第四册）》的出版必将为中药配方颗粒品种的真伪鉴别和质量的优劣评价，以及地方标准品种日后转化为国家标准品种提供重要参考。

凡　例

总　则

一、《广东省中药配方颗粒标准（第四册）》是广东省药品监督管理局依据《中华人民共和国药品管理法》《中药配方颗粒质量控制与标准制定技术要求》组织制定和颁布实施的地方标准，是国家中药配方颗粒标准体系的补充。

二、本标准为广东省中药配方颗粒生产、使用、检验和监督管理的法定技术标准。国家中药配方颗粒标准一经颁布实施，本标准收载的相同品种标准立即停止使用。

三、本标准由凡例、正文、附录构成。

四、《广东省中药配方颗粒标准》按册颁布，若因标准提高需要，各册有收载相同品种的，以后面颁布的标准为准，之前颁布的标准即行废止。若凡例、附录出现重大变化，则之前颁布的标准应同时进行修订。

五、凡例是为正确使用本标准，对品种正文、附录及有关共性问题的统一规定。

六、凡例和附录中采用的"除另有规定外"这一用语，表示存在与凡例或附录有关规定不一致的情况时，则在正文中另作规定，并按此规定执行。

七、正文中引用的中药配方颗粒系指本册标准中收载的品种，其质量应符合相应的规定。

八、正文所设各项规定是针对符合《药品生产质量管理规范》（Good Manufacturing Practices，GMP）的产品而言。任何违反GMP或有未经批准添加物质所生产的中药配方颗粒，即使符合本标准或按照标准没有检出其添加物质或相关杂质，亦不能认为其符合规定。

九、本标准的项目与要求、检验方法和限度、计量、精确度、试药、试液、指示剂等均按现行版《中国药典》执行。中国食品药品检定研究院未提供的标准物质（对照品、对照药材、对照提取物、标准品），按广东省药品监督管理局的有关规定执行。

正　文

十、品种正文系根据药物自身的理化与生物学特性，按照批准的来源、制法、贮藏等条件所制定的，用以检测中药配方颗粒质量是否达到用药要求并衡量其质量是否稳定均一的技术规定。

十一、品种正文根据不同品种，按顺序分别列有：（1）品名；（2）来源；（3）生产用饮片的炮制；（4）制法；（5）性状；（6）鉴别；（7）特征图谱/指纹图谱；（8）检查；（9）浸出物；（10）含量测定；（11）注意；（12）规格；（13）贮藏等。

十二、正文中引用的《中国药典》内容均指现行版，必要时另注明版次。

附　　录

十三、附录收载《广东省中药配方颗粒质量控制与标准制定技术要求（试行）》、制备过程常用辅料、标准物质名录。使用本标准进行质量检定工作时的取样法、通用检测方法和其他指导原则均以现行版《中国药典》通则中的相关内容为准。

十四、中药配方颗粒应符合《中国药典》（2020年版）0104通则项下的规定。

名称与编排

十五、标准编号格式为"粤PFKL+四位批准年份+四位顺序号"，如为修订标准，则标准编号格式为"粤PFKL+四位批准年份+四位顺序号-Vn"，"n"为修订的次数，第一次修订时，"n"为"1"，以此类推。

各品种名称包括中文名、汉语拼音名。

十六、正文按品种中文名称笔画数顺序排列，同笔画数的字按起笔笔形一丨丿、一顺序排列；索引分别按汉语拼音索引、药材拉丁学名索引顺序排列。

项目与要求

十七、各品种正文包括【制法】项，【制法】项不等同于生产工艺，只要求规定工艺中的主要步骤和必要的技术参数，明确提取溶剂为水，以及提取、分离、浓缩、干燥等步骤必要的条件，【制法】中"加入辅料适量"系指"不加或加适量辅料"。

十八、如投料饮片未被《中国药典》现行版收载，需在正文中增加【生产用饮片的炮制】项。

十九、中药配方颗粒的投料饮片和辅料均应符合法定标准的规定。

品 名 目 次

正 文

丁香配方颗粒

Dingxiang Peifangkeli

【来源】 本品为桃金娘科植物丁香 *Eugenia caryophyllata* Thunb. 的干燥花蕾经炮制并按标准汤剂的主要质量指标加工制成的配方颗粒。

【制法】 取丁香饮片2 100g，加水煎煮，收集挥发油适量（以β-环糊精包合，备用），滤过，滤液浓缩成清膏（干浸膏出膏率为13.4%～24.8%），加入辅料适量，干燥（或干燥，粉碎），再加入辅料适量，加入挥发油包合物，混匀，制粒，制成1 000g；或取清膏，加入辅料适量，加入挥发油包合物，干燥（或干燥，粉碎），再加入辅料适量，混匀，制粒，制成1 000g，即得。

【性状】 本品为黄棕色至棕褐色的颗粒；气芳香浓烈，味辛、微麻舌。

【鉴别】 取本品适量，研细，取0.5g，加热水20ml使溶解，放冷，用乙酸乙酯振摇提取2次，每次20ml，合并乙酸乙酯液，蒸干，残渣加乙酸乙酯1ml使溶解，作为供试品溶液。另取丁香对照药材0.5g，加乙酸乙酯5ml，振摇数分钟，滤过，滤液蒸干，残渣加乙酸乙酯1ml使溶解，作为对照药材溶液。再取丁香酚对照品，加乙酸乙酯制成每1ml含2mg的溶液，作为对照品溶液。照薄层色谱法（《中国药典》2020年版通则0502）试验，吸取供试品溶液与对照药材溶液各4μl、对照品溶液1μl，分别点于同一硅胶G薄层板上，以甲苯-乙酸乙酯-甲醇（8∶1∶1）为展开剂，展开，取出，晾干，喷以10%硫酸乙醇溶液，在105℃加热至斑点显色清晰。供试品色谱中，在与对照药材色谱和对照品色谱相应的位置上，显相同颜色的斑点。

【特征图谱】 照高效液相色谱法（《中国药典》2020年版通则0512）测定。

色谱条件与系统适用性试验 以十八烷基硅烷键合硅胶为填充剂（柱长为150mm，内径为2.1mm，粒径为1.6μm）；以乙腈为流动相A，以0.2%磷酸溶液为流动相B，按下表中的规定进行梯度洗脱；流速为每分钟0.3ml；柱温为30℃；检测波长为255nm。理论板数按槲皮素–O–β–D–吡喃葡萄糖醛酸苷峰计算应不低于5 000。

时间（分钟）	流动相A（%）	流动相B（%）
0～8	3→10	97→90
8～15	10	90
15～35	10→20	90→80
35～49	20→100	80→0

参照物溶液的制备 取丁香对照药材0.3g，加70%甲醇25ml，加热回流1小时，放冷，摇匀，滤过，取续滤液，作为对照药材参照物溶液。另取没食子酸对照品、鞣花酸对照品、槲皮素–3–O–β–D–吡喃葡萄糖醛酸苷对照品适量，加甲醇制成每1ml含没食子酸90μg、鞣花酸90μg、槲皮素–3–O–β–D–吡喃葡萄糖醛酸苷20μg的混合溶液，作为对照品参照物溶液。

供试品溶液的制备 同〔含量测定〕项。

测定法 分别精密吸取参照物溶液与供试品溶液各1μl，注入液相色谱仪，测定，即得。

供试品色谱中应呈现5个特征峰，并应与对照药材参照物色谱中的5个特征峰保留时间相对应，其中峰1、峰4、峰5应分别与相应对照品参照物峰保留时间相对应。与鞣花酸参照物峰相对应的峰为S峰，计算峰2、峰3与S峰的相对保留时间，其相对保留时间应在规定值的±10%之内，规定值为：0.36（峰2）、0.39（峰3）。

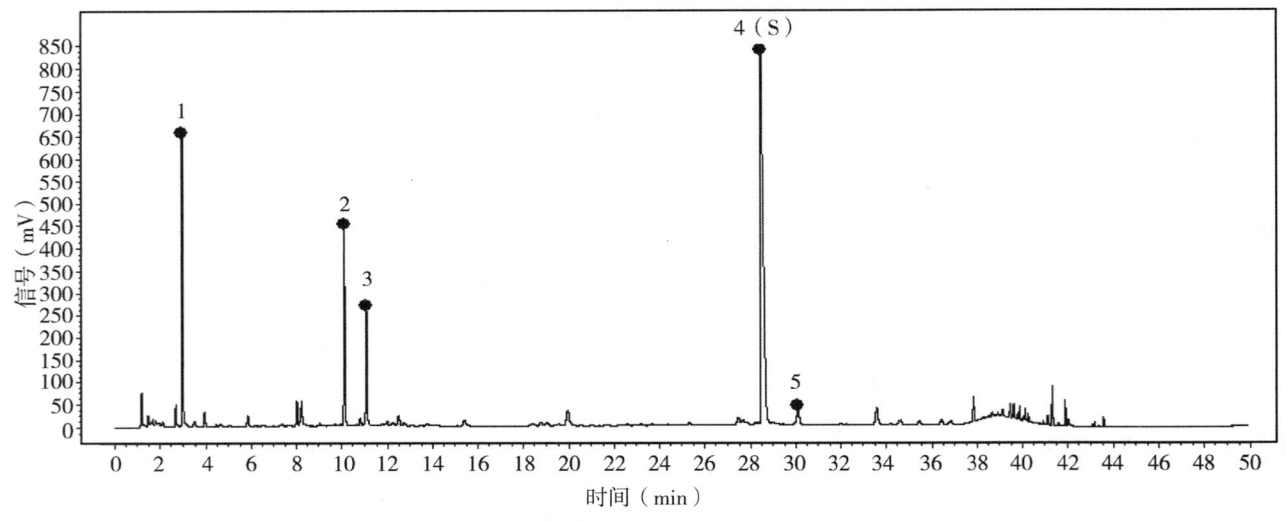

对照特征图谱

峰1：没食子酸；峰4（S）：鞣花酸；峰5：槲皮素–3–O–β–D–吡喃葡萄糖醛酸苷

参考色谱柱：CORTECS T3，2.1mm×150mm，1.6μm

【检查】 应符合颗粒剂项下有关的各项规定（《中国药典》2020年版通则0104）。

【浸出物】 取本品适量，研细，取约2g，精密称定，精密加入乙醇100ml，照醇溶性浸出物测定法（《中国药典》2020年版通则2201）项下的热浸法测定，不得少于12.0%。

【含量测定】 挥发油 照挥发油测定法（《中国药典》2020年版通则2204）测定。

本品含挥发油应为1.0%～8.0%（ml/g）。

槲皮素-3-O-β-D-吡喃葡萄糖醛酸苷　照高效液相色谱法（《中国药典》2020年版通则0512）测定。

色谱条件与系统适用性试验　以十八烷基硅烷键合硅胶为填充剂（柱长为100mm，内径为2.1mm，粒径为1.8μm）；以甲醇为流动相A，以0.01%的磷酸溶液为流动相B，按下表中的规定进行梯度洗脱；流速为每分钟0.3ml；柱温为30℃；检测波长为255nm。理论板数按槲皮素-3-O-β-D-吡喃葡萄糖醛酸苷峰计算应不低于5 000。

时间（分钟）	流动相A（%）	流动相B（%）
0～9	35	65
9～10	35→80	65→20
10～12	80	20

对照品溶液的制备　取槲皮素-3-O-β-D-吡喃葡萄糖醛酸苷对照品适量，精密称定，加甲醇制成每1ml含50μg的溶液，摇匀，即得。

供试品溶液的制备　取本品适量，研细，取约0.4g，精密称定，置具塞锥形瓶中，精密加入70%甲醇25ml，称定重量，超声处理（功率250W，频率40kHz）30分钟，放冷，再称定重量，用70%甲醇补足减失的重量，摇匀，滤过，取续滤液，即得。

测定法　分别精密吸取对照品溶液与供试品溶液各1μl，注入液相色谱仪，测定，即得。

本品每1g含槲皮素-3-O-β-D-吡喃葡萄糖醛酸苷（C$_{21}$H$_{18}$O$_{13}$）应为1.0～7.5mg。

【**规格**】　每1g配方颗粒相当于饮片2.1g

【**贮藏**】　密封。

人参叶配方颗粒

Renshenye Peifangkeli

【来源】 本品为五加科植物人参 *Panax ginseng* C. A. Mey. 的干燥叶经炮制并按标准汤剂的主要质量指标加工制成的配方颗粒。

【制法】 取人参叶饮片2 100g，加水煎煮，滤过，滤液浓缩成清膏（干浸膏出膏率为26.2% ~ 42.6%），加入辅料适量，干燥（或干燥，粉碎），再加入辅料适量，混匀，制粒，制成1 000g，即得。

【性状】 本品为棕黄色至棕色的颗粒；气微，味微甘、微苦。

【鉴别】 取本品适量，研细，取0.2g，加水饱和正丁醇20ml，超声处理30分钟，滤过，滤液蒸干，残渣加甲醇2ml使溶解，作为供试品溶液。另取人参叶对照药材0.5g，加水50ml，煎煮30分钟，滤过，滤液浓缩至10ml，加水饱和正丁醇20ml，振摇提取，分取正丁醇液，蒸干，残渣加甲醇2ml使溶解，作为对照药材溶液。再取人参皂苷Rg₁对照品、人参皂苷Re对照品，加乙醇制成每1ml各含2mg的混合溶液，作为对照品溶液。照薄层色谱法（《中国药典》2020年版通则0502）试验，吸取上述三种溶液各5μl，分别点于同一硅胶G薄层板上，以正丁醇-乙酸乙酯-水（4:1:5）的上层溶液为展开剂，展开，取出，晾干，喷以10%硫酸乙醇溶液，在105℃加热至斑点显色清晰。供试品色谱中，在与对照药材色谱和对照品色谱相应的位置上，显相同颜色的斑点。

【特征图谱】 照高效液相色谱法（《中国药典》2020年版通则0512）测定。

色谱条件与系统适用性试验 以十八烷基硅烷键合硅胶为填充剂（柱长为150mm，内径为2.1mm，粒径为1.6μm）；以乙腈为流动相A，以0.01%磷酸溶液为流动相B，按下表中的规定进行梯度洗脱；流速为每分钟0.35ml；柱温为30℃；检测波长为203nm。理论板数按人参皂苷Rb₁峰计算应不低于2 000。

时间（分钟）	流动相A（%）	流动相B（%）
0 ~ 9	21	79
9 ~ 12	21→28	79→72
12 ~ 32	28→33	72→67
32 ~ 38	33→40	67→60

续表

时间（分钟）	流动相A（%）	流动相B（%）
38~57	40→80	60→20
57~62	80	20

参照物溶液的制备 取人参叶对照药材0.2g，置索氏提取器中，加三氯甲烷30ml，加热回流1小时，弃去三氯甲烷液，药渣挥干，加甲醇30ml，加热回流3小时，放冷，滤过，滤液蒸干，残渣加水10ml使溶解，用石油醚（30~60℃）振摇提取2次，每次10ml，弃去醚液，水液通过D101型大孔吸附树脂柱（内径为1.5cm，柱长为15cm），用水50ml洗脱，弃去水液。再用20%乙醇50ml洗脱，弃去20%乙醇洗脱液，继用80%乙醇80ml洗脱，收集洗脱液70ml，蒸干，残渣加甲醇使溶解，并转移至10ml量瓶中，用甲醇稀释至刻度，摇匀，滤过，取续滤液，作为对照药材参照物溶液。另取人参皂苷Rg₁对照品、人参皂苷Re对照品、人参皂苷Rb₁对照品适量，加甲醇制成每1ml含人参皂苷Rg₁ 0.1mg、人参皂苷Re 0.25mg、人参皂苷Rb₁ 0.3mg的混合溶液，作为对照品参照物溶液。

供试品溶液的制备 同〔含量测定〕项。

测定法 分别精密吸取参照物溶液与供试品溶液各1μl，注入液相色谱仪，测定，即得。

供试品色谱中应呈现6个特征峰，并应与对照药材参照物色谱中的6个特征峰保留时间相对应，其中峰1、峰2、峰4应分别与相应对照品参照物峰保留时间相对应。与人参皂苷Rb₁参照物峰相对应的峰为S峰，计算峰3、峰5、峰6与S峰的相对保留时间，其相对保留时间应在规定值的±10%之内，规定值为：0.88（峰3）、1.18（峰5）、1.33（峰6）。

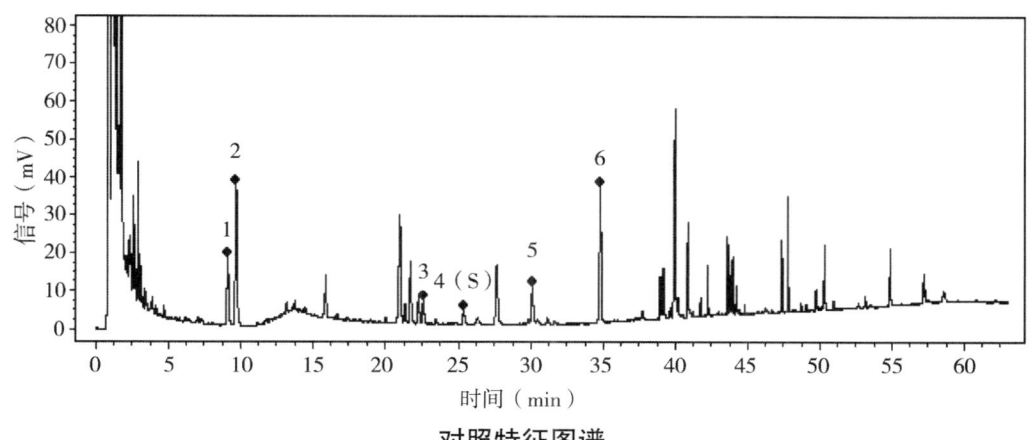

对照特征图谱

峰1：人参皂苷Rg₁；峰2：人参皂苷Re；峰4（S）：人参皂苷Rb₁

参考色谱柱：CORTECS T3，2.1mm×150mm，1.6μm

【**检查**】 应符合颗粒剂项下有关的各项规定（《中国药典》2020年版通则0104）。

【**浸出物**】 取本品适量，研细，取约2g，精密称定，精密加入乙醇100ml，照醇溶性浸出物测定法（《中国药典》2020年版通则2201）项下的热浸法测定，不得少于30.0%。

【**含量测定**】 照高效液相色谱法（《中国药典》2020年版通则0512）测定。

色谱条件与系统适用性试验 以十八烷基硅烷键合硅胶为填充剂（柱长为100mm，内径为2.1mm，粒径为1.8μm）；以乙腈–0.05%磷酸溶液（20：80）为流动相；流速为每分钟0.3ml；柱温为30℃；检测波长为203nm。理论板数按人参皂苷Re峰计算应不低于1 500。

对照品溶液的制备 取人参皂苷Rg₁对照品、人参皂苷Re对照品适量，精密称定，加甲醇制成每1ml含人参皂苷Rg₁ 0.1mg、人参皂苷Re 0.25mg的混合溶液，即得。

供试品溶液的制备 取本品适量，研细，取约0.5g，精密称定，置具塞锥形瓶中，精密加入80%甲醇25ml，称定重量，超声处理（功率250W，频率40kHz）30分钟，放冷，再称定重量，用80%甲醇补足减失的重量，摇匀，滤过，取续滤液，即得。

测定法 分别精密吸取对照品溶液与供试品溶液各2μl，注入液相色谱仪，测定，即得。

本品每1g含人参皂苷Rg₁（$C_{42}H_{72}O_{14}$）与人参皂苷Re（$C_{48}H_{82}O_{18}$）的总量应为10.0～140.0mg。

【**规格**】 每1g配方颗粒相当于饮片2.1g

【**贮藏**】 密封。

三棱配方颗粒

Sanleng Peifangkeli

【来源】 本品为黑三棱科植物黑三棱 *Sparganium stoloniferum* Buch. –Ham. 的干燥块茎经炮制并按标准汤剂的主要质量指标加工制成的配方颗粒。

【制法】 取三棱饮片9 000g，加水煎煮，滤过，滤液浓缩成清膏（干浸膏出膏率为5.6%~9.1%），加入辅料适量，干燥（或干燥，粉碎），再加入辅料适量，混匀，制粒，制成1 000g，即得。

【性状】 本品为棕黄色至黄棕色的颗粒；气微，味淡。

【鉴别】 取本品适量，研细，取1g，加水20ml，微热使溶解，放冷，用乙酸乙酯振摇提取2次，每次20ml，合并乙酸乙酯液，蒸干，残渣加甲醇1ml使溶解，作为供试品溶液。另取三棱对照药材5g，加水50ml，煎煮30分钟，滤过，滤液浓缩至20ml，同法制成对照药材溶液。照薄层色谱法（《中国药典》2020年版通则0502）试验，吸取供试品溶液5μl、对照药材溶液15μl，分别点于同一硅胶G薄层板上，以环己烷–乙酸乙酯–甲酸（3：1.5：0.1）为展开剂，展开，取出，晾干，置紫外光灯（365nm）下检视。供试品色谱中，在与对照药材色谱相应的位置上，显相同颜色的荧光主斑点。

【特征图谱】 照高效液相色谱法（《中国药典》2020年版通则0512）测定。

色谱条件与系统适用性试验 同〔含量测定〕项。

参照物溶液的制备 取三棱对照药材1g，加水20ml，加热回流30分钟，放冷，摇匀，滤过，取续滤液，作为对照药材参照物溶液。另取4–香豆酸对照品、香草酸对照品、香草醛对照品、阿魏酸对照品适量，加70%甲醇制成每1ml含4–香豆酸5μg、香草酸0.1mg、香草醛0.1mg、阿魏酸10μg的混合溶液，作为对照品参照物溶液。

供试品溶液的制备 同〔含量测定〕项。

测定法 分别精密吸取参照物溶液与供试品溶液各2μl，注入液相色谱仪，测定，即得。

供试品色谱中应呈现5个特征峰，并应与对照药材参照物色谱中的5个特征峰保留时间相对应，其中峰1~峰3、峰5应分别与相应对照品参照物峰保留时间相对应。与4–香豆酸参照物峰相对应的峰为S峰，计算峰4与S峰的相对保留时间，其相对保留时间应在规定值的±10%之内，规定值为：1.15（峰4）。

9

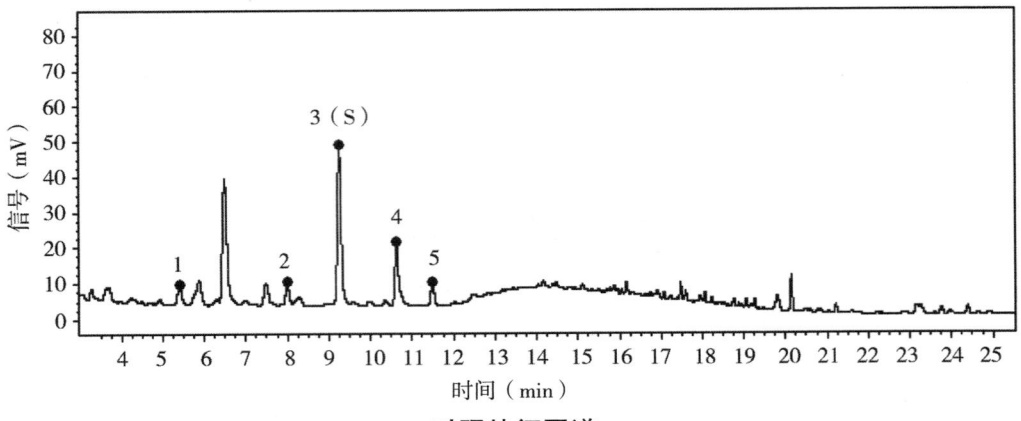

对照特征图谱

峰1：香草酸　峰2：香草醛　峰3（S）：4-香豆酸　峰5：阿魏酸

参考色谱柱：CORTECS T3，2.1mm×100mm，1.6μm

【检查】　应符合颗粒剂项下有关的各项规定（《中国药典》2020年版通则0104）。

【浸出物】　取本品适量，研细，取约2g，精密称定，精密加入乙醇100ml，照醇溶性浸出物测定法（《中国药典》2020年版通则2201）项下的热浸法测定，不得少于10.0%。

【含量测定】　照高效液相色谱法（《中国药典》2020年版通则0512）测定。

色谱条件与系统适用性试验　以十八烷基硅烷键合硅胶为填充剂（柱长为100mm，内径为2.1mm，粒径为1.6μm）；以乙腈为流动相A，以0.1%冰醋酸溶液为流动相B，按下表中的规定进行梯度洗脱；流速为每分钟0.3ml；柱温为35℃；检测波长为300nm。理论板数按4-香豆酸峰计算应不低于5 000。

时间（分钟）	流动相A（%）	流动相B（%）
0～2	7	93
2～10	7→13	93→87
10～17	13→33	87→67
17～25	33→40	67→60

对照品溶液的制备　取4-香豆酸对照品适量，精密称定，加70%甲醇制成每1ml含5μg的溶液，即得。

供试品溶液的制备　取本品适量，研细，取约0.5g，精密称定，置具塞锥形瓶中，精密加入70%甲醇20ml，称定重量，超声处理（功率250W，频率40kHz）30分钟，放冷，再称定重量，用70%甲醇补足减失重量，摇匀，滤过，取续滤液，即得。

测定法　分别精密吸取对照品溶液与供试品溶液各2μl，注入液相色谱仪，测定，即得。

本品每1g含4-香豆酸（$C_9H_8O_3$）应为0.10～0.70mg。

【规格】　每1g配方颗粒相当于饮片9g

【贮藏】　密封。

土鳖虫（地鳖）配方颗粒

Tubiechong（Dibie）Peifangkeli

【来源】　本品为鳖蠊科昆虫地鳖 *Eupolyphaga sinensis* Walker 的雌虫干燥体经炮制并按标准汤剂的主要质量指标加工制成的配方颗粒。

【制法】　取土鳖虫（地鳖）饮片3 500g，加水煎煮，滤过，滤液浓缩成清膏（干浸膏出膏率为14.5%～22.0%），加入辅料适量，干燥（或干燥，粉碎），再加入辅料适量，混匀，制粒，制成1 000g，即得。

【性状】　本品为浅灰黄色至黄褐色的颗粒；气微腥，味微咸。

【鉴别】　（1）取本品适量，研细，取1g，加甲醇20ml，超声处理30分钟，滤过，滤液蒸干，残渣加甲醇1ml使溶解，作为供试品溶液。另取土鳖虫（地鳖）对照药材3g，加水50ml，煎煮30分钟，滤过，滤液蒸干，残渣加甲醇20ml，同法制成对照药材溶液。照薄层色谱法（《中国药典》2020年版通则0502）试验。吸取供试品溶液1μl、对照药材溶液2μl，分别点于同一硅胶G薄层板上，以正丁醇-乙醇-冰醋酸-水（4∶1∶1∶0.2）为展开剂，展开，取出，晾干，喷以0.5%茚三酮乙醇溶液，在105℃加热至斑点显色清晰。供试品色谱中，在与对照药材色谱相应的位置上，显相同颜色的斑点。

（2）取本品适量，研细，取0.2g，加1%碳酸氢铵溶液100ml，超声处理15分钟，用微孔滤膜滤过，取续滤液1ml，置进样瓶中，加胰蛋白酶溶液50μl（取序列分析用胰蛋白酶，加1%碳酸氢铵溶液制成每1ml中含1mg的溶液，临用新制），摇匀，37℃恒温酶解12小时，作为供试品溶液。另取土鳖虫（地鳖）对照药材0.1g，加1%碳酸氢铵溶液100ml，加热回流30分钟，放冷，自"用微孔滤膜滤过"起，同法制成对照药材溶液。照高效液相色谱-质谱法（《中国药典》2020年版通则0512和通则0431）试验，以十八烷基硅烷键合硅胶为填充剂（柱长为100mm，内径为2.1mm，粒径为1.7μm或1.8μm）；以乙腈为流动相A，以0.1%甲酸溶液为流动相B，按下表中的规定进行梯度洗脱；流速为每分钟0.3ml；柱温为30℃。采用质谱检测器，电喷雾离子化（ESI）正离子模式下多反应监测（MRM），选择质荷比（*m/z*）415.72（双电荷）→406.72和*m/z* 415.72（双电荷）→667.34作为检测离子对。取土鳖虫（地鳖）对照药材溶液，进样1μl，按上述检测离子对测定的MRM色谱峰的信噪比均应大于3∶1。

时间（分钟）	流动相A（%）	流动相B（%）
0～3	3→5	97→95
3～15	5→18	95→82
15～16	18→80	82→20
16～19	80	20

吸取供试品溶液1μl，注入高效液相色谱–质谱联用仪，测定。以质荷比（m/z）415.72（双电荷）→406.72和m/z 415.72（双电荷）→667.34离子对提取的供试品离子流色谱中，应同时呈现与对照药材色谱保留时间一致的色谱峰。

【特征图谱】 照高效液相色谱法（《中国药典》2020年版通则0512）测定。

色谱条件与系统适用性试验　同〔含量测定〕项。

参照物溶液的制备　取土鳖虫（地鳖）对照药材0.1g，置氨基酸水解管中，加6mol/L盐酸溶液10ml，密塞，150℃水解3小时，放冷，摇匀，滤过，量取滤液5ml，置蒸发皿中，蒸干，残渣加0.1mol/L盐酸溶液使溶解，并转移至25ml量瓶中，用0.1mol/L盐酸溶液稀释至刻度，摇匀，作为对照药材参照物溶液。另取〔含量测定〕项下的对照品溶液，作为对照品参照物溶液。再取甘氨酸对照品、苏氨酸对照品、酪氨酸对照品、缬氨酸对照品、L–异亮氨酸对照品适量，加0.1mol/L盐酸溶液制成每1ml各含50μg的混合溶液，作为对照品参照物溶液。

供试品溶液的制备　同〔含量测定〕项。

取上述参照物溶液与供试品溶液各5ml，分别置25ml量瓶中，各加0.1mol/L异硫氰酸苯酯（PITC）的乙腈溶液2.5ml和1mol/L三乙胺的乙腈溶液2.5ml，摇匀，室温放置1小时后，用50%乙腈稀释至刻度，摇匀。取10ml，加正己烷10ml，振摇，放置10分钟，取下层溶液，滤过，取续滤液，即得。

测定法　分别精密吸取衍生化后的参照物溶液与供试品溶液各5μl，注入液相色谱仪，测定，即得。

供试品色谱中应呈现8个特征峰，并应与对照药材参照物色谱中的8个特征峰保留时间相对应，且应分别与相应对照品参照物峰保留时间相对应。

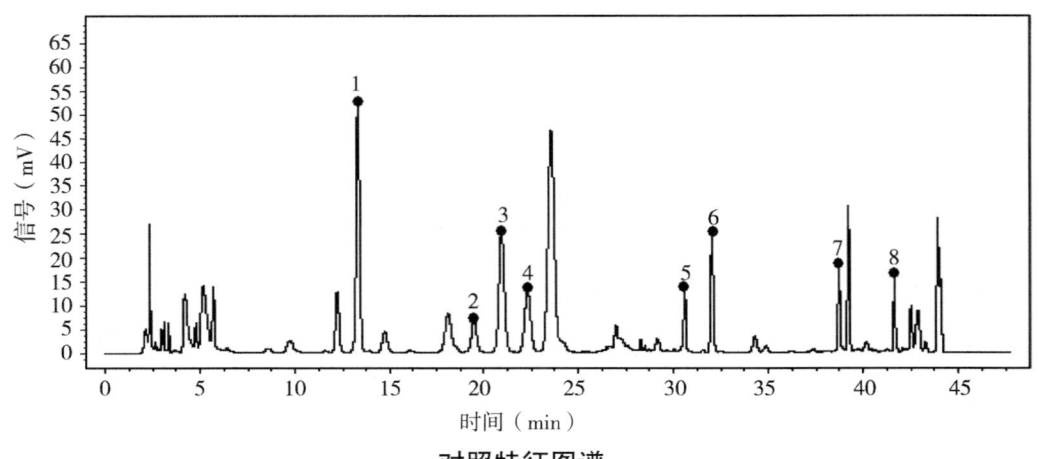

对照特征图谱

峰1：甘氨酸；峰2：苏氨酸；峰3：丙氨酸；峰4：脯氨酸；

峰5：酪氨酸；峰6：缬亮氨酸；峰7：L–异亮氨酸；峰8：苯丙氨酸

参考色谱柱：100–5 C18，4.6mm×250mm，5μm

【检查】　黄曲霉毒素　照真菌毒素测定法（《中国药典》2020年版通则2351）测定。

本品每1 000g含黄曲霉毒素B$_1$不得过5μg，含黄曲霉毒素G$_2$、黄曲霉毒素G$_1$、黄曲霉毒素B$_2$和黄曲霉毒素B$_1$的总量不得过10μg。

其他　应符合颗粒剂项下有关的各项规定（《中国药典》2020年版通则0104）。

【浸出物】　取本品适量，研细，取约2g，精密称定，精密加入乙醇100ml，照醇溶性浸出物测定法（《中国药典》2020年版通则2201）项下的热浸法测定，不得少于11.0%。

【含量测定】　照高效液相色谱法（《中国药典》2020年版通则0512）测定。

色谱条件与系统适用性试验　以十八烷基硅烷键合硅胶为填充剂；以乙腈-0.1mol/L醋酸钠溶液（用醋酸调节pH值至6.5）（7：93）的混合溶液为流动相A，以乙腈-水（4：1）的混合溶液为流动相B；按下表中的规定进行梯度洗脱；柱温为30℃；检测波长为254nm。理论板数按丙氨酸峰计算应不低于4 000。

时间（分钟）	流动相A（%）	流动相B（%）
0～9	100→97	0→3
9～22	97	3
22～23	97→83	3→17
23～32	83→82	17→18
32～38	82→70	18→30
38～45	70→66	30→34
45～47	66→0	34→100
47～55	0	100

对照品溶液的制备　取丙氨酸对照品、脯氨酸对照品、苯丙氨酸对照品适量，精密称定，加0.1mol/L盐酸溶液制成每1ml含丙氨酸50μg、脯氨酸50μg、苯丙氨酸25μg的混合溶液，即得。

供试品溶液的制备　取本品适量，研细，取约0.2g，精密称定，置氨基酸水解管中，精密加入6mol/L盐酸溶液10ml，密塞，称定重量，150℃水解3小时，放冷，再称定重量，用6mol/L盐酸溶液补足减失的重量，摇匀，滤过，精密量取滤液5ml，置蒸发皿中，蒸干，残渣加0.1mol/L盐酸溶液使溶解，并转移至25ml量瓶中，用0.1mol/L盐酸溶液稀释至刻度，摇匀，即得。

精密量取上述对照品溶液与供试品溶液各5ml，分别置25ml量瓶中，各加0.1mol/L异硫氰酸苯酯（PITC）的乙腈溶液2.5ml和1mol/L三乙胺的乙腈溶液2.5ml，摇匀，室温放置1小时后，用50%乙腈稀释至刻度，摇匀。精密量取10ml，加正己烷10ml，振摇，放置10分钟，取下层溶液，滤过，取续滤液，即得。

测定法　分别精密吸取衍生化后的对照品溶液与供试品溶液各5μl，注入液相色谱仪，测定，即得。

本品每1g含丙氨酸（C$_3$H$_7$NO$_2$）应为7.0～23.0mg，含脯氨酸（C$_5$H$_9$NO$_2$）应为5.0～14.0mg，含苯丙氨酸（C$_9$H$_{11}$NO$_2$）应为2.5～7.0mg。

【规格】　每1g配方颗粒相当于饮片3.5g

【贮藏】　密封。

大黄（唐古特大黄）配方颗粒

Dahuang（Tanggutedahuang）Peifangkeli

【来源】 本品为蓼科植物唐古特大黄 *Rheum tanguticum* Maxim. ex Balf. 的干燥根和根茎经炮制并按标准汤剂的主要质量指标加工制成的配方颗粒。

【制法】 取大黄（唐古特大黄）饮片4 500g，加水煎煮，滤过，滤液浓缩成清膏（干浸膏出膏率为11.1%～22.2%），加入辅料适量，干燥（或干燥，粉碎），再加入辅料适量，混匀，制粒，制成1 000g，即得。

【性状】 本品为黄色至黄棕色的颗粒；气微，味苦、微涩。

【鉴别】 取本品适量，研细，取0.1g，加甲醇20ml，超声处理20分钟，滤过，取滤液5ml，蒸干，残渣加水10ml使溶解，再加盐酸1ml，加热回流30分钟，放冷，用乙醚振摇提取2次，每次20ml，合并乙醚液，低温蒸干，残渣加三氯甲烷1ml使溶解，作为供试品溶液。另取大黄（唐古特大黄）对照药材0.1g，同法制成对照药材溶液。再取芦荟大黄素对照品、大黄酸对照品、大黄素对照品、大黄素甲醚对照品、大黄酚对照品，加甲醇制成每1ml各含1mg的混合溶液，作为对照品溶液。照薄层色谱法（《中国药典》2020年版通则0502）试验，吸取供试品溶液与对照药材溶液各5μl、对照品溶液2μl，分别点于同一硅胶H薄层板上，以石油醚（30～60℃）–甲酸乙酯–甲酸（15：5：1）的上层溶液为展开剂，在0～10℃展开，取出，晾干，置紫外光灯（365nm）下检视。供试品色谱中，在与对照药材色谱和对照品色谱相应的位置上，显五个相同的橙黄色荧光主斑点。

【指纹图谱】 照高效液相色谱法（《中国药典》2020年版通则0512）测定。

色谱条件与系统适用性试验 以十八烷基硅烷键合硅胶为填充剂（柱长为150mm，内径为2.1mm，粒径为1.6μm）；以乙腈为流动相A，以0.1%磷酸溶液为流动相B，按下表中的规定进行梯度洗脱；流速为每分钟0.3ml；柱温为25℃；检测波长为260nm。理论板数按大黄素峰计算应不低于3 000。

时间（分钟）	流动相A（%）	流动相B（%）
0~1	2→11	98→89
1~3	11	89
3~6	11→15	89→85
6~8	15	85
8~9	15→18	85→82
9~12	18→19	82→81
12~14	19→25	81→75
14~20	25→27	75→73
20~25	27→40	73→60
25~28	40→100	60→0
28~35	100	0

参照物溶液的制备　取大黄（唐古特大黄）对照药材0.5g，加水25ml，加热回流1小时，放冷，摇匀，滤过，取续滤液，作为对照药材参照物溶液。另取大黄素对照品适量，加甲醇制成每1ml含50μg的溶液，作为对照品参照物溶液。

供试品溶液的制备　同〔含量测定〕游离蒽醌项。

测定法　分别精密吸取参照物溶液与供试品溶液各1μl，注入液相色谱仪，测定，即得。

供试品色谱中应呈现10个与对照药材参照物色谱中保留时间相对应的色谱峰。按中药色谱指纹图谱相似度评价系统计算，供试品指纹图谱与对照指纹图谱的相似度不得低于0.90。

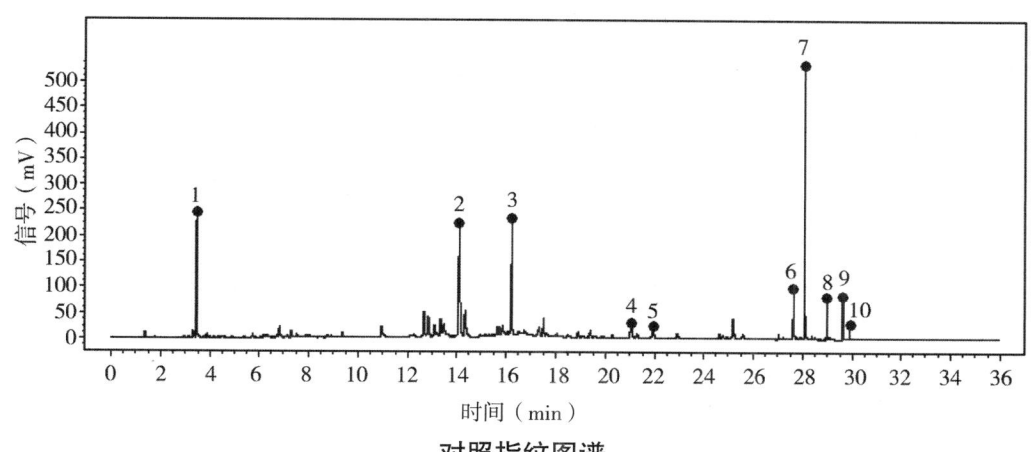

对照指纹图谱

峰1：没食子酸；峰2：大黄酸-8-*O*-β-D-葡萄糖苷；峰3：番泻苷A；
峰4：决明酮-8-*O*-β-D-葡萄糖苷；峰5：大黄素-8-*O*-β-D-葡萄糖苷；峰6：芦荟大黄素；
峰7：大黄酸；峰8：大黄素；峰9：大黄酚；峰10：大黄素甲醚
参考色谱柱：CORTECS T3，2.1mm×150mm，1.6μm

【检查】 土大黄苷 取本品适量，研细，取0.2g，加甲醇10ml，超声处理20分钟，滤过，取滤液1ml，用甲醇稀释至10ml，作为供试品溶液。另取土大黄苷对照品，加甲醇制成每1ml含10μg的溶液，作为对照品溶液（临用新制）。照薄层色谱法（《中国药典》2020年版通则0502）试验，吸取上述两种溶液各5μl，分别点于同一聚酰胺薄膜上，以甲苯-甲酸乙酯-丙酮-甲醇-甲酸（30∶5∶5∶20∶0.1）为展开剂，展开，取出，晾干，置紫外光灯（365nm）下检视。供试品色谱中，在与对照品色谱相应的位置上，不得显相同的亮蓝色荧光斑点。

其他 应符合颗粒剂项下有关的各项规定（《中国药典》2020年版通则0104）。

【浸出物】 取本品适量，研细，取约2g，精密称定，精密加入乙醇100ml，照醇溶性浸出物测定法（《中国药典》2020年版通则2201）项下的热浸法测定，不得少于22.0%。

【含量测定】 总蒽醌 照高效液相色谱法（《中国药典》2020年版通则0512）测定。

色谱条件与系统适用性试验 以十八烷基硅烷键合硅胶为填充剂（柱长为100mm，内径为2.1mm，粒径为1.8μm）；以甲醇-乙腈溶液（1∶4）的混合溶液为流动相A，以0.1%磷酸溶液为流动相B，按下表中的规定进行梯度洗脱；流速为每分钟0.3ml；柱温为30℃；检测波长为254nm。理论板数按大黄素峰计算应不低于3 000。

时间（分钟）	流动相A（%）	流动相B（%）
0～15	52→75	48→25

对照品溶液的制备 取芦荟大黄素对照品、大黄酸对照品、大黄素对照品、大黄酚对照品、大黄素甲醚对照品适量，精密称定，加甲醇制成每1ml含芦荟大黄素16μg、大黄酸40μg、大黄素15μg、大黄酚12μg、大黄素甲醚6μg的混合溶液，即得。

供试品溶液的制备 取本品适量，研细，取约0.2g，精密称定，置具塞锥形瓶中，精密加入甲醇50ml，称定重量，超声处理（功率250W，频率40kHz）1小时，放冷，再称定重量，用甲醇补足减失的重量，摇匀，滤过。精密量取续滤液5ml，挥去溶剂，残渣加8%盐酸溶液10ml，超声处理（功率250W，频率40kHz）2分钟，再加三氯甲烷10ml，加热回流1小时，放冷，转移至分液漏斗中，用少量三氯甲烷洗涤容器，洗液并入分液漏斗中，分取三氯甲烷层，酸液再用三氯甲烷提取3次，每次10ml，合并三氯甲烷液，减压回收溶剂至干，残渣加甲醇使溶解，转移至10ml量瓶中，用甲醇稀释至刻度，摇匀，滤过，取续滤液，即得。

测定法 分别精密吸取对照品溶液1～2μl、供试品溶液2μl，注入高效液相色谱仪，测定，即得。

本品每1g含总蒽醌以芦荟大黄素（$C_{15}H_{10}O_5$）、大黄酸（$C_{15}H_8O_6$）、大黄素（$C_{15}H_{10}O_5$）、大黄酚（$C_{15}H_{10}O_4$）和大黄素甲醚（$C_{16}H_{12}O_5$）的总量计，应为10.0～45.0mg。

游离蒽醌 照高效液相色谱法（《中国药典》2020年版通则0512）测定。

色谱条件与系统适用性试验 同〔含量测定〕总蒽醌项。

对照品溶液的制备　同〔含量测定〕总蒽醌项。

供试品溶液的制备　取本品适量，研细，取约0.2g，精密称定，置具塞锥形瓶中，精密加入甲醇25ml，称定重量，超声处理（功率250W，频率40kHz）30分钟，放冷，再称定重量，用甲醇补足减失的重量，摇匀，滤过，取续滤液，即得。

测定法　分别精密吸取对照品溶液1～2μl、供试品溶液2μl，注入液相色谱仪，测定，即得。

本品每1g含游离蒽醌以芦荟大黄素（$C_{15}H_{10}O_5$）、大黄酸（$C_{15}H_8O_6$）、大黄素（$C_{15}H_{10}O_5$）、大黄酚（$C_{15}H_{10}O_4$）和大黄素甲醚（$C_{16}H_{12}O_5$）的总量计，应为4.0～25.0mg。

【规格】　每1g配方颗粒相当于饮片4.5g

【贮藏】　密封。

大腹皮配方颗粒

Dafupi Peifangkeli

【来源】 本品为棕榈科植物槟榔 *Areca catechu* L. 的干燥果皮（大腹皮）经炮制并按标准汤剂的主要质量指标加工制成的配方颗粒。

【制法】 取大腹皮饮片5 500g，加水煎煮，滤过，滤液浓缩成清膏（干浸膏出膏率为9.2%～18.2%），加入辅料适量，干燥（或干燥，粉碎），再加入辅料适量，混匀，制粒，制成1 000g，即得。

【性状】 本品为棕黄色至浅棕褐色的颗粒；气微，味微涩。

【鉴别】 取本品适量，研细，取2g，加乙酸乙酯30ml，加热回流30分钟，滤过，滤液蒸干，残渣加乙酸乙酯1ml使溶解，作为供试品溶液。另取大腹皮对照药材2g，加乙酸乙酯30ml，同法制成对照药材溶液。照薄层色谱法（《中国药典》2020年版通则0502）试验，吸取上述两种溶液各10μl，分别点于同一硅胶G薄层板上，以甲苯-乙酸乙酯（5：1）为展开剂，展开，取出，晾干，置紫外光灯（365nm）下检视。供试品色谱中，在与对照药材色谱相应的位置上，显相同颜色的荧光主斑点。

【特征图谱】 照高效液相色谱法（《中国药典》2020年版通则0512）测定。

色谱条件与系统适用性试验 同〔含量测定〕项。

参照物溶液的制备 取大腹皮对照药材0.5g，加水25ml，加热回流30分钟，放冷，摇匀，滤过，取续滤液，作为对照药材参照物溶液。另取去甲槟榔碱对照品适量，加甲醇制成每1ml含15μg的溶液，作为对照品参照物溶液。再取〔含量测定〕项下的对照品溶液，作为对照品参照物溶液。

供试品溶液的制备 同〔含量测定〕项。

测定法 分别精密吸取参照物溶液与供试品溶液各10μl，注入液相色谱仪，测定，即得。

供试品色谱中应呈现5个特征峰，并应与对照药材参照物色谱中的5个特征峰保留时间相对应。其中峰2～峰5应分别与相应对照品参照物色谱峰保留时间相对应。

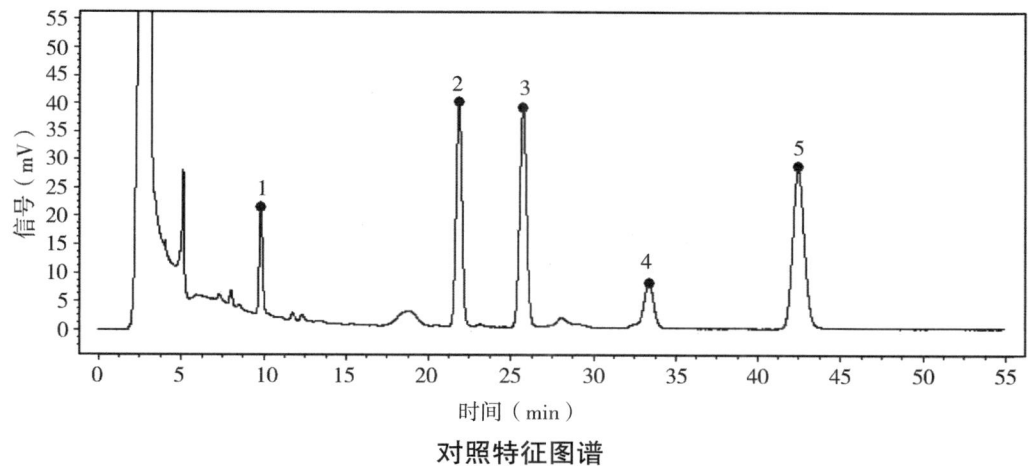

对照特征图谱

峰2：去甲槟榔次碱；峰3：槟榔次碱；峰4：去甲槟榔碱；峰5：槟榔碱

参考色谱柱：300–SCX，4.6mm×250mm，5μm

【检查】 应符合颗粒剂项下有关的各项规定（《中国药典》2020年版通则0104）。

【浸出物】 取本品适量，研细，取约2g，精密称定，精密加入乙醇100ml，照醇溶性浸出物测定法（《中国药典》2020年版通则2201）项下的热浸法测定，不得少于20.0%。

【含量测定】 照高效液相色谱法（《中国药典》2020年版通则0512）测定。

色谱条件与系统适用性试验 以强阳离子交换键合硅胶为填充剂（SCX–强阳离子交换树脂柱）；以乙腈–0.01mol/L磷酸二氢铵溶液（用磷酸调pH值至2.2）（49∶51）为流动相；柱温为30℃；检测波长为215nm。理论板数按去甲槟榔次碱峰计算应不低于3 000。

对照品溶液的制备 取去甲槟榔次碱对照品、槟榔次碱对照品、氢溴酸槟榔碱对照品适量，精密称定，加甲醇制成每1ml含去甲槟榔次碱20μg、槟榔次碱50μg、槟榔碱25μg（槟榔碱重量=氢溴酸槟榔碱重量/1.5214）的混合溶液，即得。

供试品溶液的制备 取本品适量，研细，取约0.2g，精密称定，置具塞锥形瓶中，精密加入水25ml，称定重量，超声处理（功率250W，频率40kHz）30分钟，放冷，再称定重量，用水补足减失的重量，摇匀，滤过，精密量取续滤液5ml，置10ml量瓶中，用甲醇稀释至刻度，摇匀，滤过，取续滤液，即得。

测定法 分别精密吸取对照品溶液与供试品溶液各10μl，注入液相色谱仪，测定，即得。

本品每1g含去甲槟榔次碱（$C_6H_9NO_2$）、槟榔次碱（$C_7H_{11}NO_2$）、槟榔碱（$C_8H_{13}NO_2$）的总量应为8.0～40.0mg。

【规格】 每1g配方颗粒相当于饮片5.5g

【贮藏】 密封。

小茴香配方颗粒

Xiaohuixiang Peifangkeli

【来源】 本品为伞形科植物茴香 *Foeniculum vulgare* Mill. 的干燥成熟果实经炮制并按标准汤剂的主要质量指标加工制成的配方颗粒。

【制法】 取小茴香饮片4 500g，加水煎煮，收集挥发油适量（以β-环糊精适量包合，备用），滤过，滤液浓缩成清膏（干浸膏出膏率为11.1%～18.8%），加入辅料适量，干燥（或干燥，粉碎），再加入辅料适量，加入挥发油包合物，混匀，制粒，制成1 000g，即得。

【性状】 本品为浅棕黄色至棕色的颗粒；气香，味甘、辛。

【鉴别】 取本品适量，研细，取4g，加热水40ml使溶解，放冷，离心，取上清液，用乙醚振摇提取2次，每次20ml，合并乙醚液，挥干，残渣加二氯甲烷1ml使溶解，作为供试品溶液。另取小茴香对照药材2g，加乙醚20ml，超声处理10分钟，滤过，滤液挥干，残渣加二氯甲烷1ml使溶解，作为对照药材溶液。再取茴香醛对照品，加乙醇制成每1ml含0.5μl的溶液，作为对照品溶液。照薄层色谱法（《中国药典》2020年版通则0502）试验，吸取供试品溶液8μl、对照药材溶液5μl、对照品溶液1μl，分别点于同一硅胶G薄层板上，以石油醚（60～90℃）-乙酸乙酯（17：2.5）为展开剂，展开（展距为8cm），取出，晾干，喷以二硝基苯肼试液。供试品色谱中，在与对照药材色谱和对照品色谱相应的位置上，显相同的橙红色斑点。

【特征图谱】 照高效液相色谱法（《中国药典》2020年版通则0512）测定。

色谱条件与系统适用性试验 同〔含量测定〕紫丁香苷、槲皮素-3-*O*-葡萄糖醛酸苷项。

参照物溶液的制备 取小茴香对照药材1g，加50%甲醇50ml，超声处理（功率250W，频率40kHz）30分钟，放冷，滤过，取续滤液，作为对照药材参照物溶液。另取〔含量测定〕紫丁香苷、槲皮素-3-*O*-葡萄糖醛酸苷项下的对照品溶液，作为对照品参照物溶液。

供试品溶液的制备 同〔含量测定〕紫丁香苷、槲皮素-3-*O*-葡萄糖醛酸苷项。

测定法 分别精密吸取参照物溶液与供试品溶液各1～2μl，注入液相色谱仪，测定，即得。

供试品色谱中应呈现6个特征峰，并应与对照药材参照物色谱中的6个特征峰保留时间相对应，其中峰5、峰6应分别与相应对照品参照物峰保留时间相对应。与紫丁香苷参照物峰相对应的峰为S峰，计算峰1～峰4与S峰的相对保留时间，峰1的相对保留时间应在规定值的±15%之内，规定值为：0.41（峰1）；峰2～峰4的相对保留时间应在规定值的±10%之内，规定值为：0.50（峰2）、0.53（峰3）、0.60（峰4）。

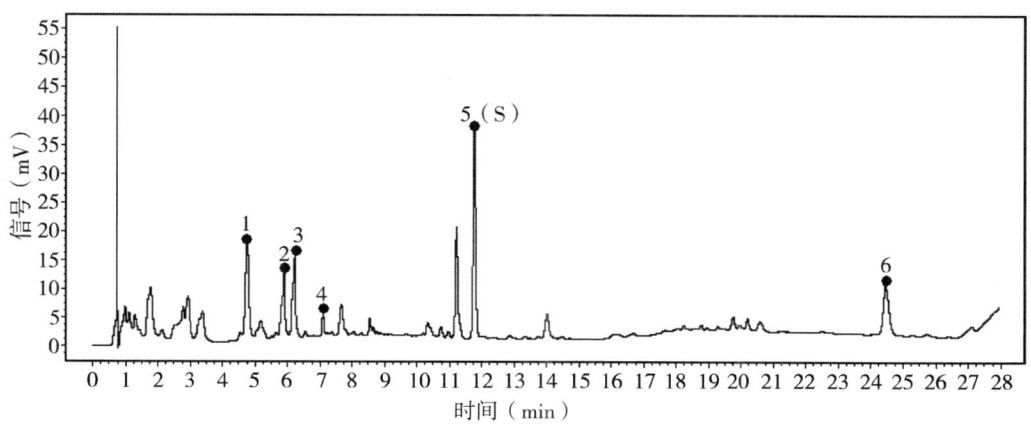

对照特征图谱

峰5（S）：紫丁香苷；峰6：槲皮素-3-O-葡萄糖醛酸苷

参考色谱柱：Eclipse Plus C18，2.1mm×100mm，1.8μm

【检查】 应符合颗粒剂项下有关的各项规定（《中国药典》2020年版通则0104）。

【浸出物】 取本品适量，研细，取约2g，精密称定，精密加入乙醇100ml，照醇溶性浸出物测定法（《中国药典》2020年版通则2201）项下的热浸法测定，不得少于12.0%。

【含量测定】 挥发油 照挥发油测定法（《中国药典》2020年版通则2204）测定。

本品含挥发油应为0.1%～0.9%（ml/g）。

紫丁香苷、槲皮素-3-O-葡萄糖醛酸苷 照高效液相色谱法（《中国药典》2020年版通则0512）测定。

色谱条件与系统适用性试验 以十八烷基硅烷键合硅胶为填充剂（柱长为100mm，内径为2.1mm，粒径为1.8μm）；以甲醇为流动相A，以0.1%甲酸溶液为流动相B，按下表中的规定进行梯度洗脱；流速为每分钟0.35ml；柱温为40℃；检测波长为254nm。理论板数按紫丁香苷峰计算应不低于2 000。

时间（分钟）	流动相A（%）	流动相B（%）
0～2	2	98
2～7	2→15	98→85
7～15	15→19	85→81
15～16	19→26	81→74
16～25	26	74
25～26	26→38	74→62
26～27	38	62

对照品溶液的制备　取紫丁香苷对照品、槲皮素–3–*O*–葡萄糖醛酸苷对照品适量，精密称定，加50%甲醇制成每1ml含紫丁香苷20μg、槲皮素–3–*O*–葡萄糖醛酸苷10μg的混合溶液，即得。

供试品溶液的制备　取本品适量，研细，取约0.3g，精密称定，置具塞锥形瓶中，精密加入50%甲醇50ml，称定重量，超声处理（功率250W，频率50kHz）30分钟，放冷，再称定重量，用50%甲醇补足减失的重量，摇匀，滤过，取续滤液，即得。

测定法　分别精密吸取对照品溶液1μl、供试品溶液1～2μl，注入液相色谱仪，测定，即得。

本品每1g含紫丁香苷（$C_{17}H_{24}O_9$）应为1.0～6.2mg，含槲皮素–3–*O*–葡萄糖醛酸苷（$C_{21}H_{18}O_{13}$）应为0.3～5.5mg。

【规格】　每1g配方颗粒相当于饮片4.5g

【贮藏】　密封。

小通草（中国旌节花）配方颗粒

Xiaotongcao（Zhongguojingjiehua）Peifangkeli

【来源】 本品为旌节花科植物中国旌节花 *Stachyurus chinensis* Franch. 的干燥茎髓经炮制并按标准汤剂的主要质量指标加工制成的配方颗粒。

【制法】 取小通草（中国旌节花）饮片10 000g，加水煎煮，滤过，滤液浓缩成清膏（干浸膏出膏率为3%～6%），加入辅料适量，干燥（或干燥，粉碎），再加入辅料适量，混匀，制粒，制成1 000g，即得。

【性状】 本品为类白色至灰黄色的颗粒；气微，味淡。

【鉴别】 取本品适量，研细，取2g，加乙醇20ml，超声处理30分钟，滤过，滤液蒸干，残渣加乙醇1ml使溶解，作为供试品溶液。另取小通草（中国旌节花）对照药材1g，加乙醇50ml，同法制成对照药材溶液。照薄层色谱法（《中国药典》2020年版通则0502）试验，吸取供试品溶液10μl、对照药材溶液5μl，分别点于同一硅胶G薄层板上，以二氯甲烷-乙酸乙酯（5：1）为展开剂，展开，取出，晾干，喷以10%硫酸乙醇溶液，在105℃加热数分钟，置紫外光灯（365nm）下检视。供试品色谱中，在与对照药材色谱相应的位置上，显相同颜色的荧光斑点。

【特征图谱】 照高效液相色谱法（《中国药典》2020年版通则0512）测定。

色谱条件与系统适用性试验 同〔含量测定〕项。

参照物溶液的制备 取〔含量测定〕项下的对照品溶液，作为对照品参照物溶液。

供试品溶液的制备 同〔含量测定〕项。

测定法 分别精密吸取参照物溶液与供试品溶液各2μl，注入液相色谱仪，测定，即得。

供试品色谱中应呈现5个特征峰，其中峰2应与对照品参照物峰保留时间相对应。与β-蜕皮甾酮参照物峰相对应的峰为S峰，计算其余各特征峰与S峰的相对保留时间，其相对保留时间应在规定值的±10%之内，规定值为：0.86（峰1）、1.89（峰3）、1.95（峰4）、2.21（峰5）。

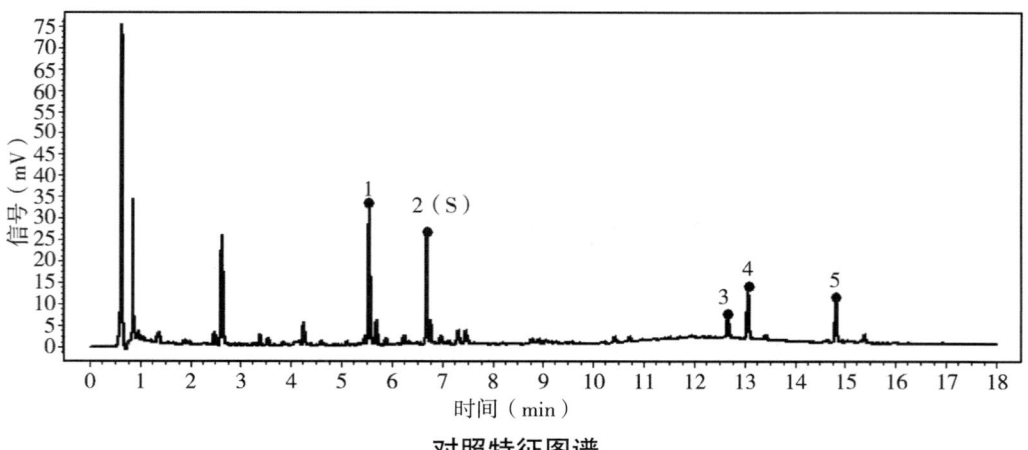

对照特征图谱

峰1：松柏醇；峰2（S）：β-蜕皮甾酮

参考色谱柱：Eclipse Plus C18，2.1mm×100mm，1.8μm

【检查】 应符合颗粒剂项下有关的各项规定（《中国药典》2020年版通则0104）。

【浸出物】 取本品适量，研细，取约2g，精密称定，精密加入乙醇100ml，照醇溶性浸出物测定法（《中国药典》2020年版通则2201）项下的热浸法测定，不得少于3.5%。

【含量测定】 照高效液相色谱法（《中国药典》2020年版通则0512）测定。

色谱条件与系统适用性试验 以十八烷基硅烷键合硅胶为填充剂（柱长为100mm，内径为2.1mm，粒径为1.8μm）；以乙腈为流动相A，以0.1%甲酸溶液为流动相B，按下表中的规定进行梯度洗脱；流速为每分钟0.4ml；柱温为35℃；检测波长为254nm。理论板数按β-蜕皮甾酮峰计算应不低于5 000。

时间（分钟）	流动相A（%）	流动相B（%）
0～5	5→20	95→80
5～9	20→28	80→72
9～15	28→55	72→45
15～17	55	45

对照品溶液的制备 取β-蜕皮甾酮对照品适量，精密称定，加50%甲醇制成每1ml含12μg的溶液，即得。

供试品溶液的制备 取本品适量，研细，取约0.2g，精密称定，置具塞锥形瓶中，精密加入70%甲醇10ml，称定重量，超声处理（功率250W，频率40kHz）30分钟，放冷，再称定重量，用70%甲醇补足减失的重量，摇匀，滤过，取续滤液，即得。

测定法 分别精密吸取对照品溶液与供试品溶液各2μl，注入液相色谱仪，测定，即得。

本品每1g含β-蜕皮甾酮（$C_{27}H_{44}O_7$）应为0.10～1.20mg。

【规格】 每1g配方颗粒相当于饮片10g

【贮藏】 密封。

千年健配方颗粒

Qiannianjian Peifangkeli

【来源】 本品为天南星科植物千年健 *Homalomena occulta*（Lour.）Schott 的干燥根茎经炮制并按标准汤剂的主要质量指标加工制成的配方颗粒。

【制法】 取千年健饮片5 000g，加水煎煮，滤过，滤液浓缩成清膏（干浸膏出膏率为10%～17%），加入辅料适量，干燥（或干燥，粉碎），再加入辅料适量，混匀，制粒，制成1 000g，即得。

【性状】 本品为浅棕黄色至深棕色的颗粒；气微，味苦。

【鉴别】 取本品适量，研细，取0.5g，加甲醇20ml，超声处理30分钟，滤过，滤液蒸干，残渣加甲醇1ml使溶解，作为供试品溶液。另取千年健对照药材2g，加水50ml，煎煮30分钟，滤过，滤液蒸干，残渣加甲醇20ml，同法制成对照药材溶液。照薄层色谱法（《中国药典》2020年版通则0502）试验，吸取上述两种溶液各5μl，分别点于同一硅胶G薄层板上，以三氯甲烷-甲醇（10∶1）为展开剂，展开，取出，晾干，喷以10%硫酸乙醇溶液，在105℃加热至斑点显色清晰。供试品色谱中，在与对照药材色谱相应的位置上，显相同颜色的斑点。

【特征图谱】 照高效液相色谱法（《中国药典》2020年版通则0512）测定。

色谱条件与系统适用性试验 以十八烷基硅烷键合硅胶为填充剂（柱长为150mm，内径为2.1mm，粒径为1.6μm）；以乙腈为流动相A，以0.1%磷酸溶液为流动相B，按下表中的规定进行梯度洗脱；流速为每分钟0.3ml；柱温为35℃；检测波长为290nm。理论板数按5-羟甲基糠醛峰计算应不低于3 000。

时间（分钟）	流动相A（%）	流动相B（%）
0～5	2→5	98→95
5～13	5→15	95→85
13～20	15→28	85→72
20～25	28	72

参照物溶液的制备 取千年健对照药材2g，加50%甲醇20ml，超声处理（功率250W，频率40kHz）30分钟，放冷，摇匀，滤过，取续滤液，作为对照药材参照物溶液。另取5-羟甲基糠醛对照品适量，加甲

醇制成每1ml含15μg的溶液，作为对照品参照物溶液。

供试品溶液的制备 取本品适量，研细，取0.5g，加50%甲醇15ml，超声处理（功率250W，频率40kHz）30分钟，放冷，摇匀，滤过，取续滤液，即得。

测定法 分别精密吸取参照物溶液与供试品溶液各1μl，注入液相色谱仪，测定，即得。

供试品色谱中应呈现5个特征峰，并应与对照药材参照物色谱中的5个特征峰保留时间相对应，其中峰2应与对照品参照物峰保留时间相对应。与5-羟甲基糠醛参照物峰相对应的峰为S峰，计算峰1、峰3与S峰的相对保留时间，其相对保留时间应在规定值的±10%之内，规定值为：0.73（峰1）、1.28（峰3）。

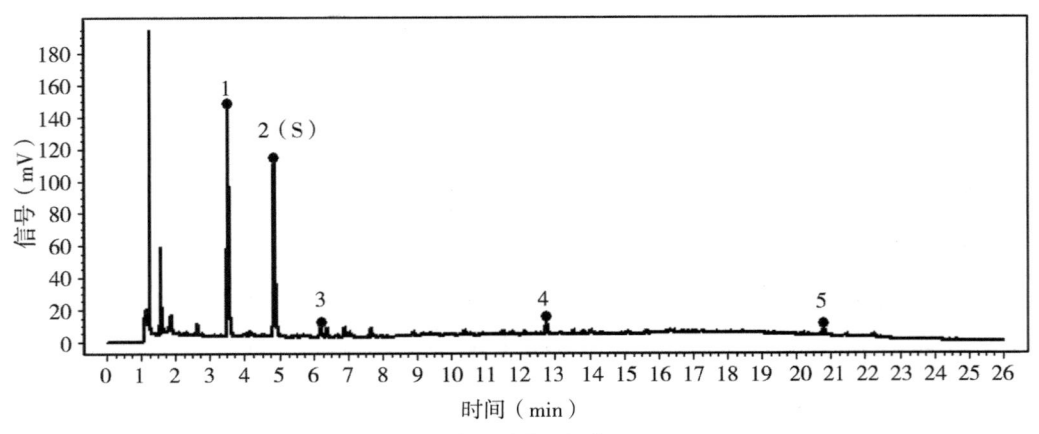

对照特征图谱

峰2（S）：5-羟甲基糠醛

参考色谱柱：CORTECS T3，2.1mm×150mm，1.6μm

【检查】 应符合颗粒剂项下有关的各项规定（《中国药典》2020年版通则0104）。

【浸出物】 取本品适量，研细，取约2g，精密称定，精密加入乙醇100ml，照醇溶性浸出物测定法（《中国药典》2020年版通则2201）项下的热浸法测定，不得少于25.0%。

【含量测定】 照高效液相色谱法（《中国药典》2020年版通则0512）测定。

色谱条件与系统适用性试验 以两性离子型亲水相互作用硅胶为填充剂；以乙腈-0.005mol/L甲酸铵溶液（89∶11）为流动相；柱温为20℃；电雾式检测器检测。理论板数按蔗糖峰计算应不低于3 000。

对照品溶液的制备 取蔗糖对照品适量，精密称定，加50%甲醇制成每1ml含0.2mg的溶液，即得。

供试品溶液的制备 取本品适量，研细，取约0.1g，精密称定，置具塞锥形瓶中，精密加入水25ml，称定重量，超声处理（功率250W，频率40kHz）15分钟，放冷，再称定重量，用水补足减失的重量，摇匀，滤过，取续滤液，即得。

测定法 分别精密吸取对照品溶液0.2μl、1μl，供试品溶液1μl，注入液相色谱仪，测定，以外标两点法对数方程计算，即得。

本品每1g含蔗糖（$C_{12}H_{22}O_{11}$）应为4.0～50.0mg。

【规格】 每1g配方颗粒相当于饮片5g

【贮藏】 密封。

马齿苋配方颗粒

Machixian Peifangkeli

【来源】 本品为马齿苋科植物马齿苋 *Portulaca oleracea* L. 的干燥地上部分经炮制并按标准汤剂的主要质量指标加工制成的配方颗粒。

【制法】 取马齿苋饮片4 000g，加水煎煮，滤过，滤液浓缩成清膏（干浸膏出膏率为14%～25%），加入辅料适量，干燥（或干燥，粉碎），再加入辅料适量，混匀，制粒，制成1 000g，即得。

【性状】 本品为黄棕色至棕褐色的颗粒；气微，味微酸。

【鉴别】 取本品适量，研细，取0.5g，加乙醇20ml，超声处理20分钟，滤过，滤液蒸干，残渣加乙醇1ml使溶解，作为供试品溶液。另取马齿苋对照药材1g，加水50ml，煎煮30分钟，滤过，滤液蒸干，残渣加乙醇20ml，同法制成对照药材溶液。照薄层色谱法（《中国药典》2020年版通则0502）试验，吸取上述两种溶液各2μl，分别点于同一聚酰胺薄膜上，以乙酸乙酯-甲醇-甲酸（18∶1∶1）为展开剂，展开，取出，晾干，置紫外光灯（365nm）下检视。供试品色谱中，在与对照药材色谱相应的位置上，显相同的蓝色荧光斑点。

【特征图谱】 照高效液相色谱法（《中国药典》2020年版通则0512）测定。

色谱条件与系统适用性试验 同〔含量测定〕项。

参照物溶液的制备 取马齿苋对照药材2g，加水25ml，超声处理（功率500W，频率40kHz）30分钟，取出，离心，取上清液转移至50ml量瓶中，残渣重复提取1次，合并上清液，用水稀释至刻度，摇匀，取25ml，置分液漏斗中，用乙酸乙酯振摇提取3次，每次20ml，合并乙酸乙酯液，挥干，残渣加甲醇2ml使溶解，滤过，取续滤液，作为对照药材参照物溶液。另取〔含量测定〕项下的对照品溶液，作为对照品参照物溶液。

供试品溶液的制备 同〔含量测定〕项。

测定法 分别精密吸取参照物溶液与供试品溶液各1μl，注入液相色谱仪，测定，即得。

供试品色谱中应呈现5个特征峰，并应与对照药材参照物色谱中的5个特征峰保留时间相对应，其中峰2、峰5应分别与相应对照品参照物色谱峰保留时间相对应。与咖啡酸对照品参照物峰相对应的峰为

S峰，计算峰1、峰3、峰4与S峰的相对保留时间，其相对保留时间应在规定值的 ± 10% 之内，规定值为：0.93（峰1）、1.50（峰3）、1.68（峰4）。

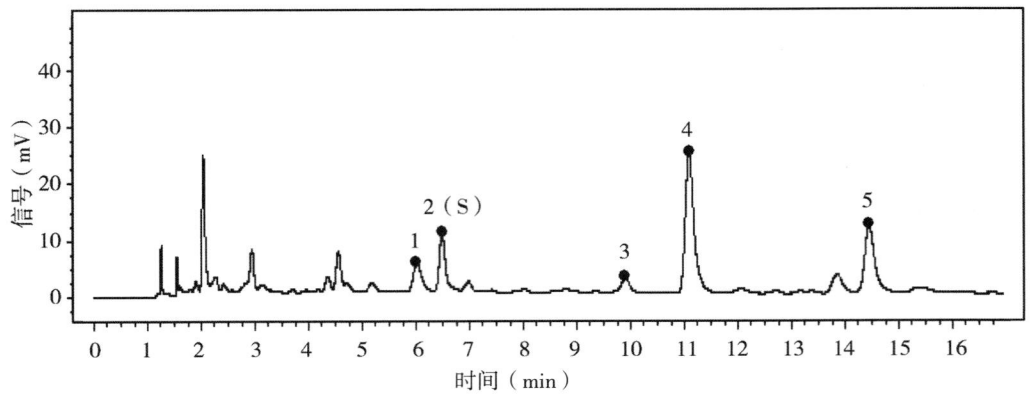

对照特征图谱

峰2（S）：咖啡酸；峰5：阿魏酸

参考色谱柱：BEH C18，2.1mm × 100mm，1.7μm

【检查】 应符合颗粒剂项下有关的各项规定（《中国药典》2020年版通则0104）。

【浸出物】 取本品适量，研细，取约2g，精密称定，精密加入乙醇100ml，照醇溶性浸出物测定法（《中国药典》2020年版通则2201）项下的热浸法测定，不得少于17.0%。

【含量测定】 照高效液相色谱法（《中国药典》2020年版通则0512）测定。

色谱条件与系统适用性试验 以十八烷基硅烷键合硅胶为填充剂（柱长为100mm，内径为2.1mm，粒径为1.7μm）；以乙腈为流动相A，以0.2%磷酸溶液为流动相B，按下表中的规定进行梯度洗脱；流速为每分钟0.2ml；柱温为35℃；检测波长为323nm。理论板数按咖啡酸峰计算应不低于5 000。

时间（分钟）	流动相A（%）	流动相B（%）
0 ~ 15	8→13	92→87
15 ~ 15.1	13→90	87→10
15.1 ~ 17	90	10

对照品溶液的制备 取咖啡酸对照品、阿魏酸对照品适量，精密称定，加甲醇制成每1ml含咖啡酸4μg、阿魏酸6μg的混合溶液，即得。

供试品溶液的制备 取本品适量，研细，取约0.5g，精密称定，置具塞锥形瓶中，精密加入水20ml，超声处理（功率250W，频率40kHz）30分钟，放冷，用乙酸乙酯振摇提取3次，每次20ml，合并乙酸乙酯液，挥干，残渣加甲醇使溶解，并转移至10ml量瓶中，用甲醇稀释至刻度，摇匀，滤过，取续滤液，即得。

测定法 分别精密吸取对照品溶液与供试品溶液各1μl，注入液相色谱仪，测定，即得。

本品每1g含咖啡酸（$C_9H_8O_4$）和阿魏酸（$C_{10}H_{10}O_4$）的总量应为0.06 ~ 0.20mg。

【规格】 每1g配方颗粒相当于饮片4g

【贮藏】 密封。

天冬配方颗粒

Tiandong Peifangkeli

【来源】 本品为百合科植物天冬 *Asparagus cochinchinensis*（Lour.）Merr. 的干燥块根经炮制并按标准汤剂的主要质量指标加工制成的配方颗粒。

【制法】 取天冬饮片1 200g，加水煎煮，滤过，滤液浓缩成清膏（干浸膏出膏率为46%~63%），加入辅料适量，干燥（或干燥，粉碎），再加入辅料适量，混匀，制粒，制成1 000g，即得。

【性状】 本品为白色至黄白色的颗粒；气微，味甜、微苦。

【鉴别】 取本品适量，研细，取1g，加水40ml和盐酸3ml，加热回流1小时，放冷，用乙醚振摇提取2次，每次30ml，合并乙醚液，蒸干，残渣加三氯甲烷1ml使溶解，作为供试品溶液。另取天冬对照药材1g，加水50ml，煎煮30分钟，滤过，滤液浓缩至约40ml，加盐酸3ml，同法制成对照药材溶液。照薄层色谱法（《中国药典》2020年版通则0502）试验，吸取上述两种溶液各2~4μl，分别点于同一硅胶G薄层板上，以三氯甲烷-丙酮-冰醋酸（4∶1∶0.1）为展开剂，展开，取出，晾干，喷以10%的硫酸乙醇溶液，在105℃下加热5分钟，置紫外光灯（365nm）下检视。供试品色谱中，与对照药材色谱相应的位置上，显相同颜色的荧光斑点。

【特征图谱】 照高效液相色谱法（《中国药典》2020年版通则0512）测定。

色谱条件与系统适用性试验 以十八烷基硅烷键合硅胶为填充剂（柱长为100mm，内径为2.1mm，粒径为1.8μm）；以甲醇为流动相A，以水为流动相B，按下表中的规定进行梯度洗脱；流速为每分钟0.3ml；柱温为35℃；检测波长为238nm。理论板数按5-羟甲基糠醛峰计算应不低于5 000。

时间	流动相A（%）	流动相B（%）
0~6	1→4	99→96
6~12	4→11	96→89
12~20	11→18	89→82
20~30	18→65	82→35

参照物溶液的制备 取天冬对照药材1g，加水20ml，煎煮50分钟，放冷，滤过，滤液蒸干，残渣加

水40ml和盐酸3ml，加热回流2小时，放冷，滤过，滤液用乙酸乙酯振摇提取3次，每次25ml，合并乙酸乙酯液，蒸干，残渣加甲醇使溶解，并转移至10ml量瓶中，用甲醇稀释至刻度，摇匀，滤过，取续滤液，作为对照药材参照物溶液。另取5-羟甲基糠醛对照品适量，加甲醇制成每1ml含70μg的溶液，作为对照品参照物溶液。

供试品溶液的制备 取本品适量，研细，取0.5g，加水40ml和盐酸3ml，加热回流2小时，取出，放冷，摇匀，滤过，取续滤液，用乙酸乙酯振摇提取3次，每次25ml，合并乙酸乙酯液，蒸干，残渣加甲醇使溶解，并转移至10ml量瓶中，用甲醇稀释至刻度，摇匀，滤过，取续滤液，作为供试品溶液。

测定法 分别精密吸取参照物溶液与供试品溶液各1μl，注入液相色谱仪，测定，即得。

供试品色谱中应呈现4个特征峰，并应与对照药材参照物色谱中的4个特征峰保留时间相对应，其中峰2应与对照品参照物峰保留时间相对应。与5-羟甲基糠醛参照物峰相对应的峰为S峰，计算峰1、峰3与S峰的相对保留时间，其相对保留时间应在规定值的±10%之内，规定值为：0.93（峰1）、2.94（峰3）。

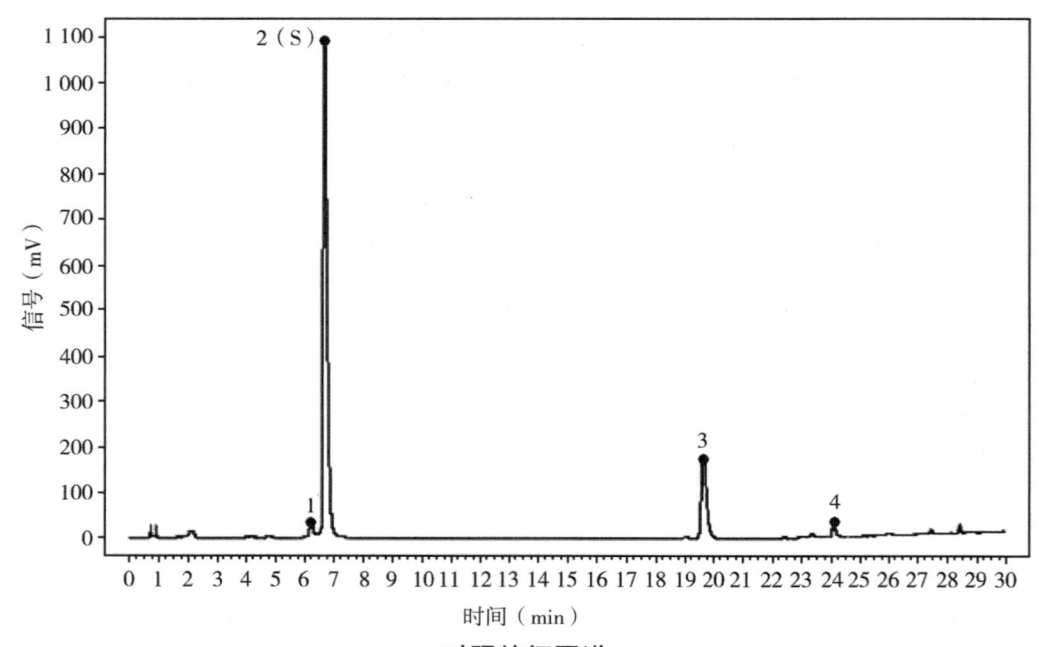

对照特征图谱

峰2（S）：5-羟甲基糠醛

参考色谱柱：HSS T3，2.1mm×100mm，1.8μm

【检查】 应符合颗粒剂项下有关的各项规定（《中国药典》2020年版通则0104）。

【浸出物】 取本品适量，研细，取约2g，精密称定，精密加入乙醇50ml，照醇溶性浸出物测定法（《中国药典》2020年版通则2201）项下的热浸法测定，不得少于9.0%。

【含量测定】 **对照品溶液的制备** 取薯蓣皂苷元对照品适量，精密称定，加甲醇制成每1ml含0.1mg的溶液，即得。

标准曲线的制备　精密量取对照品溶液0.1ml、0.2ml、0.3ml、0.4ml、0.5ml、0.6ml、0.7ml、0.8ml，分别置具塞试管中，置水浴中蒸干溶剂，放冷，精密加入5%香草醛冰醋酸溶液0.2ml、高氯酸0.8ml，混匀，密塞，置60℃水浴中加热15分钟，立即冷却5分钟，精密加入冰醋酸5ml，摇匀，以相应的试剂为空白，照紫外–可见分光光度法（《中国药典》2020年版通则0401），在456nm波长处测定吸光度，以吸光度为纵坐标，浓度为横坐标，绘制标准曲线。

测定法　取本品适量，研细，取约0.2g，精密称定，置具塞锥形瓶中，精密加入水15ml，密塞，超声处理（功率250W，频率40kHz）30分钟，放冷，转移至分液漏斗中，用水饱和正丁醇振摇提取3次，每次10ml，合并正丁醇液，蒸干，残渣加甲醇使溶解，并转移至10ml量瓶中，用甲醇稀释至刻度，摇匀，精密量取0.5ml，置具塞试管中，照标准曲线的制备项下的方法，自"置水浴中蒸干溶剂"起，依法测定吸光度，从标准曲线上读出供试品溶液中薯蓣皂苷元的浓度，计算，即得。

本品每1g含总皂苷以薯蓣皂苷元（$C_{27}H_{42}O_3$）计，应为2.9～6.0mg。

【规格】　每1g配方颗粒相当于饮片1.2g

【贮藏】　密封。

木瓜配方颗粒

Mugua Peifangkeli

【来源】 本品为蔷薇科植物贴梗海棠 *Chaenomeles speciosa*（Sweet）Nakai 的干燥近成熟果实经炮制并按标准汤剂的主要质量指标加工制成的配方颗粒。

【制法】 取木瓜饮片1 800g，加水煎煮，滤过，滤液浓缩成清膏（干浸膏出膏率为28%～40%），加入辅料适量，干燥（或干燥，粉碎），再加入辅料适量，混匀，制粒，制成1 000g，即得。

【性状】 本品为浅棕红色至红棕色的颗粒；气微，味微酸、微涩。

【鉴别】 取本品适量，研细，取0.5g，加水20ml使溶解，用乙酸乙酯振摇提取2次，每次20ml，合并乙酸乙酯液，蒸干，残渣加甲醇1ml使溶解，作为供试品溶液。另取木瓜对照药材1g，加水50ml，煎煮30分钟，滤过，滤液浓缩至20ml，同法制成对照药材溶液。照薄层色谱法（《中国药典》2020年版通则0502）试验，吸取供试品溶液4μl、对照药材溶液2μl，分别点于同一聚酰胺薄膜上，以甲醇-冰醋酸-水（18∶1∶1）为展开剂，展开，取出，晾干，置紫外光灯（365nm）下检视。供试品色谱中，在与对照药材色谱相应的位置上，显相同颜色的荧光斑点。

【特征图谱】 照高效液相色谱法（《中国药典》2020年版通则0512）测定。

色谱条件与系统适用性试验 以十八烷基硅烷键合硅胶为填充剂；以甲醇为流动相A，以0.3%醋酸溶液为流动相B，按下表中的规定进行梯度洗脱；柱温为30℃；检测波长为290nm。理论板数按原儿茶酸峰计算应不低于5 000。

时间（分钟）	流动相A（%）	流动相B（%）
0～30	5→35	95→65
30～40	35→46	65→54
40～50	46→75	54→25
50～55	75→95	25→5

参照物溶液的制备 取木瓜对照药材0.5g，加75%甲醇15ml，加热回流30分钟，放冷，摇匀，滤过，取续滤液，作为对照药材参照物溶液。另取原儿茶酸对照品、绿原酸对照品、肉桂酸对照品适量，加甲醇制成每1ml含原儿茶酸0.1mg、绿原酸15μg、肉桂酸0.1mg的混合溶液，作为对照品参照物溶液。

供试品溶液的制备 取本品适量，研细，取0.2g，加75%甲醇20ml，加热回流30分钟，放冷，摇匀，滤过，取续滤液，即得。

　　测定法　精密吸取参照物溶液与供试品溶液各10μl，注入液相色谱仪，测定，即得。

　　供试品色谱中应呈现5个特征峰，并应与对照药材参照物色谱中的5个特征峰保留时间相对应，其中峰3～峰5应分别与相应对照品参照物峰保留时间相对应。与原儿茶酸参照物峰相对应的峰为S峰，计算峰2与S峰的相对保留时间，其相对保留时间应在规定值的±10%之内，规定值为：0.73（峰2）。

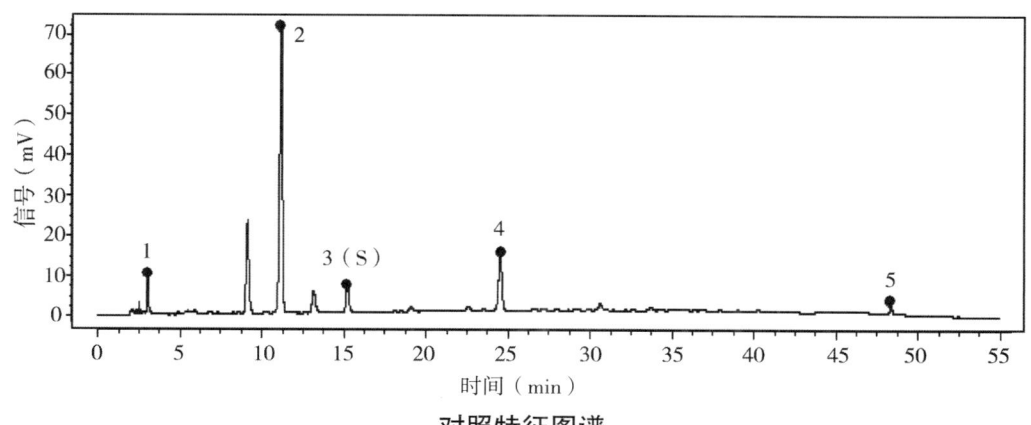

对照特征图谱

峰3（S）：原儿茶酸；峰4：绿原酸；峰5：肉桂酸
参考色谱柱：Omega PS C18，4.6mm×250mm，5μm

　　【检查】　应符合颗粒剂项下有关的各项规定（《中国药典》2020年版通则0104）。

　　【浸出物】　取本品适量，研细，取约2g，精密称定，精密加入乙醇100ml，照醇溶性浸出物测定法（《中国药典》2020年版通则2201）项下的热浸法测定，不得少于20.0%。

　　【含量测定】　照高效液相色谱法（《中国药典》2020年版通则0512）测定。

　　色谱条件与系统适用性试验　以十八烷基硅烷键合硅胶为填充剂（柱长为100mm，内径为2.1mm，粒径为1.8μm）；以甲醇为流动相A，以0.3%醋酸溶液为流动相B，按下表中的规定进行梯度洗脱；流速为每分钟0.3ml；柱温为30℃；检测波长为260nm。理论板数按原儿茶酸峰计算应不低于1 500。

时间（分钟）	流动相A（%）	流动相B（%）
0～10	5→35	95→65
10～13	35	65
13～14	35→5	65→95

　　对照品溶液的制备　取原儿茶酸对照品适量，精密称定，加甲醇制成每1ml含15μg的溶液，即得。

　　供试品溶液的制备　取本品适量，研细，取约0.2g，精密称定，置具塞锥形瓶中，精密加入水20ml，称定重量，加热回流1小时，放冷，再称定重量，用水补足减失的重量，摇匀，滤过，取续滤液，即得。

　　测定法　分别精密吸取对照品溶液1μl、供试品溶液2μl，注入液相色谱仪，测定，即得。

　　本品每1g原儿茶酸（$C_7H_6O_4$）应为0.25～1.10mg。

　　【规格】　每1g配方颗粒相当于饮片1.8g

　　【贮藏】　密封。

五味子配方颗粒

Wuweizi Peifangkeli

【来源】 本品为木兰科植物五味子 *Schisandra chinensis*（Turcz.）Baill. 的干燥成熟果实经炮制并按标准汤剂的主要质量指标加工制成的配方颗粒。

【制法】 取五味子饮片1 600g，加水煎煮，滤过，滤液浓缩成清膏（干浸膏出膏率为31.3%～47.5%），加入辅料适量，干燥（或干燥，粉碎），再加入辅料适量，混匀，制粒，制成1 000g，即得。

【性状】 本品为浅棕红色至红棕色的颗粒；气微，味酸。

【鉴别】 取本品适量，研细，取1g，加乙醇30ml，超声处理30分钟，滤过，滤液蒸干，残渣加乙醇1ml使溶解，作为供试品溶液。另取五味子对照药材2g，加水50ml，煎煮30分钟，滤过，滤液蒸干，残渣加乙醇30ml，同法制成对照药材溶液。照薄层色谱法（《中国药典》2020年版通则0502）试验，吸取供试品溶液5μl、对照药材溶液2μl，分别点于同一硅胶GF$_{254}$薄层板上，以甲苯-乙酸乙酯（3∶2）为展开剂，展开，取出，晾干，置紫外光灯（254nm）下检视。供试品色谱中，在与对照药材色谱相应的位置上，显相同颜色的斑点。

【特征图谱】 照高效液相色谱法（《中国药典》2020年版通则0512）测定。

色谱条件与系统适用性试验 同〔含量测定〕项。

参照物溶液的制备 取五味子对照药材0.5g，加50%甲醇20ml，超声处理（功率250W，频率40kHz）30分钟，放冷，滤过，取续滤液，作为对照药材参照物溶液。另取5-羟甲基糠醛对照品、原儿茶酸对照品、五味子醇甲对照品适量，加甲醇制成每1ml含5-羟甲基糠醛50μg、原儿茶酸50μg、五味子醇甲0.2mg的混合溶液，作为对照品参照物溶液。

供试品溶液的制备 同〔含量测定〕项。

测定法 分别精密吸取参照物溶液与供试品溶液各1μl，注入超高效液相色谱仪，测定，即得。

供试品色谱中应呈现10个特征峰，并应与对照药材参照物色谱中的10个特征峰保留时间相对应，其中峰1～峰3应分别与相应对照品参照物峰保留时间相对应。与五味子醇甲参照物峰相对应的峰为S峰，计算峰4～峰10与S峰的相对保留时间，其相对保留时间应在规定值的±10%之内，规定值为：1.13（峰4）、

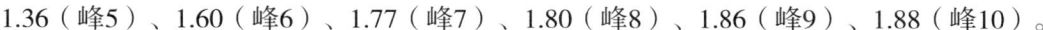

1.36（峰5）、1.60（峰6）、1.77（峰7）、1.80（峰8）、1.86（峰9）、1.88（峰10）。

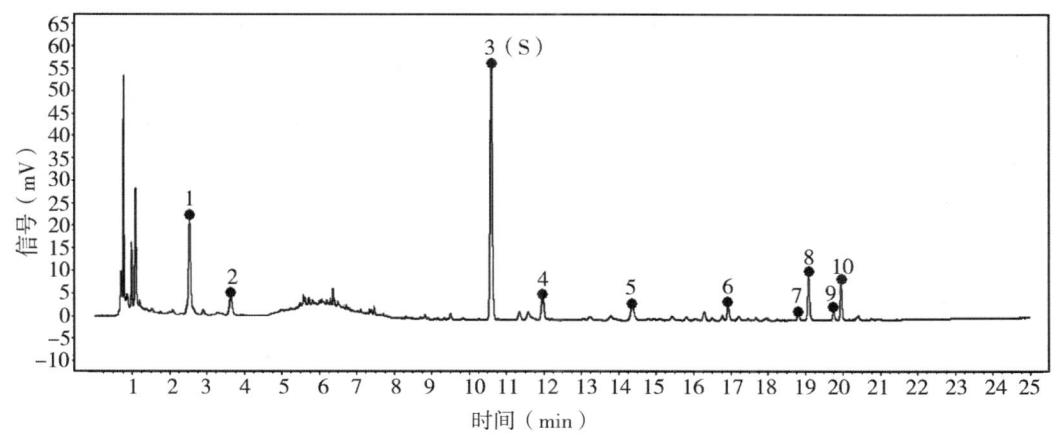

对照特征图谱

峰1：5-羟甲基糠醛；峰2：原儿茶酸；峰3（S）：五味子醇甲；峰4：五味子醇乙；

峰5：当归酰基戈米H；峰6：五味子酯乙；峰8：五味子甲素；峰10：五味子乙素

参考色谱柱：HSS T3，2.1mm×100mm，1.8μm

【检查】 应符合颗粒剂项下有关的各项规定（《中国药典》2020年版通则0104）。

【浸出物】 取本品适量，研细，取约2g，精密称定，精密加入乙醇100ml，照醇溶性浸出物测定法（《中国药典》2020年版通则2201）项下的热浸法测定，不得少于25.0%。

【含量测定】 照高效液相色谱法（《中国药典》2020年版通则0512）测定。

色谱条件与系统适用性试验 以十八烷基硅烷键合硅胶为填充剂（柱长为100mm，内径为2.1mm，粒径为1.8μm）；以乙腈为流动相A，以0.2%冰醋酸溶液为流动相B，按下表中的规定进行梯度洗脱；流速为每分钟0.4ml；柱温为30℃；检测波长为260nm。理论板数按五味子醇甲峰计算应不低于2 000。

时间（分钟）	流动相A（%）	流动相B（%）
0～3	5	95
3～6	5→45	95→55
6～13	45→50	55→50
13～23	50→100	50→0
23～25	100	0

对照品溶液的制备 取五味子醇甲对照品适量，精密称定，加甲醇制成每1ml含100μg的溶液，即得。

供试品溶液的制备 取本品适量，研细，取约0.4g，精密称定，置具塞锥形瓶中，精密加入甲醇15ml，称定重量，超声处理（功率250W，频率40kHz）30分钟，放冷，再称定重量，用甲醇补足减失的重量，摇匀，滤过，取续滤液，即得。

测定法 分别精密吸取对照品溶液与供试品溶液各1μl，注入液相色谱仪，测定。以五味子醇甲对照品为参照，以其相应的峰为S峰，计算五味子醇乙、当归酰基戈米辛H、五味子酯乙、五味子甲素、五味子乙素峰与S峰的相对保留时间，其相对保留时间应在规定值的±10%之内（若相对保留时间偏离超过10%，则应以相应的对照品确证为准）。相对保留时间及校正因子见下表：

待测成分（峰）	相对保留时间	校正因子
五味子醇甲	1.00	1.00
五味子醇乙	1.13	1.03
当归酰基戈米辛H	1.37	1.30
五味子酯乙	1.61	1.58
五味子甲素	1.82	1.16
五味子乙素	1.91	1.16

以五味子醇甲对照品为对照，分别乘以校正因子，计算五味子醇甲、五味子醇乙、当归酰基戈米辛H、五味子酯乙、五味子甲素、五味子乙素的含量。

本品每1g含五味子醇甲（$C_{24}H_{32}O_7$）、五味子醇乙（$C_{23}H_{28}O_7$）、当归酰基戈米辛H（$C_{28}H_{36}O_8$）、五味子酯乙（$C_{28}H_{34}O_9$）、五味子甲素（$C_{24}H_{32}O_6$）和五味子乙素（$C_{23}H_{28}O_6$）的总量应为4.0~16.0mg。

【规格】　每1g配方颗粒相当于饮片1.6g

【贮藏】　密封。

水红花子配方颗粒

Shuihonghuazi Peifangkeli

【来源】 本品为蓼科植物红蓼 *Polygonum orientale* L. 的干燥成熟果实经炮制并按标准汤剂的主要质量指标加工制成的配方颗粒。

【制法】 取水红花子饮片13 500g，加水煎煮，滤过，滤液浓缩成清膏（干浸膏出膏率为3.7%～7.4%），加入辅料适量，干燥（或干燥，粉碎），再加入辅料适量，混匀，制粒，制成1 000g，即得。

【性状】 本品为黄棕色至棕褐色的颗粒；气微，味微苦、微涩。

【鉴别】 取本品适量，研细，取0.2g，加甲醇20ml，超声处理20分钟，滤过，滤液蒸干，残渣加甲醇1ml使溶解，作为供试品溶液。另取水红花子对照药材1g，加水50ml，加热回流30分钟，滤过，滤液蒸干，残渣加甲醇20ml，同法制成对照药材溶液。另取花旗松素对照品，加甲醇制成每1ml含1mg的溶液，作为对照品溶液。照薄层色谱法（《中国药典》2020年版通则0502）试验，吸取供试品溶液与对照品溶液各5μl、对照药材溶液10μl，分别点于同一硅胶G薄层板上，以石油醚（60～90℃）–乙酸乙酯–甲酸（10∶11∶0.5）为展开剂，展开，取出，晾干，喷以10%硫酸乙醇试液，在105℃加热至斑点显色清晰。供试品色谱中，在与对照药材色谱和对照品色谱相应的位置上，显相同颜色的斑点。

【特征图谱】 照高效液相色谱法（《中国药典》2020年版通则0512）测定。

色谱条件与系统适用性试验 以十八烷基硅烷键合硅胶为填充剂（柱长为100mm，内径为2.1mm，粒径为1.8μm）；以乙腈为流动相A，以0.1%磷酸溶液为流动相B，按下表中的规定进行梯度洗脱；流速为每分钟0.3ml；柱温为25℃；检测波长为210nm。理论板数按花旗松素峰计算应不低于6 000。

时间（分钟）	流动相A（%）	流动相B（%）
0～2	5→12	95→88
2～8	12→25	88→75
8～13	25→35	75→65
13～15	35	65

参照物溶液的制备　取水红花子对照药材1g，加水50ml，加热回流30分钟，放冷，滤过，取续滤液，作为对照药材参照物溶液。另取儿茶素对照品适量，加甲醇制成每1ml含20μg的溶液，作为对照品参照物溶液。再取〔含量测定〕项下的对照品溶液，作为对照品参照物溶液。

供试品溶液的制备　同〔含量测定〕项。

测定法　分别精密吸取参照物溶液与供试品溶液各1μl，注入液相色谱仪，测定，即得。

供试品色谱中应呈现5个特征峰，并应与对照药材参照物色谱中的5个特征峰保留时间相对应，其中峰1、峰2、峰5应分别与相应对照品参照物峰保留时间相对应。与花旗松素参照物峰相对应的峰为S峰，计算峰3、峰4与S峰的相对保留时间，其相对保留时间应在规定值的±10%之内，规定值为：1.03（峰3）、1.33（峰4）。

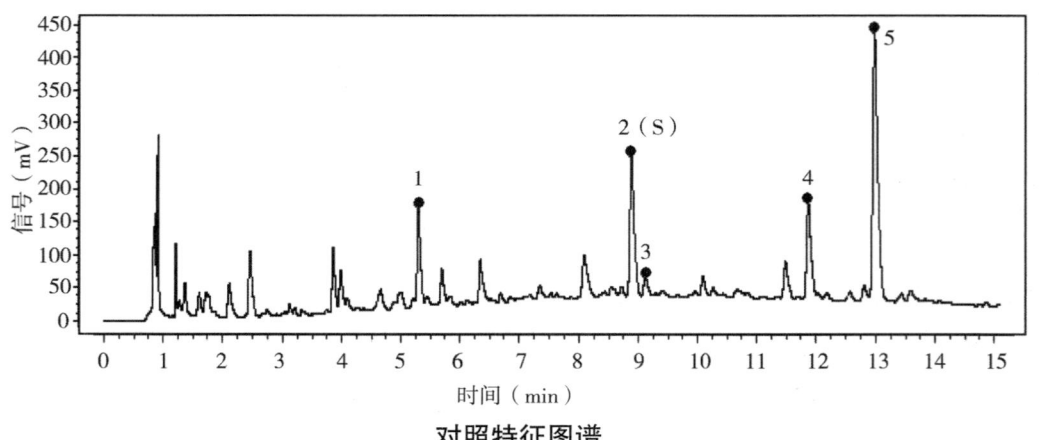

对照特征图谱

峰1：儿茶素；峰2（S）：花旗松素；峰5：槲皮素

参照色谱柱：HSS T3，2.1mm×100mm，1.8μm

【检查】　应符合颗粒剂项下有关的各项规定（《中国药典》2020年版通则0104）。

【浸出物】　取本品适量，研细，取约2g，精密称定，精密加入乙醇100ml，照醇溶性浸出物测定法（《中国药典》2020年版通则2201）项下的热浸法测定，不得少于12.0%。

【含量测定】　照高效液相色谱法（《中国药典》2020年版通则0512）测定。

色谱条件与系统适用性试验　以十八烷基硅烷键合硅胶为填充剂（柱长为100mm，内径为2.1mm，粒径为1.8μm）；以乙腈为流动相A，以0.1%磷酸溶液为流动相B，按下表中的规定进行梯度洗脱；流速为每分钟0.3ml；柱温为25℃；检测波长为290nm。理论板数按花旗松素峰计算应不低于6 000。

时间（分钟）	流动相A（%）	流动相B（%）
0～2	5→12	95→88
2～8	12→25	88→75
8～13	25→35	75→65
13～15	35	65

对照品溶液的制备 取花旗松素对照品、槲皮素对照品适量，精密称定，加甲醇制成每1ml含花旗松素50μg、槲皮素0.1mg的混合溶液，即得。

供试品溶液的制备 取本品适量，研细，取约0.3g，精密称定，置具塞锥形瓶中，精密加入70%甲醇25ml，称定重量，超声处理（功率250W，频率40kHz）30分钟，放冷，再称定重量，用70%甲醇补足减失的重量，摇匀，滤过，取续滤液，即得。

测定法 分别精密吸取对照品溶液与供试品溶液各1μl，注入液相色谱仪，测定，即得。

本品每1g含花旗松素（$C_{15}H_{12}O_7$）和槲皮素（$C_{15}H_{10}O_7$）的总量应为5.0~35.0mg。

【规格】 每1g配方颗粒相当于饮片13.5g

【贮藏】 密封。

水蛭（蚂蟥）配方颗粒

Shuizhi（Mahuang）Peifangkeli

【来源】 本品为水蛭科动物蚂蟥 *Whitmania pigra* Whitman 的干燥全体经炮制并按标准汤剂的主要质量指标加工制成的配方颗粒。

【制法】 取水蛭（蚂蟥）饮片4 000g，加水煎煮，滤过，滤液浓缩成清膏（干浸膏出膏率为12%～20%），加入辅料适量，干燥（或干燥，粉碎），再加入辅料适量，混匀，制粒，制成1 000g，即得。

【性状】 本品为灰黄色至浅棕褐色的颗粒；气微腥，味淡。

【鉴别】 取本品适量，研细，取1g，加乙醇30ml，超声处理30分钟，滤过，滤液蒸干，残渣加乙醇1ml使溶解，作为供试品溶液。另取水蛭（蚂蟥）对照药材1g，加水25ml，煎煮30分钟，滤过，滤液蒸干，残渣加乙醇30ml，同法制成对照药材溶液。再取缬氨酸对照品、丙氨酸对照品，加水制成每1ml各含0.5mg的混合溶液，作为对照品溶液。照薄层色谱法（《中国药典》2020年版通则0502）试验，吸取供试品溶液3μl、对照药材溶液与对照品溶液各2μl，分别点于同一硅胶G薄层板上，以水饱和正丁醇-冰醋酸（4∶1）为展开剂，展开，取出，晾干，喷以茚三酮试液，在105℃加热至斑点显色清晰。供试品色谱中，在与对照药材色谱和对照品色谱相应的位置上，显相同颜色的斑点。

【特征图谱】 照高效液相色谱法（《中国药典》2020年版通则0512）测定。

色谱条件与系统适用性试验 以十八烷基硅烷键合硅胶为填充剂（柱长为250mm，内径为4.6mm，粒径为5μm）；以乙腈-0.2%磷酸溶液（0.5∶99.5）为流动相；流速为每分钟0.8ml；柱温为25℃；检测波长为270nm。理论板数按次黄嘌呤峰计算应不低于5 000。

参照物溶液的制备 取水蛭（蚂蟥）对照药材1.5g，加水20ml，加热回流1小时，放冷，离心处理（转速为每分钟10 000转）10分钟，取上清液，滤过，取续滤液，作为对照药材参照物溶液。另取次黄嘌呤对照品、尿嘧啶对照品适量，加10%甲醇制成每1ml含0.2mg的混合溶液，作为对照品参照物溶液。

供试品溶液的制备 取本品适量，研细，取0.3g，加水10ml，超声处理（功率200W，频率53kHz）10分钟，放冷，离心处理（转速为每分钟10 000转）10分钟，取出，取上清液，滤过，取续滤液，即得。

测定法 分别精密吸取参照物溶液与供试品溶液各10μl，注入液相色谱仪，测定，即得。

供试品色谱中应呈现5个特征峰，并应与对照药材参照物色谱中的5个特征峰保留时间相对应，其中峰2、峰3应分别与相应对照品参照物峰保留时间相对应。与次黄嘌呤参照物峰相对应的峰为S峰，计算峰1、峰4、峰5与S峰的相对保留时间，其相对保留时间应在规定值的±10%之内，规定值为：0.51（峰1）、1.41（峰4）、1.82（峰5）。

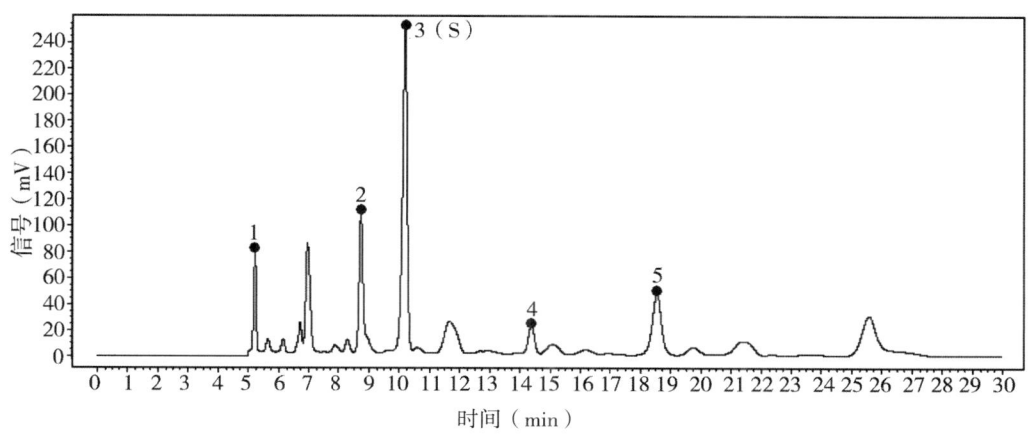

对照特征图谱

峰2：尿嘧啶；峰3（S）：次黄嘌呤

参考色谱柱：Platisil ODS C18，4.6mm×250mm，5μm

【检查】 酸碱度 取本品适量，研细，取0.25g，加0.9%氯化钠溶液10ml，充分搅拌，浸提30分钟，并时时振摇，离心，取上清液，照pH值测定法（《中国药典》2020年版通则0631）测定，应为5.0～7.5。

重金属及有害元素 照铅、镉、砷、汞、铜测定法（《中国药典》2020年版通则2321原子吸收分光光度法或电感耦合等离子体质谱法）测定，铅不得过10mg/kg；镉不得过1mg/kg；砷不得过20mg/kg；汞不得过1mg/kg。

黄曲霉毒素 照真菌毒素测定法（《中国药典》2020年版通则2351）测定。

本品每1 000g含黄曲霉毒素B_1不得过5μg，含黄曲霉毒素G_2、黄曲霉毒素G_1、黄曲霉毒素B_2和黄曲霉毒素B_1的总量不得过10μg。

其他 应符合颗粒剂项下有关的各项规定（《中国药典》2020年版通则0104）。

【浸出物】 取本品适量，研细，取约2g，精密称定，精密加入乙醇100ml，照醇溶性浸出物测定法（《中国药典》2020年版通则2201）项下的热浸法测定，不得少于13.0%。

【含量测定】 取本品适量，研细，取约0.45g，精密称定，精密加入0.9%氯化钠溶液5ml，充分搅拌，浸提30分钟，并时时振摇，离心，精密量取上清液100μl，置试管（8mm×38mm）中，加入含0.5%（牛）纤维蛋白原（以凝固物计）的三羟甲基氨基甲烷盐酸缓冲液（临用新制，取0.2mol/L三羟甲基氨基甲烷溶液25ml与0.1mol/L盐酸溶液40ml，加水至100ml，调节pH值至7.4）200μl，摇匀，置水浴中（37±0.5℃）温浸5分钟，滴加（每4分钟滴加1次，每次2μl，边滴加边轻轻摇匀）每1ml中含10单位的凝血酶溶液（临用配制，取凝血酶试剂适量，加生理盐水制成每1ml含凝血酶10个单位的溶液）至凝固，记录消耗凝血酶溶液的体积，按下式计算：

$$U = \frac{C_1 V_1}{C_2 V_2}$$

式中　U 为每1g含凝血酶活性单位，U/g；

C_1 为凝血酶溶液的浓度，U/ml；

C_2 为供试品溶液的浓度，g/ml；

V_1 为消耗凝血酶溶液的体积，μl；

V_2 为供试品溶液的加入量，μl。

中和一个单位的凝血酶的量，为一个抗凝血酶活性单位。

本品每1g含抗凝血酶活性应为4.0～13.5U。

【规格】　每1g配方颗粒相当于饮片4g

【贮藏】　密封。

片姜黄配方颗粒

Pianjianghuang Peifangkeli

【来源】 本品为姜科植物温郁金 *Curcuma wenyujin* Y. H. Chen et C. Ling 的干燥根茎经炮制并按标准汤剂的主要质量指标加工制成的配方颗粒。

【制法】 取片姜黄饮片7 000g，加水煎煮，收集挥发油适量（以β-环糊精适量包合，备用），滤过，滤液浓缩成清膏（干浸膏出膏率为7.2%～10.9%），加入辅料适量，干燥（或干燥，粉碎），再加入辅料适量，加入挥发油包合物，混匀，制粒，制成1 000g，即得。

【性状】 本品为浅黄色至棕黄色的颗粒；气微，味苦、微辛。

【鉴别】 取本品适量，研细，取0.5g，加甲醇20ml，超声处理20分钟，滤过，滤液低温蒸干，残渣加甲醇1ml使溶解，作为供试品溶液。另取片姜黄对照药材0.5g，加石油醚（30～60℃）5ml，时时振摇，约30分钟，滤过，滤液置5ml量瓶中，用石油醚（30～60℃）稀释至刻度，作为对照药材溶液。再取莪术二酮对照品，加甲醇制成每1ml含1mg的溶液，作为对照品溶液。照薄层色谱法（《中国药典》2020年版通则0502）试验，吸取供试品溶液与对照药材溶液各5μl、对照品溶液2μl，分别点于同一硅胶G薄层板上，以石油醚（30～60℃）-乙酸乙酯（22：1）为展开剂，展开，取出，晾干，喷以1%香草醛硫酸溶液，在100℃加热至斑点显色清晰。供试品色谱中，在与对照药材色谱和对照品色谱相应的位置上，显相同颜色的斑点。

【特征图谱】 照高效液相色谱法（《中国药典》2020年版通则0512）测定。

色谱条件与系统适用性试验 以十八烷基硅烷键合硅胶为填充剂（柱长为150mm，内径为2.1mm，粒径为1.6μm）；以乙腈为流动相A，以0.1%磷酸溶液为流动相B，按下表中的规定进行梯度洗脱；流速为每分钟0.3ml；柱温为25℃；检测波长为254nm。理论板数按莪术二醇峰计算应不低于5 000。

时间（分钟）	流动相A（%）	流动相B（%）
0～4	20	80
4～8	20→30	80→70

续表

时间（分钟）	流动相A（%）	流动相B（%）
8~12	30→32	70→68
12~20	32→43	68→57
20~25	43→75	57→25
25~30	75	25

参照物溶液的制备　取片姜黄对照药材0.5g，加水20ml，煎煮20分钟，放冷，摇匀，滤过，取续滤液，作为对照药材参照物溶液。另取莪术二醇对照品、莪术烯醇对照品适量，加甲醇制成每1ml含莪术二醇25µg、莪术烯醇20µg的混合溶液，作为对照品参照物溶液。

供试品溶液的制备　同〔含量测定〕项。

测定法　分别精密吸取参照物溶液与供试品溶液各1µl，注入液相色谱仪，测定，即得。

供试品色谱中应呈现6个特征峰，并应与对照药材参照物色谱中的6个特征峰保留时间相对应，其中峰3、峰5应分别与相应对照品参照物峰保留时间相对应。与莪术二醇参照物峰相对应的峰为S1峰，计算峰2与S1峰的相对保留时间，其相对保留时间应在规定值的±10%之内，规定值为：0.95（峰2）；与莪术烯醇参照物峰相对应的峰为S2峰，计算峰4、峰6与S2峰的相对保留时间，其相对保留时间应在规定值的±10%之内，规定值为：0.69（峰4）、1.02（峰6）。

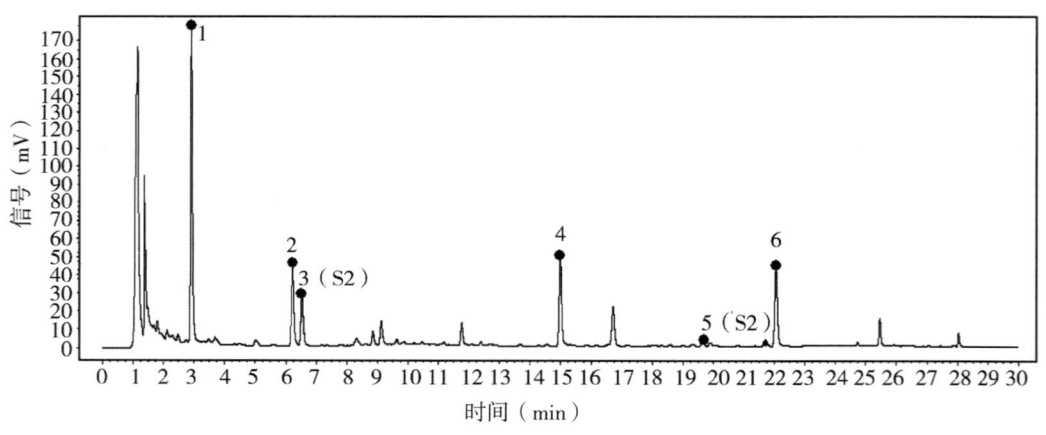

对照特征图谱

峰3（S1）：莪术二醇；峰5（S2）：莪术烯醇

参考色谱柱：CORTECS T3，2.1mm×150mm，1.6µm

【检查】　溶化性　照颗粒剂溶化性检查法（《中国药典》2020年版通则0104）检查，加热水200ml，搅拌5分钟（必要时加热煮沸5分钟），立即观察，应全部溶化或轻微浑浊，不得有焦屑或异物。

其他　应符合颗粒剂项下有关的各项规定（《中国药典》2020年版通则0104）。

【浸出物】　取本品适量，研细，取约2g，精密称定，精密加入乙醇100ml，照醇溶性浸出物测定法（《中国药典》2020年版通则2201）项下的热浸法测定，不得少于13.0%。

【含量测定】 **挥发油** 照挥发油测定法（《中国药典》2020年版通则2204甲法）测定。

本品含挥发油应为0.2%~3.5%（ml/g）。

莪术二醇 照高效液相色谱法（《中国药典》2020年版通则0512）测定。

色谱条件与系统适用性试验 以十八烷基硅烷键合硅胶为填充剂（柱长为100mm，内径为2.1mm，粒径为1.8μm）；以乙腈–0.1%磷酸溶液（20：80）为流动相；流速为每分钟0.3ml；柱温为25℃；检测波长为254nm。理论板数按莪术二醇峰计算应不低于5 000。

对照品溶液的制备 取莪术二醇对照品适量，精密称定，加70%甲醇制成每1ml含25μg的溶液，即得。

供试品溶液的制备 取本品适量，研细，取约0.5g，精密称定，置具塞锥形瓶中，精密加入70%甲醇20ml，称定重量，超声处理（功率250W，频率40kHz）30分钟，放冷，再称定重量，用70%甲醇补足减失的重量，摇匀，滤过，取续滤液，即得。

测定法 分别精密吸取对照品溶液与供试品溶液各1μl，注入液相色谱仪，测定，即得。

本品每1g含莪术二醇（$C_{15}H_{22}O_3$）应为0.7~2.0mg。

【规格】 每1g配方颗粒相当于饮片7g

【贮藏】 密封。

凤仙透骨草配方颗粒

Fengxiantougucao Peifangkeli

【来源】 本品为凤仙花科植物凤仙花 Impatiens balsamina L. 的干燥茎经炮制并按标准汤剂的主要质量指标加工制成的配方颗粒。

【生产用饮片的炮制】 应按照《中国药典》（一部）1977年版凤仙透骨草项下规定的方法炮制。

【制法】 取凤仙透骨草饮片5 000g，加水煎煮，滤过，滤液浓缩成清膏（干浸膏出膏率为10%～17%），加入辅料适量，干燥（或干燥，粉碎），再加入辅料适量，混匀，制粒，制成1 000g，即得。

【性状】 本品为棕黄色至棕色的颗粒；气微，味微苦。

【鉴别】 取本品适量，研细，取1g，加甲醇25ml，超声处理30分钟，滤过，滤液蒸干，残渣加甲醇1ml使溶解，作为供试品溶液。另取凤仙透骨草对照药材1g，加甲醇25ml，同法制成对照药材溶液。再取东莨菪内酯对照品，加甲醇制成每1ml含1mg的溶液，作为对照品溶液。照薄层色谱法（《中国药典》2020年版通则0502）试验，吸取供试品溶液与对照药材溶液各5μl、对照品溶液2μl，分别点于同一硅胶G薄层板上，以环己烷-三氯甲烷-乙酸乙酯-甲酸（6∶10∶7∶1.2）为展开剂，展开，取出，晾干，置紫外光灯（365nm）下检视。供试品色谱中，在与对照药材色谱和对照品色谱相应的位置上，显相同颜色的荧光斑点。

【特征图谱】 照高效液相色谱法（《中国药典》2020年版通则0512）测定。

色谱条件与系统适用性试验 以十八烷基硅烷键合硅胶为填充剂（柱长为100mm，内径为2.1mm，粒径为2.2μm）；以甲醇为流动相A，以0.3%磷酸溶液为流动相B，按下表中的规定进行梯度洗脱；流速为每分钟0.3ml；柱温为25℃；检测波长为344nm。理论板数按东莨菪内酯峰计算应不低于3 000。

时间（分钟）	流动相A（%）	流动相B（%）
0～3	20→30	80→70
3～7	30→37	70→63
7～10	37→45	63→55

续表

时间（分钟）	流动相A（%）	流动相B（%）
10 ~ 13	45→54	55→46
13 ~ 17	54→57	46→43
17 ~ 21	57→62	43→38
21 ~ 25	62→71	38→29
25 ~ 27	71→85	29→15
27 ~ 31	85	15

参照物溶液的制备　取凤仙透骨草对照药材1g，加水50ml，加热回流1小时，放冷，摇匀，滤过，取续滤液，作为对照药材参照物溶液。另取阿魏酸对照品适量，加30%甲醇制成每1ml含10μg的溶液，作为对照品参照物溶液。再取〔含量测定〕项下的对照品溶液，作为对照品参照物溶液。

供试品溶液的制备　同〔含量测定〕项。

测定法　分别精密吸取参照物溶液与供试品溶液各2μl，注入液相色谱仪，测定，即得。

供试品色谱中应呈现3个特征峰，并应与对照药材参照物色谱中的3个特征峰保留时间相对应，其中峰1、峰2应分别与相应对照品参照物峰保留时间相对应。与阿魏酸参照物峰相对应的峰为S峰，计算峰3与S峰的相对保留时间，其相对保留时间应在规定值的±10%之内，规定值为：1.18（峰3）。

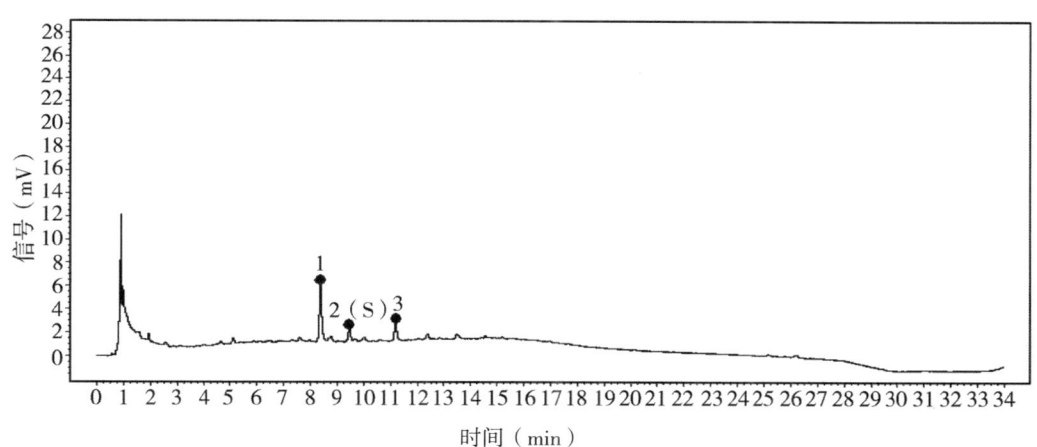

对照特征图谱

峰1：东莨菪内酯；峰2（S）：阿魏酸

参考色谱柱：RSLC120 C18，2.1mm × 100mm，2.2μm

【检查】　应符合颗粒剂项下有关的各项规定（《中国药典》2020年版通则0104）。

【浸出物】　取本品适量，研细，取约2g，精密称定，精密加入乙醇100ml，照醇溶性浸出物测定法（《中国药典》2020年版通则2201）项下的热浸法测定，不得少于16.0%。

【含量测定】　照高效液相色谱法（《中国药典》2020年版通则0512）测定。

色谱条件与系统适用性试验　以十八烷基硅烷键合硅胶为填充剂（柱长为100mm，内径为2.1mm，粒径为1.7μm）；以甲醇–0.3%磷酸溶液（31∶69）为流动相；流速为每分钟0.25ml；柱温为25℃；检测波长为344nm。理论板数按东莨菪内酯峰计算应不低于3 000。

对照品溶液的制备　取东莨菪内酯对照品适量，精密称定，加30%甲醇制成每1ml含1μg的溶液，即得。

供试品溶液的制备　取本品适量，研细，取约0.2g，精密称定，置具塞锥形瓶中，精密加入30%甲醇25ml，称定重量，超声处理（功率250W，频率40kHz）30分钟，放冷，再称定重量，用30%甲醇补足减失的重量，摇匀，滤过，取续滤液，即得。

测定法　分别精密吸取对照品溶液与供试品溶液各2μl，注入液相色谱仪，测定，即得。

本品每1g含东莨菪内酯（$C_{10}H_8O_4$）应为0.05～0.50mg。

【规格】　每1g配方颗粒相当于饮片5g

【贮藏】　密封。

玉竹配方颗粒

Yuzhu Peifangkeli

【来源】 本品为百合科植物玉竹 *Polygonatum odoratum*（Mill.）Druce 的干燥根茎经炮制并按标准汤剂的主要质量指标加工制成的配方颗粒。

【制法】 取玉竹饮片1 200g，加水煎煮，滤过，滤液浓缩成清膏（干浸膏出膏率为42%~58%），加入辅料适量，干燥（或干燥，粉碎），再加入辅料适量，混匀，制粒，制成1 000g，即得。

【性状】 本品为浅黄白色至浅黄色的颗粒；气微，味微甘。

【鉴别】 取本品适量，研细，取2g，加水20ml，微热使溶解，放冷，用乙酸乙酯振摇提取2次，每次20ml，合并乙酸乙酯液，蒸干，残渣加甲醇1ml使溶解，作为供试品溶液。另取玉竹对照药材2g，加水50ml，煎煮30分钟，滤过，滤液浓缩至20ml，同法制成对照药材溶液。照薄层色谱法（《中国药典》2020年版通则0502）试验，吸取上述两种溶液各10μl，分别点于同一硅胶G薄层板上，以甲苯-乙酸乙酯-甲酸（3:6:1）为展开剂，展开，取出，晾干，置紫外光灯（365nm）下检视。供试品色谱中，在与对照药材色谱相应的位置上，显相同颜色的荧光主斑点。

【特征图谱】 照高效液相色谱法（《中国药典》2020年版通则0512）测定。

色谱条件与系统适用性试验 同〔含量测定〕项。

参照物溶液的制备 取玉竹对照药材0.5g，加水50ml，加热回流30分钟，放冷，摇匀，滤过，取续滤液，作为对照药材参照物溶液。另取D-无水葡萄糖对照品、蔗糖对照品适量，加甲醇制成每1ml各含0.15mg的混合溶液，作为对照品参照物溶液。再取〔含量测定〕项下的对照品溶液，作为对照品参照物溶液。

供试品溶液的制备 同〔含量测定〕项。

测定法 分别精密吸取参照物溶液与供试品溶液各1μl，注入液相色谱仪，测定，即得。

供试品色谱中应呈现4个特征峰，并应与对照药材参照物色谱中的4个特征峰保留时间相对应，且应分别与相应对照品参照物峰保留时间相对应。

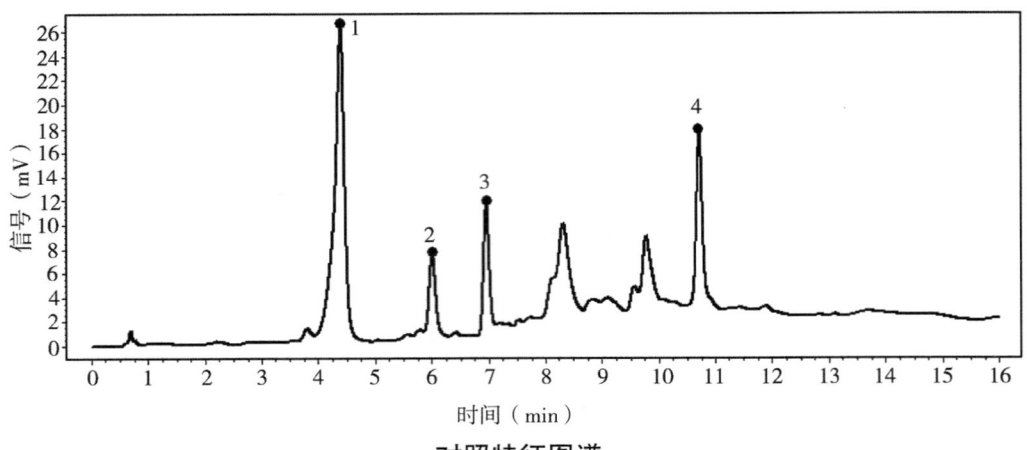

对照特征图谱

峰1：果糖；峰2、峰3：D-无水葡萄糖；峰4：蔗糖

参考色谱柱：Poroshell 120 HILIC-Z，2.1mm×100mm，2.7μm

【检查】 应符合颗粒剂项下有关的各项规定（《中国药典》2020年版通则0104）。

【浸出物】 取本品适量，研细，取约2g，精密称定，精密加入乙醇100ml，照醇溶性浸出物测定法（《中国药典》2020年版通则2201）项下的热浸法测定，不得少于10.0%。

【含量测定】 照高效液相色谱法（《中国药典》2020年版通则0512）测定。

色谱条件与系统适用性试验 以两性离子型亲水相互作用硅胶为填充剂（柱长为100mm，内径为2.1mm，粒径为2.7μm）；以乙腈为流动相A，以0.005mol/L甲酸铵溶液（含0.1%甲酸）为流动相B，按下表中的规定进行梯度洗脱；流速为每分钟0.45ml；柱温为30℃；电雾式检测器检测。理论板数按果糖峰计算应不低于2 000。

时间（分钟）	流动相A（%）	流动相B（%）
0～4	95→91	5→9
4～5	91→86	9→14
5～16	86	14

对照品溶液的制备 取果糖对照品适量，精密称定，加甲醇制成每1ml含0.3mg的溶液，即得。

供试品溶液的制备 取本品适量，研细，取约0.2g，精密称定，置具塞锥形瓶中，精密加入70%甲醇50ml，称定重量，超声处理（功率250W，频率40kHz）30分钟，放冷，再称定重量，用70%甲醇补足减失的重量，摇匀，滤过，取续滤液，即得。

测定法 分别精密吸取对照品溶液0.5μl、3μl，供试品溶液1～2μl，注入液相色谱仪，测定，以外标两点法对数方程计算，即得。

本品每1g含果糖（$C_6H_{12}O_6$）应为35.0～115.0mg。

【规格】 每1g配方颗粒相当于饮片1.2g

【贮藏】 密封。

石菖蒲配方颗粒

Shichangpu Peifangkeli

【来源】 本品为天南星科植物石菖蒲 *Acorus tatarinowii* Schott 的干燥根茎经炮制并按标准汤剂的主要质量指标加工制成的配方颗粒。

【制法】 取石菖蒲饮片4 700g，加水煎煮，同时提取挥发油（以 β-环糊精包合，备用），滤过，滤液浓缩成清膏（干浸膏出膏率为8%～13%），加入挥发油包合物，加入辅料适量，干燥（或干燥、粉碎），再加入辅料适量，混匀，制粒，制成1 000g，即得。

【性状】 本品为红棕色至棕褐色的颗粒；气芳香，味苦、微辛。

【鉴别】 取本品适量，研细，取1g，加水20ml，超声处理30分钟，离心，取上清液，用乙酸乙酯振摇提取2次，每次20ml，合并乙酸乙酯液，蒸干，残渣加甲醇1.5ml使溶解，作为供试品溶液。另取石菖蒲对照药材2g，加水30ml，加热回流30分钟，离心，同法制成对照药材溶液。再取 β-细辛醚对照品适量，加甲醇制成每1ml含0.5mg的溶液，作为对照品溶液。照薄层色谱法（《中国药典》2020年版通则0502）试验，吸取上述三种溶液各4μl，分别点于同一硅胶G薄层板上，以甲苯-乙酸乙酯（3∶2）为展开剂，展开，取出，晾干，喷以10%硫酸乙醇溶液，在105℃加热至斑点显色清晰，置紫外光灯（365nm）下检视。供试品色谱中，在与对照药材色谱和对照品色谱相应的位置上，显相同颜色的荧光斑点。

【特征图谱】 照高效液相色谱法（《中国药典》2020年版通则0512）测定。

色谱条件与系统适用性试验 以十八烷基硅烷键合硅胶为填充剂（柱长为100mm，内径为2.1mm，粒径为1.6μm）；以甲醇为流动相A，以水为流动相B，按下表中的规定进行梯度洗脱；流速为每分钟0.2ml；柱温为40℃；检测波长为275nm。理论板数按 β-细辛醚峰计算应不低于8 000。

时间（分钟）	流动相A（%）	流动相B（%）
0～23	10→49	90→51
23～31	49→57	51→43
31～33	57→100	43→0

参照物溶液的制备 取石菖蒲对照药材1g，加70%甲醇20ml，超声处理（功率500W，频率40kHz）30分钟，放冷，滤过，取续滤液，作为对照药材参照物溶液；另取〔含量测定〕项下的对照品溶液，作为对照品参照物溶液。

供试品溶液的制备 同〔含量测定〕项。

测定法 分别精密吸取对照品参照物溶液1ml、对照药材参照物溶液与供试品溶液各3μl，注入液相色谱仪，测定，即得。

供试品色谱中应呈现6个特征峰，并应与对照药材参照物色谱中的6个特征峰保留时间相对应，其中峰4应与对照品参照物峰保留时间相对应。与β-细辛醚参照峰相对应的峰为S峰，计算其余各特征峰与S峰的相对保留时间，其相对保留时间应在规定值的±10%之内。规定值为：0.50（峰1）、0.53（峰2）、0.66（峰3）、1.03（峰5）、1.07（峰6）。

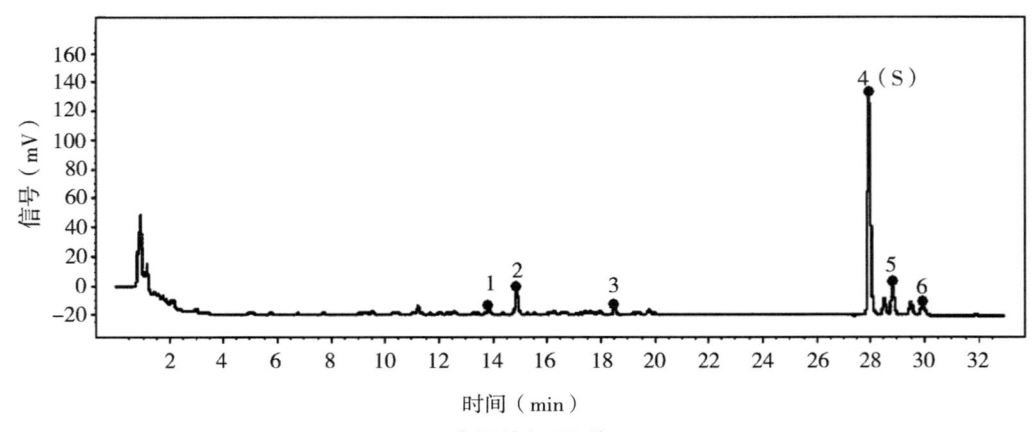

对照特征图谱

峰4（S）：β-细辛醚；峰6：α-细辛醚

参考色谱柱：CORTECS T3，2.1mm×100mm，1.6μm

【检查】 应符合颗粒剂项下有关的各项规定（《中国药典》2020年版通则0104）。

【浸出物】 取本品适量，研细，取约2g，精密称定，精密加入乙醇50ml，照醇溶性浸出物测定法（《中国药典》2020年版通则2201）项下的热浸法测定，不得少于16.0%。

【含量测定】 **挥发油** 取本品适量，研细，取约50g，精密称定，加水1 000ml，照挥发油测定法（《中国药典》2020年版通则2204乙法）测定。

本品含挥发油应为1.0%～2.5%（ml/g）。

β-细辛醚 照高效液相色谱法（《中国药典》2020年版通则0512）测定。

色谱条件与系统适用性试验 以十八烷基硅烷键合硅胶为填充剂（柱长为100mm，内径为2.1mm，粒径为1.6μm）；以甲醇-水（55∶45）为流动相；流速为每分钟0.2ml；柱温为40℃；检测波长为252nm。理论板数按β-细辛醚峰计算应不低于8 000。

对照品溶液的制备 取β-细辛醚对照品适量，精密称定，加甲醇制成每1ml含0.15mg的溶液，即得。

供试品溶液的制备　取本品适量，研细，取约0.2g，精密称定，置具塞锥形瓶中，精密加入70%甲醇20ml，称定重量，超声处理（功率250W，频率40kHz）30分钟，放冷，再称定重量，用70%甲醇补足减失重量，摇匀，滤过，取续滤液，即得。

测定法　分别精密吸取对照品溶液与供试品溶液各1μl，注入液相色谱仪，测定，即得。

本品每1g含β-细辛醚（$C_{12}H_{16}O_3$）应为7.0～27.0mg。

【规格】　每1g配方颗粒相当于饮片4.7g

【贮藏】　密封。

仙茅配方颗粒

Xianmao Peifangkeli

【来源】 本品为石蒜科植物仙茅 *Curculigo orchioides* Gaertn. 的干燥根茎经炮制并按标准汤剂的主要质量指标加工制成的配方颗粒。

【制法】 取仙茅饮片5 000g，加水煎煮，滤过，滤液浓缩成清膏（干浸膏出膏率为12%～20%），加入辅料适量，干燥（或干燥、粉碎），再加入辅料适量，混匀，制粒，制成1 000g，即得。

【性状】 本品为棕黄色至棕褐色的颗粒；气微香，味微苦、辛。

【鉴别】 取本品适量，研细，取0.5g，加乙醇20ml，加热回流30分钟，放冷，滤过，滤液蒸干，残渣加乙醇1ml使溶解，取上清液作为供试品溶液。另取仙茅对照药材约2g，加水30ml，煎煮30分钟，滤过，滤液蒸干，残渣加乙醇20ml，同法制成对照药材溶液。照薄层色谱法（《中国药典》2020年版通则0502）试验，吸取上述两种溶液各1～3μl，分别点于同一硅胶G薄层板上，以乙酸乙酯-甲醇-甲酸（10：1：0.1）为展开剂，展开，取出，晾干，喷以5%香草醛硫酸溶液，在105℃加热至斑点显色清晰。供试品色谱中，在与对照药材色谱相应的位置上，显相同颜色的斑点。

【特征图谱】 照高效液相色谱法（《中国药典》2020年版通则0512）测定。

色谱条件与系统适用性试验 同〔含量测定〕项。

参照物溶液的制备 取仙茅对照药材1g，加水30ml，加热回流30分钟，滤过，滤液蒸干，残渣加10%甲醇25ml，超声处理（功率250W，频率40kHz）40分钟，放冷，摇匀，滤过，取续滤液，作为对照药材参照物溶液。另取5-羟甲基糠醛对照品适量，加10%甲醇制成每1ml含20μg的溶液，作为对照品参照物溶液。再取〔含量测定〕项下的对照品溶液，作为对照品参照物溶液。

供试品溶液的制备 同〔含量测定〕项。

测定法 精密吸取参照物溶液与供试品溶液各2μl，注入液相色谱仪，测定，即得。

供试品色谱中应呈现7个特征峰，并应与对照药材参照物色谱中的7个特征峰保留时间相对应，其中峰1、峰7应分别与相应对照品参照物色谱峰保留时间相对应。与5-羟甲基糠醛参照物峰相对应的峰为S1峰，计算峰2～峰4与S1峰的相对保留时间，其相对保留时间应在规定值的±10%之内，规定值为2.29（峰

2）、2.61（峰3）、2.78（峰4）；与仙茅苷参照物峰相对应的峰为S2峰，计算峰5、峰6与S2峰的相对保留时间，其相对保留时间应在规定值的±10%之内，规定值为：0.56（峰5）、0.62（峰6）。

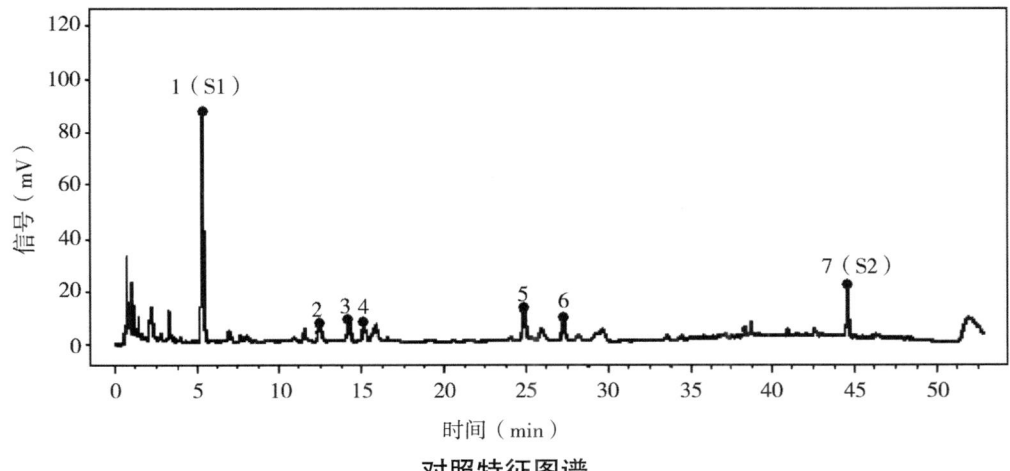

对照特征图谱

峰1（S1）：5-羟甲基糠醛；峰7（S2）：仙茅苷

参考色谱柱：HSS T3，2.1mm×100mm，1.8μm

【**检查**】 应符合颗粒剂项下有关的各项规定（《中国药典》2020年版通则0104）。

【**浸出物**】 取本品适量，研细，取约2g，精密称定，精密加入乙醇50ml，照醇溶性浸出物测定法（《中国药典》2020年版通则2201）项下的热浸法测定，不得少于14.0%。

【**含量测定**】 照高效液相色谱法（《中国药典》2020年版通则0512）测定。

色谱条件与系统适用性试验 以十八烷基硅烷键合硅胶为填充剂（柱长为100mm，内径为2.1mm，粒径为1.8μm），以乙腈为流动相A，以0.1%磷酸溶液为流动相B，按下表中的规定进行梯度洗脱；流速为每分钟0.4ml；柱温为35℃；检测波长为285nm。理论板数按仙茅苷峰计算应不低于10 000。

时间（分钟）	流动相A（%）	流动相B（%）
0～5	1	99
5～8	1→3	99→97
8～18	3	97
18～25	3→7	97→93
25～30	7	93
30～47	7→22	93→78
47～50	22	78
50～52	22→50	78→50
52～53	50→1	50→99

对照品溶液的制备 取仙茅苷对照品适量，精密称定，加甲醇制成每1ml含仙茅苷70μg的溶液，即得。

供试品溶液的制备 取本品适量，研细，取约0.4g，精密称定，置具塞锥形瓶中，精密加入10%甲醇25ml，称定重量，超声处理（功率250W，频率40kHz）40分钟，放冷，再称定重量，用10%甲醇补足减失的重量，摇匀，滤过，取续滤液，即得。

测定法 分别精密吸取对照品溶液与供试品溶液各2μl，注入液相色谱仪，测定，即得。

本品每1g含仙茅苷（$C_{22}H_{26}O_{11}$）应为1.9～5.0mg。

【规格】 每1g配方颗粒相当于饮片5g

【贮藏】 密封。

白花蛇舌草配方颗粒

Baihuasheshecao Peifangkeli

【来源】 本品为茜草科植物白花蛇舌草 *Hedyotis diffusa* Willd. 的干燥全草经炮制并按标准汤剂的主要质量指标加工制成的配方颗粒。

【生产用饮片的炮制】 应按照《广东省中药饮片炮制规范（第一册）》白花蛇舌草项下规定的方法炮制。

【制法】 取白花蛇舌草饮片5 300g，加水煎煮，滤过，滤液浓缩成清膏（干浸膏出膏率为9.5%～15.9%），加入辅料适量，干燥（或干燥，粉碎），再加入辅料适量，混匀，制粒，制成1 000g，即得。

【性状】 本品为棕色至棕褐色的颗粒；气微，味微苦。

【鉴别】 取本品适量，研细，取0.5g，加甲醇20ml，超声处理30分钟，滤过，滤液蒸干，残渣加水10ml使溶解，用水饱和正丁醇振摇提取2次，每次10ml，合并正丁醇液，蒸干，残渣加甲醇1ml使溶解，作为供试品溶液。另取白花蛇舌草对照药材2g，加水100ml，煎煮30分钟，滤过，滤液蒸干，残渣加甲醇20ml，同法制成对照药材溶液。照薄层色谱法（《中国药典》2020年版通则0502）试验，吸取上述两种溶液各5μl，分别点于同一硅胶G薄层板上，以三氯甲烷-乙醇-浓氨试液（7.5：7.5：1）为展开剂，置氨蒸气预饱和15分钟的展开缸内，展开，取出，晾干，喷以10%硫酸乙醇溶液，在105℃加热至斑点显色清晰，分别置日光和紫外光灯（365nm）下检视。供试品色谱中，在与对照药材色谱相应的位置上，显相同颜色的斑点或荧光斑点。

【特征图谱】 照高效液相色谱法（《中国药典》2020年版通则0512）测定。

色谱条件与系统适用性试验 以十八烷基硅烷键合硅胶为填充剂（柱长为100mm，内径为2.1mm，粒径为1.8μm）；以乙腈为流动相A，以0.1%磷酸溶液为流动相B，按下表中的规定进行梯度洗脱；流速为每分钟0.3ml；柱温为30℃；检测波长为240nm。理论板数按车叶草酸峰计算应不低于5 000。

时间（分钟）	流动相A（%）	流动相B（%）
0～5	5→8	95→92
5～8	8→13	92→87
8～11	13→16	87→84
11～13	16→19	84→81
13～18	19→20	81→80
18～21	20→28	80→72
21～23	28→40	72→60
23～26	40→80	60→20
26～29	80	20

参照物溶液的制备　取白花蛇舌草对照药材1g，加水25ml，煎煮1小时，放冷，摇匀，滤过，取续滤液，作为对照药材参照物溶液。另取去乙酰车叶草酸甲酯对照品、车叶草酸对照品适量，加甲醇制成每1ml各含30μg的混合溶液，作为对照品参照物溶液。

供试品溶液的制备　同〔含量测定〕项。

测定法　分别精密吸取参照物溶液与供试品溶液各1μl，注入液相色谱仪，测定，即得。

供试品色谱中应呈现5个特征峰，并应与对照药材参照物色谱中的5个特征峰保留时间相对应，其中峰1、峰3应分别与相应对照品参照物峰保留时间相对应。与车叶草酸参照物峰相对应的峰为S峰，计算峰2、峰4与S峰的相对保留时间，其相对保留时间应在规定值的±10%之内，规定值为：0.81（峰2）、1.68（峰4）。

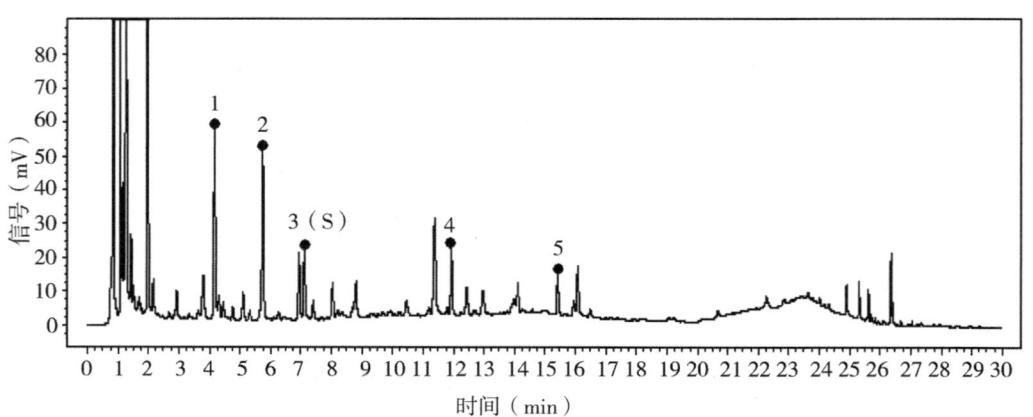

对照特征图谱

峰1：去乙酰车叶草酸甲酯；峰3（S）：车叶草酸

参考色谱柱：Eclipse Plus C18，2.1mm×100mm，1.8μm

【**检查**】　应符合颗粒剂项下有关的各项规定（《中国药典》2020年版通则0104）。

【**浸出物**】　取本品适量，研细，取约2g，精密称定，精密加入乙醇100ml，照醇溶性浸出物测定法（《中国药典》2020年版通则2201）项下的热浸法测定，不得少于20.0%。

【含量测定】 照高效液相色谱法（《中国药典》2020年版通则0512）测定。

色谱条件与系统适用性试验 以十八烷基硅烷键合硅胶为填充剂（柱长为100mm，内径为2.1mm，粒径为1.6μm）；以乙腈为流动相A，以0.1%甲酸溶液为流动相B，按下表中的规定进行梯度洗脱；流速为每分钟0.3ml；柱温为30℃；检测波长为240nm。理论板数按去乙酰车叶草酸峰计算应不低于5 000。

时间（分钟）	流动相A（%）	流动相B（%）
0 ~ 1	2	98
1 ~ 5	2→7	98→93
5 ~ 11	7→10	93→90
11 ~ 13	10→11	90→89
13 ~ 15	11→80	89→20
15 ~ 19	80	20

对照品溶液的制备 取去乙酰车叶草酸对照品、去乙酰车叶草酸甲酯对照品、车叶草酸对照品适量，精密称定，加30%甲醇制成每1ml含去乙酰车叶草酸65μg、去乙酰车叶草酸甲酯45μg、车叶草酸15μg的混合溶液，即得。

供试品溶液的制备 取本品适量，研细，取约0.2g，精密称定，置具塞锥形瓶中，精密加入30%甲醇15ml，称定重量，超声处理（功率250W，频率40kHz）30分钟，放冷，再称定重量，用30%甲醇补足减失的重量，摇匀，滤过，取续滤液，即得。

测定法 分别精密吸取对照品溶液与供试品溶液各1μl，注入液相色谱仪，测定，即得。

本品每1g含去乙酰车叶草酸（$C_{16}H_{22}O_{11}$）、去乙酰车叶草酸甲酯（$C_{17}H_{24}O_{11}$）和车叶草酸（$C_{18}H_{24}O_{12}$）的总量应为4.0 ~ 40.0mg。

【规格】 每1g配方颗粒相当于饮片5.3g

【贮藏】 密封。

白果仁配方颗粒

Baiguoren Peifangkeli

【来源】 本品为银杏科植物银杏 *Ginkgo biloba* L. 的干燥成熟种子经炮制并按标准汤剂的主要质量指标加工制成的配方颗粒。

【制法】 取白果仁饮片3 100g，加水煎煮，滤过，滤液浓缩成清膏（干浸膏出膏率为16.1%～22.2%），加入辅料适量，干燥（或干燥，粉碎），再加入辅料适量，混匀，制粒，制成1 000g，即得。

【性状】 本品为类白色至黄白色的颗粒；气微，味淡。

【鉴别】 取本品适量，研细，取1g，加水30ml使溶解，用乙酸乙酯振摇提取2次，每次20ml，合并乙酸乙酯液，蒸干，残渣加甲醇1ml使溶解，作为供试品溶液。另取白果仁对照药材3g，加水50ml，煎煮30分钟，滤过，滤液浓缩至30ml，同法制成对照药材溶液。再取银杏内酯B对照品、银杏内酯C对照品，分别加甲醇制成每1ml各含1mg的溶液，作为对照品溶液。照薄层色谱法（《中国药典》2020年版通则0502）试验，吸取供试品溶液与对照药材溶液各8μl、对照品溶液2μl，分别点于同一用4%醋酸钠溶液制备的硅胶G薄层板上，以甲苯-乙酸乙酯-丙酮-甲醇（10：5：5：0.6）为展开剂，展开，取出，晾干，喷以醋酐，在140～160℃加热30分钟，置紫外光灯（365nm）下检视。供试品色谱中，在与对照药材色谱和对照品色谱相应的位置上，显相同颜色的荧光斑点。

【指纹图谱】 照高效液相色谱法（《中国药典》2020年版通则0512）测定。

色谱条件与系统适用性试验 以十八烷基硅烷键合硅胶为填充剂（柱长为100mm，内径为2.1mm，粒径为1.8μm）；以甲醇为流动相A，以0.4%磷酸溶液为流动相B，按下表中的规定进行梯度洗脱；流速为每分钟0.3ml；柱温为30℃；检测波长为230nm。

时间（分钟）	流动相A（%）	流动相B（%）
0～8	5→10	95→90
8～15	10→18	90→82
15～30	18→30	82→70

参照物溶液的制备 取白果仁对照药材2g，加50%甲醇25ml，超声处理（功率250W，频率40kHz）30分钟，放冷，摇匀，滤过，取续滤液，作为对照药材参照物溶液。

供试品溶液的制备 取本品适量，研细，取1g，加50%甲醇25ml，超声处理（功率250W，频率40kHz）30分钟，放冷，摇匀，滤过，取续滤液，即得。

测定法 分别精密吸取参照物溶液与供试品溶液各1μl，注入液相色谱仪，测定，即得。

供试品色谱中应呈现4个与对照药材参照物色谱中保留时间相对应的色谱峰。按照中药色谱指纹图谱相似度评价系统计算，供试品指纹图谱与对照指纹图谱的相似度不得低于0.90。

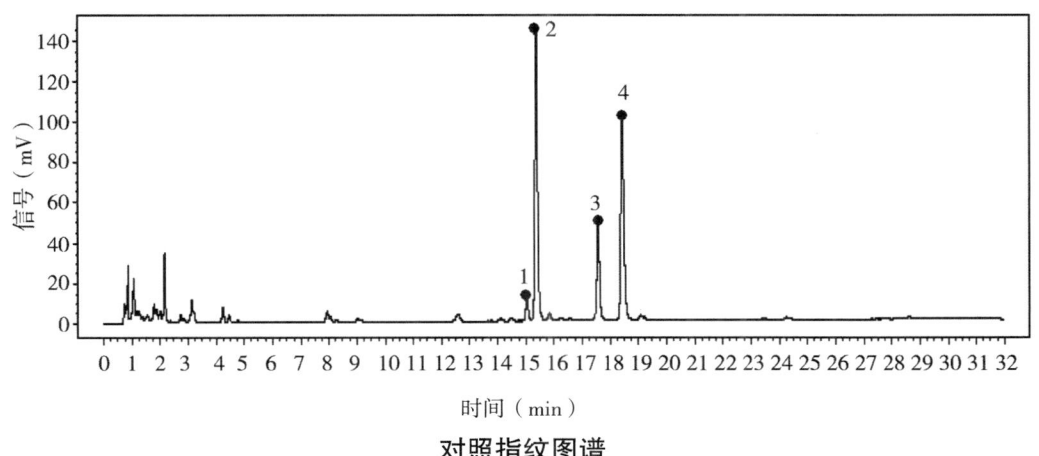

对照指纹图谱

参考色谱柱：Eclipse Plus C18 RRHD，2.1mm×100mm，1.8μm

【检查】 应符合颗粒剂项下有关的各项规定（《中国药典》2020年版通则0104）。

【浸出物】 取本品适量，研细，取约2g，精密称定，精密加入乙醇100ml，照醇溶性浸出物测定法（《中国药典》2020年版通则2201）项下的热浸法测定，不得少于8.0%。

【含量测定】 照高效液相色谱法（《中国药典》2020年版通则0512）测定。

色谱条件与系统适用性试验 以十八烷基硅烷键合硅胶为填充剂（柱长为100mm，内径为2.1mm，粒径为1.7μm）；以甲醇为流动相A，以水为流动相B，按下表中的规定进行梯度洗脱；流速为每分钟0.3ml；柱温为30℃；蒸发光散射检测器检测。理论板数按银杏内酯B峰计算应不低于5 000。

时间（分钟）	流动相A（%）	流动相B（%）
0～12	25→45	75→55
12～15	45	55

对照品溶液的制备 取银杏内酯B对照品适量，精密称定，加甲醇制成每1ml含0.15mg的溶液，即得。

供试品溶液的制备 取本品适量，研细，取约2g，精密称定，置索氏提取器中，加70%乙醇适量，加热回流4小时，提取液回收溶剂至干，残渣加水40ml使溶解，再加入2%盐酸溶液2滴，用乙酸乙酯振摇提取4次（40ml、30ml、30ml、30ml），合并乙酸乙酯液，用水洗涤2次，每次25ml，合并水液，再用乙酸乙酯40ml洗涤，弃去水液，合并乙酸乙酯液，回收溶剂至干，残渣加甲醇使溶解，并转移至5ml量瓶中，用甲醇稀释至刻度，摇匀，滤过，取续滤液，即得。

测定法 分别精密吸取对照品溶液1μl、2μl，供试品溶液2μl，注入液相色谱仪，测定，用外标两点法对数方程计算，即得。

本品每1g含银杏内酯B（$C_{20}H_{24}O_{10}$）应为0.05～0.50mg。

【规格】 每1g配方颗粒相当于饮片3.1g

【贮藏】 密封。

白屈菜配方颗粒

Baiqucai Peifangkeli

【来源】 本品为罂粟科植物白屈菜 *Chelidonium majus* L. 的干燥全草经炮制并按标准汤剂的主要质量指标加工制成的配方颗粒。

【制法】 取白屈菜饮片3 500g，加水煎煮，滤过，滤液浓缩成清膏（干浸膏出膏率为14.3%～23.6%），加入辅料适量，干燥（或干燥，粉碎），再加入辅料适量，混匀，制粒，制成1 000g，即得。

【性状】 本品为棕黄色至深棕色的颗粒；气微，味苦。

【鉴别】 取本品适量，研细，取1g，加盐酸-甲醇（0.5∶100）的混合溶液20ml，加热回流45分钟，滤过，滤液蒸干，残渣加水10ml使溶解，用石油醚（60～90℃）振摇提取2次，每次10ml，弃去石油醚液，水液用0.1mol/L氢氧化钠溶液调节pH值至7～8，用二氯甲烷振摇提取2次，每次20ml，合并二氯甲烷液，蒸干，残渣加甲醇1ml使溶解，作为供试品溶液。另取白屈菜对照药材1g，加水25ml，加热回流30分钟，滤过，滤液蒸干，残渣加盐酸-甲醇（0.5∶100）的混合溶液20ml，同法制成对照药材溶液。照薄层色谱法（《中国药典》2020年版通则0502）试验，吸取上述两种溶液各10μl，分别点于同一硅胶G薄层板上，以甲苯-乙酸乙酯-甲醇（10∶2∶0.2）为展开剂，展开，取出，晾干，置紫外光灯（365nm）下检视。供试品色谱中，在与对照药材色谱相应的位置上，显相同颜色的荧光斑点。

【特征图谱】 照高效液相色谱法（《中国药典》2020年版通则0512）测定。

色谱条件与系统适用性试验 除检测波长为210nm，其他同〔含量测定〕项。

参照物溶液的制备 取白屈菜对照药材1g，加水50ml，加热回流30分钟，放冷，滤过，取续滤液，作为对照药材参照物溶液。另取盐酸黄连碱对照品适量，加甲醇制成每1ml含20μg的溶液，作为对照品参照物溶液。

供试品溶液的制备 同〔含量测定〕项。

测定法 分别精密吸取参照物溶液与供试品溶液各1μl，注入液相色谱仪，测定，即得。

供试品色谱中应呈现4个特征峰，并应与对照药材参照物色谱中的4个特征峰保留时间相对应，其中峰3应与对照品参照物峰保留时间相对应。与盐酸黄连碱参照物峰相对应的峰为S峰，计算其余特征峰与S峰的相对保留时间，其相对保留时间应在规定值的±10%之内，规定值为：0.87（峰1）、0.96（峰2）、

1.05（峰4）。

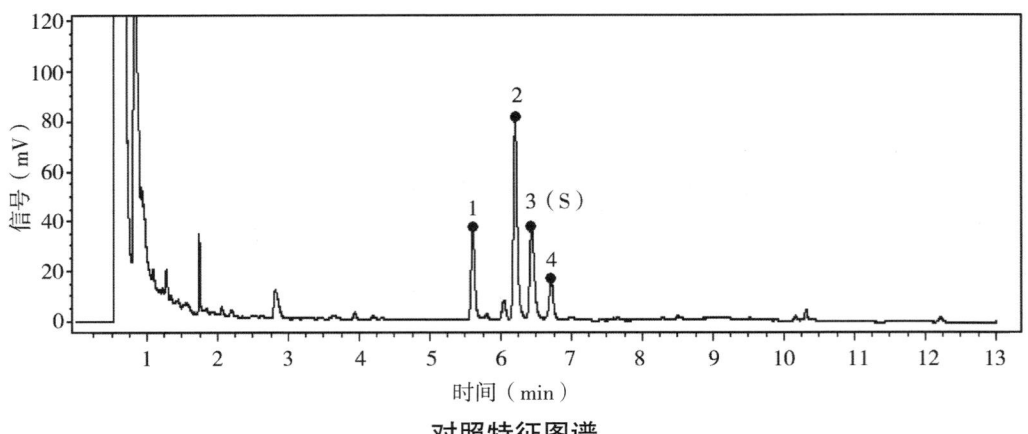

对照特征图谱

峰1：氢化原阿片碱；峰3（S）：盐酸黄连碱；峰4：四氢黄连碱

参考色谱柱：Eclipse Plus C18 RRHD，2.1mm×100mm，1.8μm

【**检查**】 应符合颗粒剂项下有关的各项规定（《中国药典》2020年版通则0104）。

【**浸出物**】 取本品适量，研细，取约2g，精密称定，精密加入乙醇100ml，照醇溶性浸出物测定法（《中国药典》2020年版通则2201）项下的热浸法测定，不得少于10.0%。

【**含量测定**】 照高效液相色谱法（《中国药典》2020年版通则0512）测定。

色谱条件与系统适用性试验 以十八烷基硅烷键合硅胶为填充剂（柱长为100mm，内径为2.1mm，粒径为1.8μm）；以乙腈为流动相A，以0.005mol/L磷酸二氢钾溶液（每100ml加十二烷基硫酸钠0.1g，再用磷酸调节pH值至4.0）为流动相B，按下表中的规定进行梯度洗脱；流速为每分钟0.3ml；柱温为25℃；检测波长为360nm。理论板数按盐酸黄连碱峰计算应不低于5 000。

时间（分钟）	流动相A（%）	流动相B（%）
0～6	40→50	60→50
6～8	50→80	50→20
8～12	80	20

对照品溶液的制备 取盐酸黄连碱对照品适量，精密称定，置棕色量瓶中，加甲醇制成每1ml含20μg的溶液，即得。

供试品溶液的制备 取本品适量，研细，取约0.2g，精密称定，置具塞锥形瓶中，精密加入甲醇25ml，称定重量，超声处理（功率250W，频率40kHz）45分钟，放冷，再称定重量，用甲醇补足减失的重量，摇匀，滤过，取续滤液，即得。

测定法 分别精密吸取对照溶液与供试品溶液各1μl，注入液相色谱仪，测定，即得。

本品每1g含盐酸黄连碱（$C_{19}H_{14}ClNO_4$）应为1.0～6.0mg。

【**规格**】 每1g配方颗粒相当于饮片3.5g

【**贮藏**】 密封。

白前（柳叶白前）配方颗粒

Baiqian（Liuyebaiqian）Peifangkeli

【来源】 本品为萝藦科植物柳叶白前 Cynanchum stauntonii（Decne.）Schltr. ex Lévl. 的干燥根茎和根经炮制并按标准汤剂的主要质量指标加工制成的配方颗粒。

【制法】 取白前（柳叶白前）饮片4 000g，加水煎煮，滤过，滤液浓缩成清膏（干浸膏出膏率为13%～25%），加入辅料适量，干燥（或干燥，粉碎），再加入辅料适量，混匀，制粒，制成1 000g，即得。

【性状】 本品为浅棕黄色至黄棕色的颗粒；气微，味微苦、微甜。

【鉴别】 取本品适量，研细，取0.4g，加水0.5ml使润湿，再加水饱和正丁醇10ml，超声处理30分钟，静置，分取正丁醇液，用氨试液30ml洗涤，弃去洗涤液，取正丁醇液，蒸干，残渣加甲醇1ml使溶解，作为供试品溶液。另取白前（柳叶白前）对照药材2g，加水100ml，煎煮30分钟，滤过，滤液浓缩至近干，残渣加水饱和正丁醇10ml，同法制成对照药材溶液。照薄层色谱法（《中国药典》2020年版通则0502）试验，吸取上述两种溶液各10μl，分别点于同一硅胶G薄层板上，以甲苯-丙酮（4:1）为展开剂，展开，取出，晾干，喷以10%硫酸乙醇溶液，在105℃加热至斑点显色清晰，置紫外光灯（365nm）下检视。供试品色谱中，在与对照药材色谱相应的位置上，显相同颜色的荧光斑点。

【特征图谱】 照高效液相色谱法（《中国药典》2020年版通则0512）测定。

色谱条件与系统适用性试验 以十八烷基硅烷键合硅胶为填充剂（柱长为100mm，内径为2.1mm，粒径为1.8μm）；以甲醇为流动相A，以0.1%甲酸溶液为流动相B，按下表中的规定进行梯度洗脱；流速为每分钟0.3ml；柱温为30℃；检测波长为260nm。理论板数按香草酸峰计算应不低于5 000。

时间（分钟）	流动相A（%）	流动相B（%）
0～4	0→2	100→98
4～8	2→10	98→90
8～10	10→16	90→84
10～12	16→20	84→80
12～15	20→25	80→75

续表

时间（分钟）	流动相A（%）	流动相B（%）
15～18	25→30	75→70
18～20	30→35	70→65
20～28	35→50	65→50
28～30	50	50

参照物溶液的制备 取白前（柳叶白前）对照药材2g，加水50ml，加热回流1小时，放冷，摇匀，滤过，滤液浓缩至20ml，作为对照药材参照物溶液。另取尿苷对照品、腺苷对照品、鸟苷对照品适量，加水制成每1ml各含20μg的混合溶液，作为对照品参照物溶液。再取〔含量测定〕项下的对照品溶液，作为对照品参照物溶液。

供试品溶液的制备 同〔含量测定〕项。

测定法 分别精密吸取参照物溶液与供试品溶液各1μl，注入液相色谱仪，测定，即得。

供试品色谱中应呈现6个特征峰，并应与对照药材参照物色谱中的6个特征峰保留时间相对应，其中峰1～峰4应分别与相应对照品参照物峰保留时间相对应。与香草酸参照物峰相对应的峰为S峰，计算峰5、峰6与S峰的相对保留时间，其相对保留时间应在规定值的±10%之内，规定值为：1.11（峰5）、1.64（峰6）。

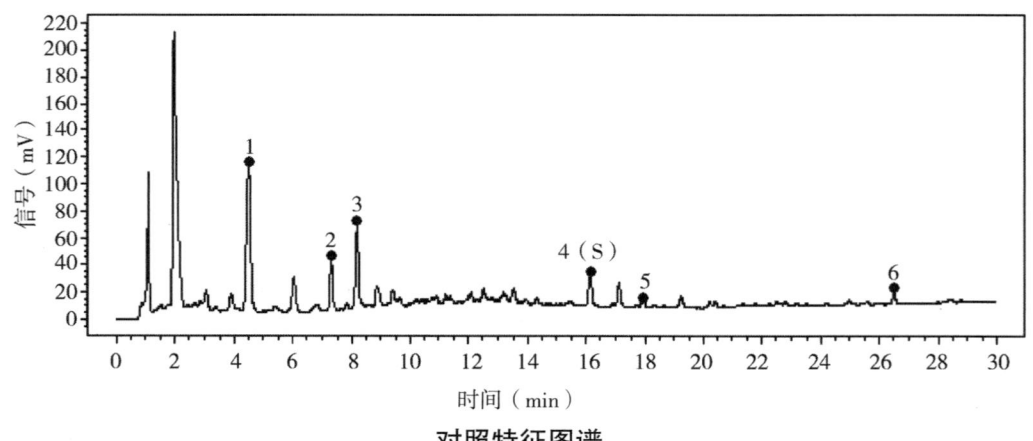

对照特征图谱

峰1：尿苷；峰2：腺苷；峰3：鸟苷；峰4（S）：香草酸

参考色谱柱：HSS T3，2.1mm×100mm，1.8μm

【检查】 应符合颗粒剂项下有关的各项规定（《中国药典》2020年版通则0104）。

【浸出物】 取本品适量，研细，取约2g，精密称定，精密加入乙醇100ml，照醇溶性浸出物测定法（《中国药典》2020年版通则2201）项下的热浸法测定，不得少于26.0%。

【含量测定】 照高效液相色谱法（《中国药典》2020年版通则0512）测定。

色谱条件与系统适用性试验 以十八烷基硅烷键合硅胶为填充剂（柱长为100mm，内径为2.1nm，粒径为1.8μm）；以乙腈为流动相A，以0.1%甲酸溶液为流动相B，按下表中的规定进行梯度洗脱；流速为每分钟0.3ml；柱温为30℃；检测波长为260nm。理论板数按香草酸峰计算应不低于5 000。

时间（分钟）	流动相A（％）	流动相B（％）
0～8	9	91
8～9	9→95	91→5
9～14	95	5

对照品溶液的制备 取香草酸对照品适量，精密称定，加甲醇制成每1ml含16μg的溶液，即得。

供试品溶液的制备 取本品适量，研细，取约1.5g，精密称定，置具塞锥形瓶中，精密加入70%甲醇10ml，称定重量，超声处理（功率250W，频率40kHz）15分钟，放冷，再称定重量，用70%甲醇补足减失的重量，摇匀，滤过，取续滤液，即得。

测定法 分别精密吸取对照品溶液与供试品溶液各1μl，注入液相色谱仪，测定，即得。

本品每1g含香草酸（$C_8H_8O_4$）应为0.03～0.25mg。

【**规格**】 每1g配方颗粒相当于饮片4g

【**贮藏**】 密封。

丝瓜络配方颗粒

Sigualuo Peifangkeli

【来源】 本品为葫芦科植物丝瓜 *Luffa cylindrica*（L.）Roem. 的干燥成熟果实的维管束经炮制并按标准汤剂的主要质量指标加工制成的配方颗粒。

【制法】 取丝瓜络饮片6 600g，加水煎煮，滤过，滤液浓缩成清膏（干浸膏出膏率为7.6%～15.2%），加入辅料适量，干燥（或干燥，粉碎），再加入辅料适量，混匀，制粒，制成1 000g，即得。

【性状】 本品为灰黄色至棕色的颗粒；气微，味微苦。

【鉴别】 取本品适量，研细，取1g，加水20ml使溶解，用乙酸乙酯振摇提取2次，每次20ml，合并乙酸乙酯液，蒸干，残渣加甲醇1ml使溶解，作为供试品溶液。另取丝瓜络对照药材5g，加水100ml，煎煮30分钟，滤过，滤液浓缩至20ml，同法制成对照药材溶液。照薄层色谱法（《中国药典》2020年版通则0502）试验，吸取上述两种溶液各10μl，分别点于同一硅胶G薄层板上，以环己烷-乙酸乙酯（1:2）为展开剂，置氨蒸气饱和的展开缸内，展开，取出，晾干，喷以三氯化铝试液，热风吹干，置紫外光灯（365nm）下检视。供试品色谱中，在与对照药材色谱相应的位置上，显相同颜色的荧光斑点。

【特征图谱】 照高效液相色谱法（《中国药典》2020年版通则0512）测定。

色谱条件与系统适用性试验 以十八烷基硅烷键合硅胶为填充剂（柱长为100mm，内径为2.1mm，粒径为1.6μm）；以乙腈为流动相A，以0.1%冰醋酸溶液为流动相B，按下表中规定进行梯度洗脱；流速为每分钟0.3ml；柱温为35℃；检测波长为270nm。理论板数按芹菜素-7-O-β-D-葡萄糖醛酸苷峰计算应不低于5 000。

时间（分钟）	流动相A（%）	流动相B（%）
0～5	0	100
5～12	0→5	100→95
12～18	5→9	95→91
18～30	9→20	91→80
30～38	20→35	80→65
38～48	35→80	65→20

参照物溶液的制备 取〔含量测定〕项下的对照品溶液，作为对照品参照物溶液。另取鸟苷对照品

适量，加水制成每1ml含50μg的溶液，作为对照品参照物溶液。

供试品溶液的制备　取本品适量，研细，取0.5g，置具塞锥形瓶中，加水25ml，超声处理（功率250W，频率40kHz）30分钟，放冷，摇匀，滤过，取续滤液，即得。

测定法　分别精密吸取参照物溶液与供试品溶液各1μl，注入液相色谱仪，测定，即得。

供试品色谱中应呈现5个特征峰，其中峰1、峰5应分别与相应对照品参照物峰保留时间相对应。与芹菜素–7–*O*–β–D–葡萄糖醛酸苷参照物峰相对应的峰为S峰，计算峰2、峰3、峰4与S峰的相对保留时间，其相对保留时间应在规定值的±10%之内，规定值为：0.69（峰2）、0.71（峰3）、0.77（峰4）。

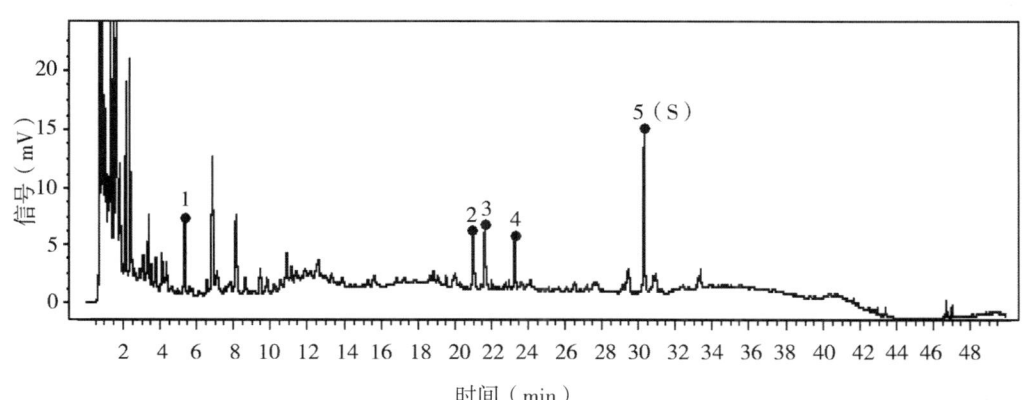

对照特征图谱

峰1：鸟苷；峰5（S）：芹菜素–7–*O*–β–D–葡萄糖醛酸苷
参考色谱柱：CORTECS T3，2.1mm×100mm，1.6μm

【检查】　应符合颗粒剂项下有关的各项规定（《中国药典》2020年版通则0104）。

【浸出物】　取本品适量，研细，取约2g，精密称定，精密加入乙醇100ml，照醇溶性浸出物测定法（《中国药典》2020年版通则2201）项下的热浸法测定，不得少于12.0%。

【含量测定】　照高效液相色谱法（《中国药典》2020年版通则0512）测定。

色谱条件与系统适用性试验　以十八烷基硅烷键合硅胶为填充剂（柱长为100mm，内径为2.1mm，粒径为1.8μm）；以乙腈–0.1%甲酸溶液（20∶80）为流动相；流速为每分钟0.25ml；柱温为40℃；检测波长为350nm。理论板数按芹菜素–7–*O*–β–D–葡萄糖醛酸苷峰计算应不低于5 000。

对照品溶液的制备　取芹菜素–7–*O*–β–D–葡萄糖醛酸苷对照品适量，精密称定，加70%甲醇制成每1ml含15μg的溶液，即得。

供试品溶液的制备　取本品适量，研细，取约1g，精密称定，置具塞锥形瓶中，精密加入70%甲醇25ml，称定重量，超声处理（功率250W，频率40kHz）30分钟，放冷，再称定重量，用70%甲醇补足减失的重量，摇匀，滤过，取续滤液，即得。

测定法　分别精密吸取对照品溶液与供试品溶液各1μl，注入液相色谱仪，测定，即得。

本品每1g含芹菜素–7–*O*–β–D–葡萄糖醛酸苷（$C_{21}H_{18}O_{11}$）应为0.10～0.70mg。

【规格】　每1g配方颗粒相当于饮片6.6g

【贮藏】　密封。

地骨皮（枸杞）配方颗粒

Digupi（Gouqi）Peifangkeli

【来源】 本品为茄科植物枸杞 *Lycium chinense* Mill. 的干燥根皮经炮制并按标准汤剂的主要质量指标加工制成的配方颗粒。

【制法】 取地骨皮（枸杞）饮片7 000g，加水煎煮，滤过，滤液浓缩成清膏（干浸膏出膏率为8.0%～14.3%），加入辅料适量，干燥（或干燥，粉碎），再加入辅料适量，混匀，制粒，制成1 000g，即得。

【性状】 本品为浅黄棕色至黄棕色的颗粒；气香特异，味微苦。

【鉴别】 取本品适量，研细，取1g，加甲醇20ml，超声处理30分钟，滤过，滤液蒸干，残渣加甲醇1ml使溶解，作为供试品溶液。另取地骨皮（枸杞）对照药材1g，加水50ml，煎煮30分钟，滤过，滤液蒸干，残渣加甲醇20ml，同法制成对照药材溶液。照薄层色谱法（《中国药典》2020年版通则0502）试验，吸取供试品溶液5μl、对照药材溶液10μl，分别点于同一硅胶G薄层板上，以甲苯-丙酮-甲酸（10：1：0.1）为展开剂，展开，取出，晾干，置紫外光灯（365nm）下检视。供试品色谱中，在与对照药材色谱相应的位置上，显相同颜色的荧光斑点。

【特征图谱】 照高效液相色谱法（《中国药典》2020年版通则0512）测定。

色谱条件与系统适用性试验 以十八烷基硅烷键合硅胶为填充剂（柱长为100mm，内径为2.1mm，粒径为1.7μm）；以甲醇为流动相A，以0.15%三氟乙酸溶液为流动相B，按下表中的规定进行梯度洗脱；流速为每分钟0.25ml；柱温为40℃；检测波长为280nm。理论板数按地骨皮乙素峰计算应不低于5 000。

时间（分钟）	流动相A（%）	流动相B（%）
0～5	8→14	92→86
5～14	14→25	86→75
14～23	25→50	75→50
23～26	50→90	50→10

参照物溶液的制备 取地骨皮（枸杞）对照药材0.5g，加50%甲醇-0.5%醋酸溶液（1：1）的混合溶液25ml，超声处理（功率300W，频率40kHz）30分钟，放冷，摇匀，滤过，取续滤液，作为对照药材参照物溶液。另取〔含量测定〕项下的对照品溶液，作为对照品参照物溶液。

供试品溶液的制备 取本品适量，研细，取0.1g，加50%甲醇–0.5%醋酸溶液（1∶1）的混合溶液25ml，超声处理（功率300W，频率40kHz）30分钟，放冷，摇匀，滤过，取续滤液，即得。

测定法 分别精密吸取参照物溶液与供试品溶液各1μl，注入液相色谱仪，测定，即得。

供试品色谱中应呈现7个特征峰，并应与对照药材参照物色谱中的7个特征峰保留时间相对应，其中峰3应与对照品参照物峰保留时间相对应。与地骨皮乙素参照物峰相对应的峰为S峰，计算其余各特征峰与S峰的相对保留时间，其相对保留时间应在规定值的±10%之内，规定值为：0.47（峰1）、0.84（峰2）、1.07（峰4）、1.52（峰5）、1.78（峰6）、2.00（峰7）。

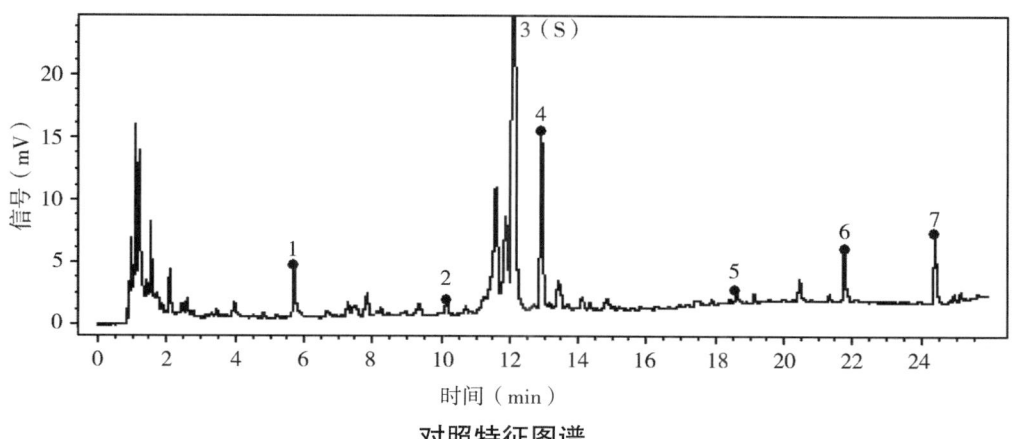

对照特征图谱

峰3（S）：地骨皮乙素；峰4：地骨皮甲素

参考色谱柱：BEH C18，2.1mm×100mm，1.7μm

【检查】 应符合颗粒剂项下有关的各项规定（《中国药典》2020年版通则0104）。

【浸出物】 取本品适量，研细，取约2g，精密称定，精密加入乙醇100ml，照醇溶性浸出物测定法（《中国药典》2020年版通则2201）项下的热浸法测定，不得少于32.0%。

【含量测定】 照高效液相色谱法（《中国药典》2020年版通则0512）测定。

色谱条件与系统适用性试验 以十八烷基硅烷键合硅胶为填充剂（柱长为100mm或150mm，内径为2.1mm，粒径为1.7～1.9μm）；以乙腈–0.3%三氟乙酸溶液（10∶90）为流动相；流速为每分钟0.4ml；柱温为40℃；检测波长为280nm。理论板数按地骨皮乙素峰计算应不低于5 000。

对照品溶液的制备 取地骨皮乙素对照品适量，精密称定，加50%甲醇–0.5%醋酸溶液（1∶1）的混合溶液制成每1ml含50μg的溶液，即得。

供试品溶液的制备 取本品适量，研细，取约0.2g，精密称定，置具塞锥形瓶中，精密加入50%甲醇–0.5%醋酸溶液（1∶1）的混合溶液25ml，称定重量，超声处理（功率300W，频率40kHz）30分钟，放冷，再称定重量，用50%甲醇–0.5%醋酸溶液（1∶1）的混合溶液补足减失的重量，摇匀，滤过，取续滤液，即得。

测定法 分别精密吸取对照品溶液与供试品溶液各1μl，注入液相色谱仪，测定，即得。

本品每1g含地骨皮乙素（$C_{28}H_{42}N_4O_6$）应为30.0～114.0mg。

【规格】 每1g配方颗粒相当于饮片7g

【贮藏】 密封。

地锦草（斑地锦）配方颗粒

Dijincao（Bandijin）Peifangkeli

【来源】 本品为大戟科植物斑地锦 *Euphorbia maculata* L. 的干燥全草经炮制并按标准汤剂的主要质量指标加工制成的配方颗粒。

【制法】 取地锦草（斑地锦）饮片3 000g，加水煎煮，滤过，滤液浓缩成清膏（干浸膏出膏率为16.7%~25.3%），加入辅料适量，干燥（或干燥，粉碎），再加入辅料适量，混匀，制粒，制成1 000g，即得。

【性状】 本品为棕色至棕褐色的颗粒；气微，味苦。

【鉴别】 取本品适量，研细，取0.5g，加80%甲醇30ml，超声处理30分钟，滤过，滤液蒸干，残渣加水10ml使溶解，用乙醚振摇提取2次，每次10ml，弃去乙醚液，水液加稀盐酸10ml，置水浴中水解1小时，取出，放冷，用乙醚振摇提取2次，每次20ml，合并乙醚液，用水30ml洗涤，弃去水液，乙醚液挥干，残渣加乙醇1ml使溶解，作为供试品溶液。另取地锦草（斑地锦）对照药材1g，加80%甲醇50ml，加热回流1小时，放冷，滤过，滤液蒸干，残渣加水–乙醚（1∶1）的混合溶液60ml使溶解，静置分层，弃去乙醚液，水液用乙醚振摇提取2次，每次20ml，弃去乙醚液，水液加盐酸5ml，置水浴中水解1小时，同法制成对照药材溶液。再取槲皮素对照品，加乙醇制成每1ml含1mg的溶液，作为对照品溶液。照薄层色谱法（《中国药典》2020年版通则0502）试验，吸取供试品溶液与对照药材溶液各5μl、对照品溶液2μl，分别点于同一硅胶G薄层板上，以甲苯–乙酸乙酯–甲酸（5∶4.5∶0.5）为展开剂，展开，取出，晾干，喷以3%三氯化铝乙醇溶液，在105℃加热数分钟，置紫外光灯（365nm）下检视。供试品色谱中，在与对照药材色谱和对照品色谱相应的位置上，显相同颜色的荧光斑点。

【特征图谱】 照高效液相色谱法（《中国药典》2020年版通则0512）测定。

色谱条件与系统适用性试验 以十八烷基硅烷键合硅胶为填充剂（柱长为100mm，内径为2.1mm，粒径为1.8μm）；以甲醇为流动相A，以0.1%磷酸溶液为流动相B，按下表中的规定进行梯度洗脱；流速为每分钟0.3ml；柱温为30℃；检测波长为260nm。理论板数按鞣花酸峰计算应不低于5 000。

时间（分钟）	流动相A（%）	流动相B（%）
0～4	13→14	87→86
4～8	14→35	86→65
8～13	35→56	65→44
13～15	56→58	44→42
15～20	58→65	42→35

参照物溶液的制备　取地锦草（斑地锦）对照药材1g，加80%甲醇50ml，加热回流1.5小时，放冷，摇匀，滤过，取续滤液20ml，加25%盐酸溶液7ml，置85℃水浴中水解30分钟，取出，放冷，并转移至50ml量瓶中，用甲醇稀释至刻度，摇匀，滤过，取续滤液，作为对照药材参照物溶液。另取没食子酸对照品、鞣花酸对照品、槲皮素对照品适量，加甲醇制成每1ml含没食子酸25μg、鞣花酸20μg、槲皮素20μg的混合溶液，作为对照品参照物溶液。

供试品溶液的制备　同〔含量测定〕项。

测定法　精密吸取参照物溶液与供试品溶液各1μl，注入液相色谱仪，测定，即得。

供试品色谱中应呈现4个特征峰，并应与对照药材参照物色谱中的4个特征峰保留时间相对应，其中峰1、峰3、峰4应分别与相应对照品参照物峰保留时间相对应。与鞣花酸参照物相对应的峰为S峰，计算峰2与S峰的相对保留时间，其相对保留时间应在规定值的±10%之内，规定值为：0.56（峰2）。

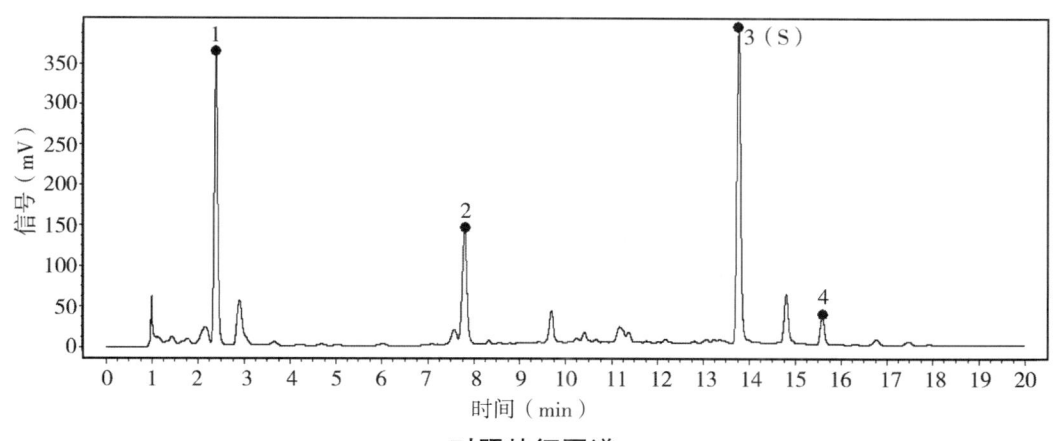

对照特征图谱

峰1：没食子酸；峰2：没食子酸甲酯；峰3（S）：鞣花酸；峰4：槲皮素

参考色谱柱：HSS T3，2.1mm×100mm，1.8μm

【检查】　**重金属及有害元素**　照铅、镉、砷、汞、铜测定法（《中国药典》2020年版通则2321原子吸收分光光度法或电感耦合等离子体质谱法）测定，铅不得过5mg/kg；镉不得过1mg/kg；砷不得过2mg/kg；汞不得过0.2mg/kg；铜不得过20mg/kg。

其他　应符合颗粒剂项下有关的各项规定（《中国药典》2020年版通则0104）。

【浸出物】　取本品适量，研细，取约2g，精密称定，精密加入乙醇100ml，照醇溶性浸出物测定法（《中国药典》2020年版通则2201）项下的热浸法测定，不得少于16.0%。

【含量测定】 照高效液相色谱法（《中国药典》2020年版通则0512）测定。

色谱条件与系统适用性试验 以十八烷基硅烷键合硅胶为填充剂（柱长为100mm，内径为2.1mm，粒径为1.6μm）；以甲醇–0.4%磷酸溶液（50∶50）为流动相；流速为每分钟0.25ml；柱温为30℃；检测波长为360nm。理论板数按槲皮素峰计算应不低于5 000。

对照品溶液的制备 取槲皮素对照品适量，精密称定，加80%甲醇制成每1ml含20μg的溶液，即得。

供试品溶液的制备 取本品适量，研细，取约1g，精密称定，置具塞锥形瓶中，精密加入80%甲醇50ml，称定重量，加热回流1小时，放冷，再称定重量，用80%甲醇补足减失的重量，摇匀，滤过，精密量取续滤液20ml，加25%盐酸溶液7ml，置85℃水浴中水解30分钟，取出，放冷，并转移至50ml量瓶中，用甲醇稀释至刻度，摇匀，滤过，取续滤液，即得。

测定法 分别精密吸取对照品溶液与供试品溶液各1μl，注入液相色谱仪，测定，即得。

本品每1g含槲皮素（$C_{15}H_{10}O_7$）应为0.8～6.0mg。

【规格】 每1g配方颗粒相当于饮片3g

【贮藏】 密封。

西青果配方颗粒

Xiqingguo Peifangkeli

【来源】 本品为使君子科植物诃子 *Terminalia chebula* Retz. 的干燥幼果经炮制并按标准汤剂的主要质量指标加工制成的配方颗粒。

【制法】 取西青果饮片1 500g，加水煎煮，滤过，滤液浓缩成清膏（干浸膏出膏率为44.8%～66.7%），加入辅料适量，干燥（或干燥，粉碎），再加入辅料适量，混匀，制粒，制成1 000g，即得。

【性状】 本品为浅棕黄色至棕褐色的颗粒；气微，味苦涩、微甘。

【鉴别】 取本品适量，研细，取0.5g，加水30ml使溶解，用水饱和正丁醇振摇提取2次，每次30ml，合并正丁醇液，蒸干，残渣加甲醇1ml使溶解，作为供试品溶液。另取西青果对照药材1g，加水50ml，煎煮30分钟，滤过，滤液浓缩至30ml，同法制成对照药材溶液。照薄层色谱法（《中国药典》2020年版通则0502）试验，吸取上述两种溶液各2μl，分别点于同一硅胶G薄层板上，以甲苯-冰醋酸-水（12∶10∶0.4）为展开剂，展开，取出，晾干，喷以10%硫酸乙醇溶液，在105℃加热至斑点显色清晰，分别置日光和紫外光灯（365nm）下检视。供试品色谱中，在与对照药材色谱相应的位置上，显相同颜色的斑点或荧光斑点。

【特征图谱】 照高效液相色谱法（《中国药典》2020年版通则0512）测定。

色谱条件与系统适用性试验 同〔含量测定〕项。

参照物溶液的制备 取西青果对照药材0.2g，加70%甲醇25ml，超声处理（功率250W，频率40kHz）45分钟，放冷，摇匀，滤过，取续滤液，作为对照药材参照物溶液。另取没食子酸对照品、安石榴苷对照品、诃黎勒酸对照品、鞣花酸对照品适量，加70%甲醇制成每1ml含没食子酸0.2mg、安石榴苷0.2mg、诃黎勒酸50μg、鞣花酸0.1mg的混合溶液，作为对照品参照物溶液。

供试品溶液的制备 同〔含量测定〕项。

测定法 分别精密吸取参照物溶液与供试品溶液各1μl，注入液相色谱仪，测定，即得。

供试品色谱中应呈现6个特征峰，并应与对照药材参照物色谱中的6个特征峰保留时间相对应，其中峰1～峰3、峰5、峰6应分别与相应对照品参照物峰保留时间相对应。与诃黎勒酸参照物峰相对应的峰为S峰，计算峰4与S峰的相对保留时间，其相对保留时间应在规定值的±10%之内，规定值为：0.75（峰4）。

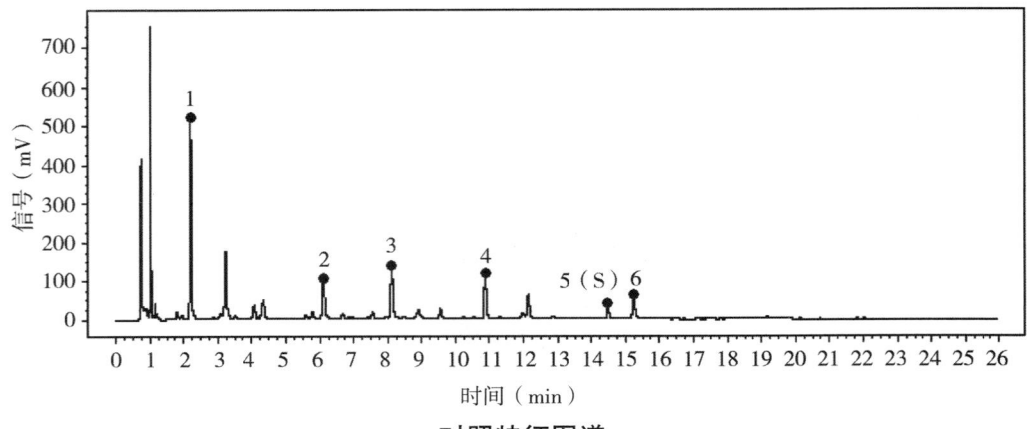

对照特征图谱

峰1：没食子酸；峰2、峰3：安石榴苷；峰5（S）：诃黎勒酸；峰6：鞣花酸

参考色谱柱：HSS T3，2.1 mm × 100 mm，1.8μm

【检查】 应符合颗粒剂项下有关的各项规定（《中国药典》2020年版通则0104）。

【浸出物】 取本品适量，研细，取约2g，精密称定，精密加入乙醇100ml，照醇溶性浸出物测定法（《中国药典》2020年版通则2201）项下的热浸法测定，不得少于46.0%。

【含量测定】 照高效液相色谱法（《中国药典》2020年版通则0512）测定。

色谱条件与系统适用性试验 以十八烷基硅烷键合硅胶为填充剂（柱长为100mm，内径为2.1mm，粒径为1.8μm）；以乙腈为流动相A，以5mmol/L磷酸二氢钾溶液（用磷酸调节pH值至3）为流动相B，按下表中的规定进行梯度洗脱；流速为每分钟0.4ml；柱温为40℃；检测波长为273nm。理论板数按安石榴苷峰计算应不低于5 000。

时间（分钟）	流动相A（%）	流动相B（%）
0 ~ 16	2→18	98→82
16 ~ 26	18→34	82→66

对照品溶液的制备 取安石榴苷对照品适量，精密称定，加70%甲醇制成每1ml含0.2mg的溶液，即得。

供试品溶液的制备 取本品适量，研细，取约0.1g，精密称定，置具塞锥形瓶中，精密加入70%甲醇25ml，称定重量，超声处理（功率250W，频率40kHz）30分钟，放冷，再称定重量，用70%甲醇补足减失的重量，摇匀，滤过，取续滤液，即得。

测定法 分别精密吸取对照品溶液与供试品溶液各1μl，注入液相色谱仪，测定，即得。

本品每1g含安石榴苷（$C_{48}H_{28}O_{30}$）应为50.0 ~ 100.0mg。

【规格】 每1g配方颗粒相当于饮片1.5g

【贮藏】 密封。

当归尾配方颗粒

Dangguiwei Peifangkeli

【来源】 本品为伞形科植物当归 *Angelica sinensis*（Oliv.）Diels 的干燥支根经炮制并按标准汤剂的主要质量指标加工制成的配方颗粒。

【生产用饮片的炮制】 应按照《广东省中药材标准（第二册）》当归尾项下规定的方法炮制。

【制法】 取当归尾饮片1 500g，加水煎煮，滤过，滤液浓缩成清膏（干浸膏出膏率为33.4%～51.7%），加入辅料适量，干燥（或干燥，粉碎），再加入辅料适量，混匀，制粒，制成1 000g，即得。

【性状】 本品为浅黄色至棕黄色的颗粒；气微，味甘、微苦。

【鉴别】 （1）取本品适量，研细，取1g，加水20ml使溶解，用乙醚振摇提取2次，每次20ml，合并乙醚液，挥干，残渣加甲醇1ml使溶解，作为供试品溶液。另取当归尾对照药材2g，加水50ml，煎煮30分钟，滤过，滤液浓缩至20ml，同法制成对照药材溶液。照薄层色谱法（《中国药典》2020年版通则0502）试验，吸取上述两种溶液各10μl，分别点于同一硅胶G薄层板上，以正己烷-乙酸乙酯（1∶1）为展开剂，展开，取出，晾干，置紫外光灯（365nm）下检视。供试品色谱中，在与对照药材色谱相应的位置上，显相同颜色的荧光斑点。

（2）取本品适量，研细，取1g，加1%碳酸氢钠溶液50ml，超声处理30分钟，滤过，滤液用稀盐酸调节pH值至2～3，用乙醚振摇提取3次（20ml，15ml，15ml），合并乙醚液，挥干，残渣加甲醇1ml使溶解，作为供试品溶液。另取当归尾对照药材2g，加水50ml，煎煮30分钟，滤过，滤液蒸干，加1%碳酸氢钠溶液50ml，同法制成对照药材溶液。再取阿魏酸对照品，加甲醇制成每1ml含1mg的溶液，作为对照品溶液。照薄层色谱法（《中国药典》2020年版通则0502）试验，吸取上述三种溶液各10μl，分别点于同一硅胶G薄层板上，以环己烷-二氯甲烷-乙酸乙酯-甲酸（4∶1∶1∶0.1）为展开剂，展开，取出，晾干，置紫外光灯（365nm）下检视。供试品色谱中，在与对照药材色谱和对照品色谱相应的位置上，显相同颜色的荧光斑点。

【特征图谱】 照高效液相色谱法（《中国药典》2020年版通则0512）测定。

色谱条件与系统适用性试验 以十八烷基硅烷键合硅胶为填充剂（柱长为100mm，内径为2.1mm，粒径为1.6μm）；以乙腈为流动相A，以0.1%甲酸溶液为流动相B，按下表中的规定进行梯度洗脱；流速为每分钟0.3ml；柱温为30℃；检测波长为270nm。理论板数按阿魏酸峰计算应不低于5 000。

时间（分钟）	流动相A（%）	流动相B（%）
0～3	0	100
3～5	0→4	100→96
5～16	4→30	96→70
16～17	30→100	70→0
17～20	100	0

参照物溶液的制备　取当归尾对照药材0.4g，加水25ml，超声处理（功率250W，频率40kHz）1小时，放冷，摇匀，静置，取上清液离心，滤过，取续滤液作为对照药材参照物溶液。另取腺苷对照品、色氨酸对照品、阿魏酸对照品适量，置棕色量瓶中，加70%甲醇制成每1ml含腺苷20μg、色氨酸20μg、阿魏酸12μg的混合溶液，作为对照品参照物溶液。

供试品溶液的制备　取本品适量，研细，取0.2g，加水25ml，超声处理（功率250W，频率40kHz）10分钟，放冷，摇匀，滤过，取续滤液，即得。

测定法　分别精密吸取参照物溶液与供试品溶液各2μl，注入液相色谱仪，测定，即得。

供试品色谱中应呈现7个特征峰，并应与对照药材参照物色谱中的7个特征峰保留时间相对应，其中峰2、峰4和峰5应分别与相应对照品参照物峰保留时间相对应。与腺苷对照品参照物峰相对应的峰为S1峰，计算峰1、峰3与S1峰的相对保留时间，其相对保留时间应在规定值的±10%之内，规定值为：0.51（峰1）、1.08（峰3）；与阿魏酸对照品参照物峰相对应的峰为S2峰，计算峰6、峰7与S2峰的相对保留时间，其相对保留时间应在规定值的±10%之内，规定值为：1.15（峰6）、1.19（峰7）。

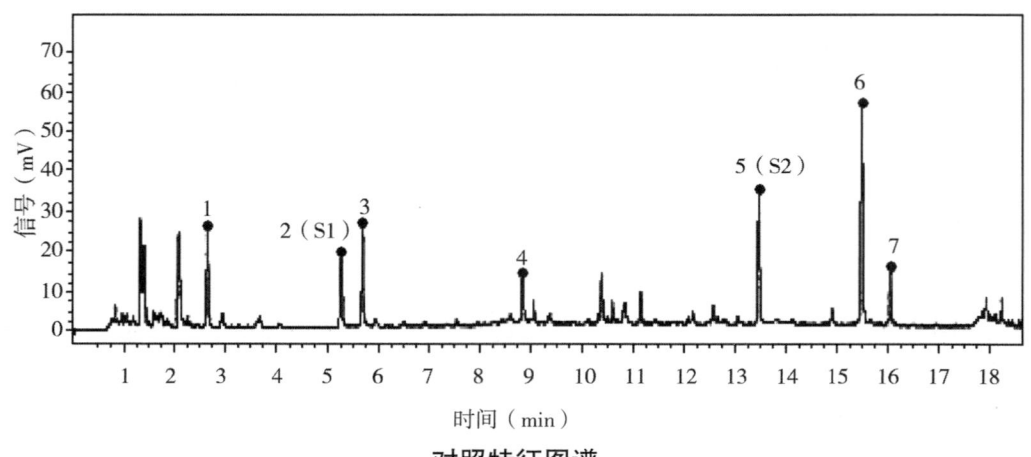

对照特征图谱

峰1：尿苷；峰2（S1）：腺苷；峰3：鸟苷；峰4：色氨酸；峰5（S2）：阿魏酸；
峰6：洋川芎内酯I；峰7：洋川芎内酯H
参考色谱柱：CORTECS T3，2.1mm×100mm，1.6μm

【检查】　**重金属及有害元素**　照铅、镉、砷、汞、铜测定法（《中国药典》2020年版通则2321原子吸收分光光度法或电感耦合等离子体质谱法）测定，铅不得过5mg/kg；镉不得过1mg/kg；砷不得过2mg/kg；

汞不得过0.2mg/kg；铜不得过20mg/kg。

其他 应符合颗粒剂项下有关的各项规定（《中国药典》2020年版通则0104）。

【浸出物】 取本品适量，研细，取约2g，精密称定，精密加入乙醇100ml，照醇溶性浸出物测定法（《中国药典》2020年版通则2201）项下的热浸法测定，不得少于30.0%。

【含量测定】 照高效液相色谱法（《中国药典》2020年版通则0512）测定。

色谱条件与系统适用性试验 以十八烷基硅烷键合硅胶为填充剂（柱长为100mm，内径为2.1mm，粒径为1.7μm）；以乙腈–0.085%磷酸溶液（17∶83）为流动相；流速为每分钟0.3ml；柱温为30℃；检测波长为316nm。理论板数按阿魏酸峰计算应不低于5 000。

对照品溶液的制备 取阿魏酸对照品适量，精密称定，置棕色量瓶中，加70%甲醇制成每1ml含9μg的对照品溶液，即得。

供试品溶液的制备 取本品适量，研细，取约0.2g，精密称定，置具塞锥形瓶中，精密加入70%甲醇25ml，称定重量，超声处理（功率250W，频率40kHz）30分钟，放冷，再称定重量，用70%甲醇补足减失的重量，摇匀，滤过，取续滤液，即得。

测定法 分别精密吸取对照品溶液与供试品溶液各1μl，注入液相色谱仪，测定，即得。

本品每1g含阿魏酸（$C_{10}H_{10}O_4$）应为0.50～1.70mg。

【规格】 每1g配方颗粒相当于饮片1.5g

【贮藏】 密封。

红参配方颗粒

Hongshen Peifangkeli

【来源】 本品为五加科植物人参 *Panax ginseng* C. A. Mey. 的栽培品经蒸制后的干燥根和根茎经炮制并按标准汤剂的主要质量指标加工制成的配方颗粒。

【制法】 取红参饮片1 500g，加水煎煮，滤过，滤液浓缩成清膏（干浸膏出膏率为33%～61%），加入辅料适量，干燥（或干燥，粉碎），再加入辅料适量，混匀，制粒，制成1 000g，即得。

【性状】 本品为浅黄色至棕黄色的颗粒；气微，味甘、微苦。

【鉴别】 取本品适量，研细，取1g，加水0.5ml搅拌湿润，加水饱和正丁醇10ml，超声处理30分钟，吸取上清液，加氨试液30ml，摇匀，静置，取正丁醇液，蒸干，残渣加甲醇1ml使溶解，作为供试品溶液。另取人参对照药材1g，加三氯甲烷40ml，加热回流1小时，弃去三氯甲烷液，药渣挥干溶剂，加水0.5ml搅拌湿润，同法制成对照药材溶液。再取人参皂苷Rb_1对照品、人参皂苷Re对照品、人参皂苷Rf对照品、人参皂苷Rg_1对照品，加甲醇制成每1ml各含2mg的混合溶液，作为对照品溶液。照薄层色谱法（《中国药典》2020年版通则0502）试验，吸取供试品溶液3～5μl、对照药材溶液与对照品溶液各2μl，分别点于同一硅胶G薄层板上，以三氯甲烷–乙酸乙酯–甲醇–水（15：40：22：10）10℃以下放置的下层溶液为展开剂，展开，取出，晾干，喷以10%硫酸乙醇溶液，在105℃加热至斑点显色清晰，分别置日光和紫外光灯（365nm）下检视。供试品色谱中，在与对照药材色谱和对照品色谱相应位置上，分别显相同颜色的斑点或荧光斑点。

【特征图谱】 照高效液相色谱法（《中国药典》2020年版通则0512）测定。

色谱条件与系统适用性试验 以十八烷基硅烷键合硅胶为填充剂（柱长为150mm，内径为2.1mm，粒径为1.6μm）；以乙腈为流动相A，以0.01%磷酸溶液为流动相B，按下表中的规定进行梯度洗脱；流速为每分钟0.35ml；柱温为30℃；检测波长为203nm。理论板数按人参皂苷Rg_1峰计算应不低于6 000。

时间（分钟）	流动相A（%）	流动相B（%）
0～9	21	79
9～12	21→28	79→72
12～32	28→33	72→67

续表

时间（分钟）	流动相A（%）	流动相B（%）
32～38	33→40	67→60
38～57	40→80	60→20
57～62	80	20

参照物溶液的制备　取红参对照药材1g，加三氯甲烷40ml，加热回流1小时，弃去三氯甲烷液，药渣挥干溶剂，加水0.5ml搅拌润湿，加水饱和正丁醇10ml，超声处理30分钟，吸取上清液，加氨试液30ml，摇匀，静置，取正丁醇液，蒸干，残渣加甲醇1ml使溶解，作为对照药材参照物溶液。另取人参皂苷Rf对照品、人参皂苷Ro对照品适量，加甲醇制成每1ml含人参皂苷Rf 30μg、人参皂苷Ro 0.12mg的混合溶液，作为对照品参照物溶液。再取〔含量测定〕项下的对照品溶液，作为对照品参照物溶液。

供试品溶液的制备　同〔含量测定〕项。

测定法　分别精密吸取参照物溶液与供试品溶液各1μl，注入液相色谱仪，测定，即得。

供试品色谱中应呈现12个特征峰，并应与对照药材参照物色谱中的12个特征峰保留时间相对应，其中峰1～峰3、峰5、峰6应分别与相应对照品参照物色谱峰保留时间相对应。与人参皂苷Rb₁参照物峰相对应的峰为S峰，计算峰4、峰7～峰12与S峰的相对保留时间，其相对保留时间应在规定值的±10%之内，规定值为：0.75（峰4）、1.09（峰7）、1.18（峰8）、1.34（峰9）、1.55（峰10）、1.64（峰11）、1.65（峰12）。

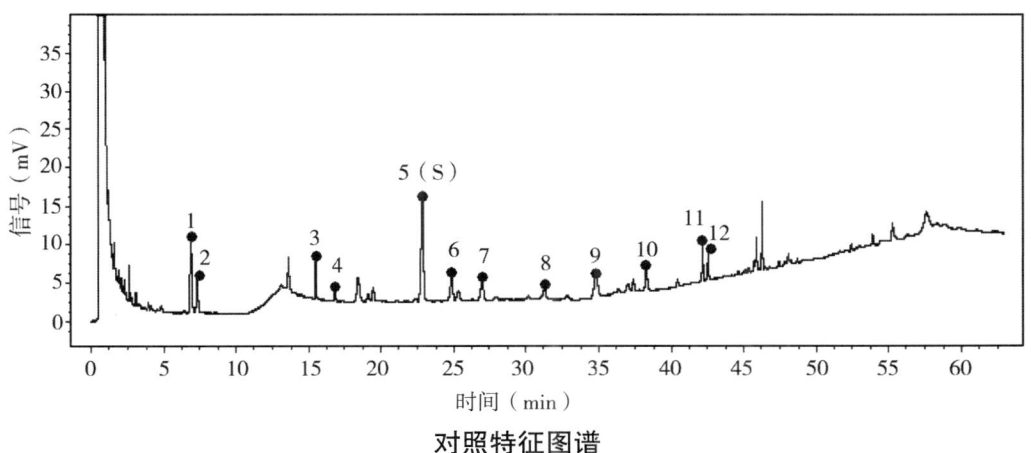

对照特征图谱

峰1：人参皂苷Rg₁；峰2：人参皂苷Re；峰3：人参皂苷Rf；

峰5（S）：人参皂苷Rb₁；峰6：人参皂苷Ro

参考色谱柱：CORTECS T3，2.1mm×150mm，1.6μm

【检查】　其他有机氯类农药残留量　照农药残留量测定法（《中国药典》2020年版通则2341有机氯类农药残留量测定法–第一法）测定，五氯硝基苯不得过0.1mg/kg；六氯苯不得过0.1mg/kg；七氯（七氯、环氧七氯之和）不得过0.05mg/kg；氯丹（顺式氯丹、反式氯丹、氧化氯丹之和）不得过0.1mg/kg。

其他　应符合颗粒剂项下有关的各项规定（《中国药典》2020年版通则0104）。

【浸出物】　取本品适量，研细，取约2g，精密称定，精密加入乙醇100ml，照醇溶性浸出物测定法（《中国药典》2020年版通则2201）项下的热浸法测定，不得少于20.0%。

【含量测定】　照高效液相色谱法（《中国药典》2020年版通则0512）测定。

色谱条件与系统适用性试验　以十八烷基硅烷键合硅胶为填充剂（柱长为100mm，内径为2.1mm，粒径为1.8μm）；以乙腈为流动相A，以水为流动相B，按下表中的规定进行梯度洗脱；流速为每分钟0.4ml；柱温为25℃；检测波长为203nm。理论板数按人参皂苷Rg_1峰计算应不低于6 000。

时间（分钟）	流动相A（%）	流动相B（%）
0～10	19	81
10～14	19→29	81→71
14～17	29	71
17～23	29→40	71→60
23～24	40	60

对照品溶液的制备　取人参皂苷Rg_1对照品、人参皂苷Re对照品、人参皂苷Rb_1对照品适量，精密称定，加甲醇制成每1ml含人参皂苷Rg_1 85μg、人参皂苷Re 50μg、人参皂苷Rb_1 0.12mg的混合溶液，即得。

供试品溶液的制备　取本品适量，研细，取约0.5g，精密称定，置具塞锥形瓶中，精密加入80%甲醇50ml，称定重量，超声处理（功率250W，频率40kHz）45分钟，放冷，再称定重量，用80%甲醇补足减失的重量，摇匀，滤过，精密量取续滤液25ml，蒸干，残渣用50%甲醇溶解，并转移至5ml量瓶中，用50%甲醇稀释至刻度，摇匀，滤过，取续滤液，即得。

测定法　分别精密吸取对照品溶液与供试品溶液各1μl，注入液相色谱仪，测定，即得。

本品每1g含人参皂苷Rg_1（$C_{42}H_{72}O_{14}$）和人参皂苷Re（$C_{48}H_{82}O_{18}$）的总量应为2.0～6.0mg，含人参皂苷Rb_1（$C_{54}H_{92}O_{23}$）应为0.6～6.0mg。

【规格】　每1g配方颗粒相当于饮片1.5g

【贮藏】　密封。

麦冬配方颗粒

Maidong Peifangkeli

【来源】 本品为百合科植物麦冬 *Ophiopogon japonicus*（L. f）Ker-Gawl. 的干燥块根经炮制并按标准汤剂的主要质量指标加工制成的配方颗粒。

【制法】 取麦冬饮片1 100g，加水煎煮，滤过，滤液浓缩成清膏（干浸膏出膏率为46%～70%），加入辅料适量，干燥（或干燥，粉碎），再加入辅料适量，混匀，制粒，制成1 000g，即得。

【性状】 本品为浅黄白色至浅黄色的颗粒；气微，味甘、微苦。

【鉴别】 取本品适量，研细，取1g，加水20ml使溶解，再加盐酸3ml，加热回流1小时，放冷，用乙醚振摇提取2次，每次20ml，合并乙醚液，挥干，残渣加三氯甲烷1ml使溶解，作为供试品溶液。另取麦冬对照药材2g，加水50ml，煎煮30分钟，滤过，滤液浓缩至20ml，加盐酸3ml，同法制成对照药材溶液。照薄层色谱法（《中国药典》2020年版通则0502）试验，吸取上述两种溶液各8μl，分别点于同一硅胶GF$_{254}$薄层板上，以甲苯–甲醇–冰醋酸（80∶5∶0.1）为展开剂，展开，取出，晾干，置紫外光灯（254nm）下检视。供试品色谱中，在与对照药材色谱相应的位置上，显相同颜色的斑点。

【特征图谱】 照高效液相色谱法（《中国药典》2020年版通则0512）测定。

色谱条件与系统适用性试验 以十八烷基硅烷键合硅胶为填充剂；以乙腈为流动相A，以水为流动相B，按下表中的规定进行梯度洗脱；柱温为30℃；蒸发光散射检测器检测。理论板数按麦冬皂苷C峰计算应不低于1 000。

时间（分钟）	流动相A（%）	流动相B（%）
0～20	25→40	75→60
20～50	40→45	60→55
50～55	45→50	55→50
55～70	50→65	50→35

参照物溶液的制备 取麦冬对照药材1g，加甲醇50ml，超声处理（功率250W，频率40kHz）1小时，

放冷，滤过，滤液蒸干，残渣加水25ml使溶解，用水饱和正丁醇振摇提取2次，每次25ml，合并正丁醇液，蒸干，残渣加甲醇使溶解，并转移至2ml量瓶中，用甲醇稀释至刻度，摇匀，滤过，取续滤液，作为对照药材参照物溶液。另取麦冬皂苷C对照品、麦冬皂苷D对照品适量，加甲醇制成每1ml各含0.1mg的混合溶液，作为对照品参照物溶液。

供试品溶液的制备 取本品适量，研细，取2.5g，同"对照药材参照物溶液制备方法"制备，即得。

测定法 分别精密吸取参照物溶液与供试品溶液各30μl，注入液相色谱仪，测定，即得。

供试品色谱中应呈现6个特征峰，并应与对照药材参照物色谱中的6个特征峰保留时间相对应，其中峰2、峰6应分别与相应对照品参照物色谱峰保留时间相对应。与麦冬皂苷C参照物峰相对应的峰为S峰，计算峰1、峰3、峰4、峰5与S峰的相对保留时间，其相对保留时间应在规定值的±10%之内，规定值为：0.60（峰1）、1.05（峰3）、1.29（峰4）、1.39（峰5）。

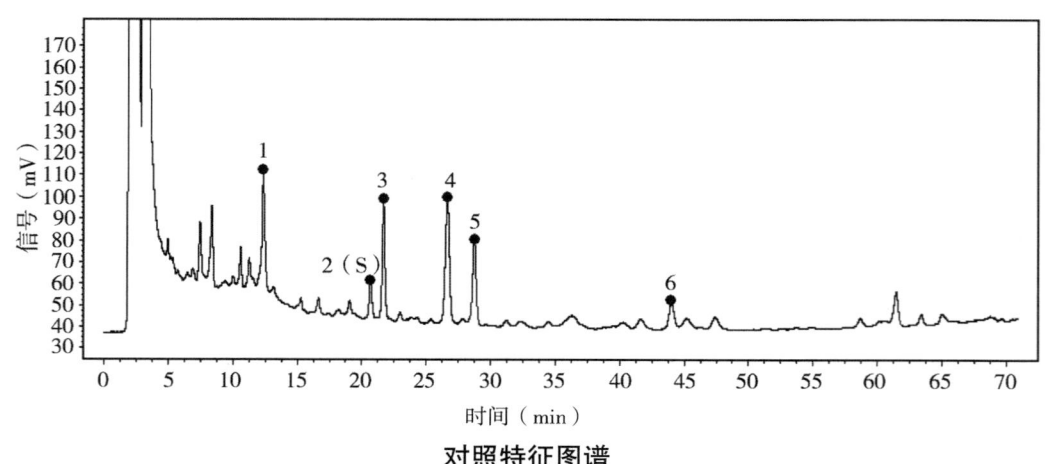

对照特征图谱

峰2（S）：麦冬皂苷C；峰6：麦冬皂苷D

参考色谱柱：SB-C18，4.6mm×250mm，5μm

【检查】 应符合颗粒剂项下有关的各项规定（《中国药典》2020年版通则0104）。

【浸出物】 取本品适量，研细，取约2g，精密称定，精密加入乙醇100ml，照醇溶性浸出物测定法（《中国药典》2020年版通则2201）项下的热浸法测定，不得少于6.0%。

【含量测定】 **对照品溶液的制备** 取鲁斯可皂苷元对照品适量，精密称定，加甲醇制成每1ml含50μg的溶液，即得。

标准曲线的制备 精密量取对照品溶液0.5ml、1ml、2ml、3ml、4ml、5ml、6ml，分别置具塞试管中，于水浴中挥干溶剂，精密加入高氯酸10ml，摇匀，置热水中保温15分钟，取出，冰水冷却，以相应的试剂为空白，照紫外–可见分光光度法（《中国药典》2020年版通则0401），在397nm波长处测定吸光度，以吸光度为纵坐标，浓度为横坐标，绘制标准曲线。

测定法 取本品适量，研细，取约0.7g，精密称定，置具塞锥形瓶中，精密加入水50ml，超声处理使溶解，摇匀，滤过，精密量取续滤液25ml，用水饱和正丁醇振摇提取6次，每次10ml，合并正丁醇液，用氨试液洗涤2次，每次5ml，弃去氨试液，正丁醇液蒸干，残渣加80%甲醇使溶解，并转移至10ml量瓶中，用80%甲醇稀释至刻度，摇匀，作为供试品溶液。精密量取供试品溶液2~5ml，置10ml具塞试管中，照标准曲线的制备项下的方法，自"于水浴中挥干溶剂"起，依法测定吸光度，从标准曲线上读出供试品溶液中鲁斯可皂苷元的浓度，计算，即得。

本品每1g含麦冬总皂苷以鲁斯可皂苷元（$C_{27}H_{42}O_4$）计，应为0.2~2.2mg。

【规格】　每1g配方颗粒相当于饮片1.1g

【贮藏】　密封。

赤小豆（赤豆）配方颗粒

Chixiaodou（Chidou）Peifangkeli

【来源】 本品为豆科植物赤豆 *Vigna angularis* Ohwi et Ohashi 的干燥成熟种子经炮制并按标准汤剂的主要质量指标加工制成的配方颗粒。

【制法】 取赤小豆（赤豆）饮片6 500g，加水煎煮，滤过，滤液浓缩成清膏（干浸膏出膏率为9%～15%），加入辅料适量，干燥（或干燥，粉碎），再加入辅料适量，混匀，制粒，制成1 000g，即得。

【性状】 本品为浅棕红色至浅棕褐色的颗粒；气微，味微甘。

【鉴别】 取本品适量，研细，取1g，加75%乙醇25ml，加热回流30分钟，滤过，滤液蒸干，残渣加水20ml使溶解，用乙酸乙酯振摇提取2次，每次20ml，合并乙酸乙酯液，蒸干，残渣加乙醇1ml使溶解，作为供试品溶液。再取槲皮素对照品、儿茶素对照品，分别加甲醇制成每1ml各含0.1mg的溶液，作为对照品溶液。照薄层色谱法（《中国药典》2020年版通则0502）试验，吸取供试品溶液5～10μl、对照品溶液1μl，分别点于同一硅胶G薄层板上，以甲苯-乙酸乙酯-甲酸（5：4：1）为展开剂，展开，取出，晾干，喷以三氯化铝试液，热风吹约1分钟，置紫外光灯（365nm）下检视。供试品色谱中，在与槲皮素对照品色谱相应的位置上，显相同颜色的荧光斑点。喷以5%香草醛硫酸乙醇溶液（取香草醛0.5g，加10%硫酸乙醇溶液10ml使溶解，即得），在105℃加热至斑点显色清晰。供试品色谱中，在与儿茶素对照品色谱相应的位置上，显相同颜色的斑点。

【特征图谱】 照高效液相色谱法（《中国药典》2020年版通则0512）测定。

色谱条件与系统适用性试验 以十八烷基硅烷键合硅胶为填充剂（柱长为250mm，内径为4.6mm，粒径为5μm）；以乙腈为流动相A，以0.1%磷酸溶液为流动相B，按下表中的规定进行梯度洗脱；流速为每分钟0.7ml；柱温为20℃；检测波长为280nm。理论板数按儿茶素色谱峰计算应不低于2 000。

时间（分钟）	流动相A（%）	流动相B（%）
0～5	2→5	98→95
5～17	5	95

续表

时间（分钟）	流动相A（%）	流动相B（%）
17 ~ 22	5→7	95→93
22 ~ 30	7	93
30 ~ 42	7→9	93→91
42 ~ 55	9	91
55 ~ 70	9→16	91→84
70 ~ 80	16→17	84→83
80 ~ 100	17→20	83→80
100 ~ 115	20→35	80→65

参照物溶液的制备　取儿茶素对照品、表儿茶素对照品适量，加50%甲醇制成每1ml各40μg的混合溶液，作为对照品参照物溶液。

供试品溶液的制备　取本品适量，研细，取1g，加50%甲醇25ml，超声处理（功率250W，频率40kHz）30分钟，放冷，摇匀，滤过，取续滤液，即得。

测定法　分别精密吸取参照物溶液与供试品溶液各10μl，注入液相色谱仪，测定，即得。

供试品色谱中应呈现12个特征峰，其中峰7、峰9应分别与相应对照品参照物峰保留时间相对应。与儿茶素参照物峰相对应的峰为S峰，计算峰1~峰6、峰8、峰10~峰12与S峰的相对保留时间，其相对保留时间应在规定值的±10%之内，规定值为：0.25（峰1）、0.42（峰2）、0.46（峰3）、0.49（峰4）、0.59（峰5）、0.75（峰6）、1.04（峰8）、1.63（峰10）、1.65（峰11）、1.70（峰12）。

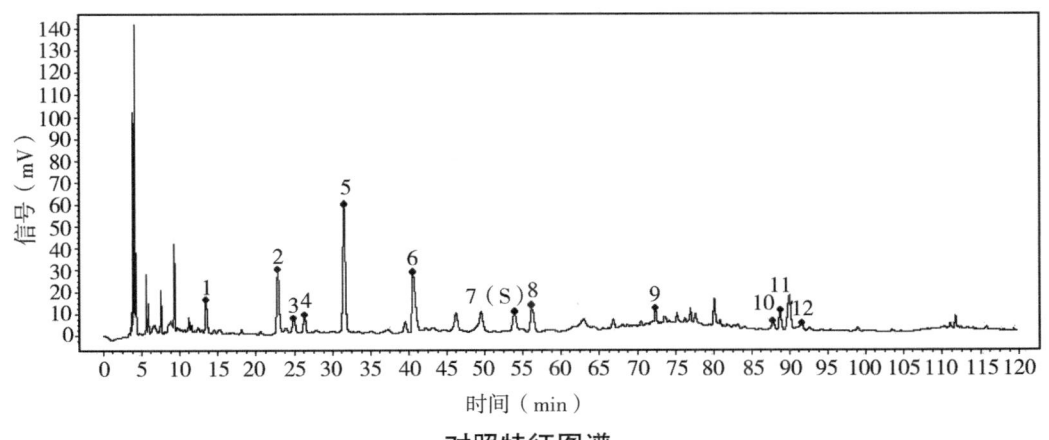

对照特征图谱

峰7（S）：儿茶素；峰9：表儿茶素

参考色谱柱：Eclipse Plus C18，4.6mm×250mm，5μm

【**检查**】　应符合颗粒剂项下有关的各项规定（《中国药典》2020年版通则0104）。

【**浸出物**】　取本品适量，研细，取约2g，精密称定，精密加入乙醇100ml，照醇溶性浸出物测定法

（《中国药典》2020年版通则2201）项下的热浸法测定，不得少于6.5%。

【含量测定】 对照品溶液的制备 取芦丁对照品适量，精密称定，加稀乙醇制成每1ml含0.2mg的溶液，即得。

标准曲线的制备 精密量取对照品溶液1ml、2ml、3ml、4ml、5ml与6ml，分别置25ml量瓶中，各加水至6ml，加5%亚硝酸钠溶液1ml，混匀，放置6分钟，加10%硝酸铝溶液1ml，摇匀，放置6分钟，加氢氧化钠试液10ml，再用水稀释至刻度，摇匀，放置15分钟，以相应试剂为空白，照紫外-可见分光光度法（《中国药典》2020年版通则0401），在500nm的波长处测定吸光度，以吸光度为纵坐标，浓度为横坐标，绘制标准曲线。

测定法 取本品适量，研细，取约0.1g，精密称定，置具塞锥形瓶中，精密加入稀乙醇50ml，称定重量，加热回流30分钟，放冷，再称定重量，用稀乙醇补足减失的重量，摇匀，滤过，精密量取续滤液3ml，置25ml量瓶中，照标准曲线制备项下的方法，自"加水至6ml"起，依法测定吸光度，从标准曲线上读出供试品溶液中芦丁的浓度，计算，即得。

本品每1g含总黄酮以芦丁（$C_{27}H_{30}O_{16}$）计，应为50.0～140.0mg。

【规格】 每1g配方颗粒相当于饮片6.5g

【贮藏】 密封。

芦根配方颗粒

Lugen Peifangkeli

【来源】 本品为禾本科植物芦苇 *Phragmites communis* Trin. 的干燥根茎经炮制并按标准汤剂的主要质量指标加工制成的配方颗粒。

【制法】 取芦根饮片5 900g，加水煎煮，滤过，滤液浓缩成清膏（干浸膏出膏率为9%～14%），加入辅料适量，干燥（或干燥，粉碎），再加入辅料适量，混匀，制粒，制成1 000g，即得。

【性状】 本品为浅黄色至黄棕色的颗粒；气微，味甘。

【鉴别】 取本品适量，研细，取1g，加0.02%氢氧化钠溶液20ml，超声处理30分钟，离心，滤过，滤液用稀盐酸调节pH值至1～2，用乙酸乙酯振摇提取2次，每次15ml，合并乙酸乙酯液，蒸干，残渣加甲醇2ml使溶解，作为供试品溶液。另取芦根对照药材2g，同法制成对照药材溶液。再取4-香豆酸对照品，加甲醇制成每1ml含1mg的溶液，作为对照品溶液。照薄层色谱法（《中国药典》2020年版通则0502）试验，吸取供试品溶液与对照药材溶液各10μl、对照品溶液1μl，分别点于同一硅胶G薄层板上，以正己烷-乙酸乙酯-冰醋酸（7:2:2）为展开剂，预饱和30分钟，展开，取出，晾干，喷以1%三氯化铁乙醇溶液-1%铁氰化钾溶液（1:1）的混合溶液。供试品色谱中，在与对照药材色谱和对照品色谱相应的位置上，显相同颜色的斑点。

【特征图谱】 照高效液相色谱法（《中国药典》2020年版通则0512）测定。

色谱条件与系统适用性试验 除检测波长为285nm，其余同〔含量测定〕项。

参照物溶液的制备 取芦根对照药材2g，加水50ml，加热回流1.5小时，放冷，滤过，取续滤液，作为对照药材参照物溶液。另取阿魏酸对照品适量，加甲醇制成每1ml含15μg溶液，作为对照品参照物溶液。再取〔含量测定〕项下的对照品溶液，作为对照品参照物溶液。

供试品溶液的制备 同〔含量测定〕项。

测定法 分别精密吸取参照物溶液与供试品溶液各1μl，注入液相色谱仪，测定，即得。供试品色谱中应呈现6个特征峰，并应与对照药材参照物色谱中的6个特征峰保留时间相对应，其中峰3、峰4应分别与相应对照品参照物峰保留时间相对应。与4-香豆酸参照物峰相对应的峰为S峰，计算峰1、峰2、峰5、峰6与S峰的相对保留时间，其相对保留时间应在规定值的±10%之内，规定值为：0.64（峰1）、0.87（峰2）、

1.30（峰5）、1.33（峰6）。

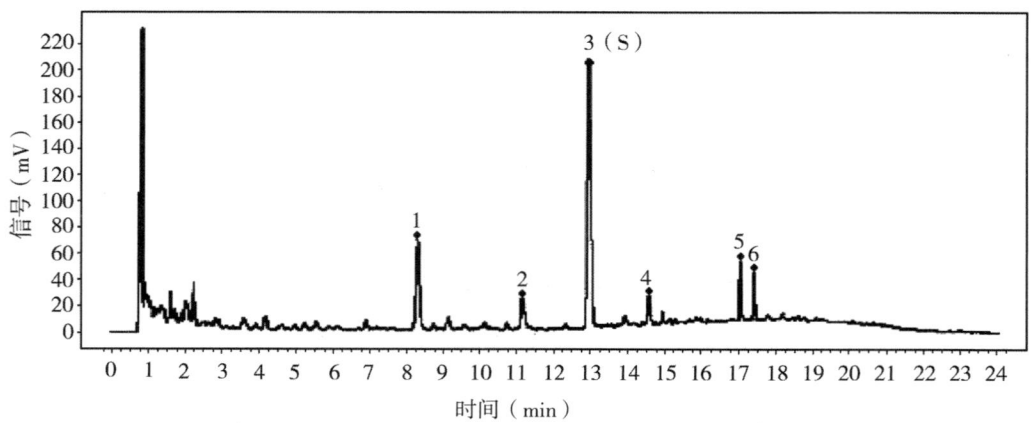

对照特征图谱

峰3（S）：4-香豆酸；峰4：阿魏酸

参考色谱柱：BEH C18，2.1mm×100mm，1.7μm

【检查】 应符合颗粒剂项下有关的各项规定（《中国药典》2020年版通则0104）。

【浸出物】 取本品适量，研细，取约2g，精密称定，精密加入乙醇50ml，照醇溶性浸出物测定法（《中国药典》2020年版通则2201）项下的热浸法测定，不得少于23.0%。

【含量测定】 照高效液相色谱法（《中国药典》2020年版通则0512）测定。

色谱条件与系统适用性试验 以十八烷基硅烷键合硅胶为填充剂（柱长为100mm，内径为2.1mm，粒径为1.7μm）；以甲醇为流动相A，以0.5%乙酸溶液为流动相B，按下表中的规定进行梯度洗脱；流速为每分钟0.3ml；柱温为30℃；检测波长为310nm。理论板数按4-香豆酸峰计算应不低于10 000。

时间（分钟）	流动相A（%）	流动相B（%）
0～5	5→9	95→91
5～11	9→21	91→79
11～17	21→47	79→53
17～22	47→75	53→25

对照品溶液的制备 取4-香豆酸对照品适量，精密称定，加甲醇制成每1ml含40μg溶液，即得。

供试品溶液的制备 取本品适量，研细，取约1.0g，精密称定，置具塞锥形瓶中，精密加入40%甲醇20ml，称定重量，超声处理（功率250W，频率40kHz）1小时，放冷，再称定重量，用40%甲醇补足减失的重量，摇匀，滤过，取续滤液，即得。

测定法 分别精密吸取对照品溶液与供试品溶液各1μl，注入液相色谱仪，测定，即得。

本品每1g含4-香豆酸（$C_9H_8O_3$）应为0.40～1.70mg。

【规格】 每1g配方颗粒相当于饮片5.9g

【贮藏】 密封。

杠板归配方颗粒

Gangbangui Peifangkeli

【来源】 本品为蓼科植物杠板归 *Polygonum perfoliatum* L. 的干燥地上部分经炮制并按标准汤剂的主要质量指标加工制成的配方颗粒。

【制法】 取杠板归饮片6 000g，加水煎煮，滤过，滤液浓缩成清膏（干浸膏出膏率为8.5%～14.5%），加入辅料适量，干燥（或干燥，粉碎），再加入辅料适量，混匀，制粒，制成1 000g，即得。

【性状】 本品为棕黄色至棕色的颗粒；气微，味苦。

【鉴别】 取本品适量，研细，取0.5g，加热水25ml使溶解，加稀盐酸1滴，混匀，用乙酸乙酯振摇提取2次，每次30ml，合并乙酸乙酯液，蒸干，残渣加甲醇1ml使溶解，作为供试品溶液。另取杠板归对照药材2g，加水50ml，煎煮1小时，滤过，滤液浓缩至25ml，同法制成对照药材溶液。再取咖啡酸对照品，加甲醇制成每1ml含0.5mg的溶液，作为对照品溶液。照薄层色谱法（《中国药典》2020年版通则0502）试验，吸取供试品溶液与对照药材溶液各2～5μl、对照品溶液2μl，分别点于同一硅胶G薄层板上，以甲苯-乙酸乙酯-甲酸（5∶3∶1）为展开剂，展开，取出，晾干，置紫外光灯（365nm）下检视。供试品色谱中，在与对照药材色谱和对照品色谱相应的位置上，显相同颜色的荧光斑点。

【特征图谱】 照高效液相色谱法（《中国药典》2020年版通则0512）测定。

色谱条件与系统适用性试验 以十八烷基硅烷键合硅胶为填充剂（柱长为100mm，内径为2.1mm，粒径为1.8μm）；以甲醇为流动相A，以0.1%甲酸溶液为流动相B，按下表中的规定进行梯度洗脱；流速为每分钟0.5ml；柱温为50℃；检测波长为300nm。理论板数按槲皮素-3-*O*-β-D-吡喃葡萄糖醛酸苷峰计算应不低于5 000。

时间（分钟）	流动相A（%）	流动相B（%）
0～2	4→11	96→89
2～9	11→20	89→80
9～13	20→41	80→59
13～24	41→60	59→40

    参照物溶液的制备　取杠板归对照药材1g，加50%甲醇25ml，超声处理（功率250W，频率40kHz）30分钟，放冷，摇匀，滤过，取续滤液，作为对照药材参照物溶液。另取原儿茶酸对照品、槲皮素–3–*O*–*β*–D–吡喃葡萄糖醛酸苷对照品适量，加50%甲醇制成每1ml含原儿茶酸20μg、槲皮素–3–*O*–*β*–D–吡喃葡萄糖醛酸苷0.1mg的混合溶液，作为对照品参照物溶液。

    供试品溶液的制备　取本品适量，研细，取0.3g，加50%甲醇15ml，超声处理（功率250W，频率40kHz）30分钟，放冷，摇匀，滤过，取续滤液，即得。

    测定法　分别精密吸取参照物溶液与供试品溶液各1μl，注入液相色谱仪，测定，即得。

    供试品色谱中应呈现6个特征峰，并应与对照药材参照物色谱中的6个特征峰保留时间相对应，其中峰1、峰5应分别与相应对照品参照物峰保留时间相对应。与槲皮素–3–*O*–*β*–D–吡喃葡萄糖醛酸苷参照物峰相对应的峰为S峰，计算峰2～峰4、峰6与S峰的相对保留时间，其相对保留时间应在规定值的±10%之内，规定值为：0.37（峰2）、0.42（峰3）、0.50（峰4）、1.41（峰6）。

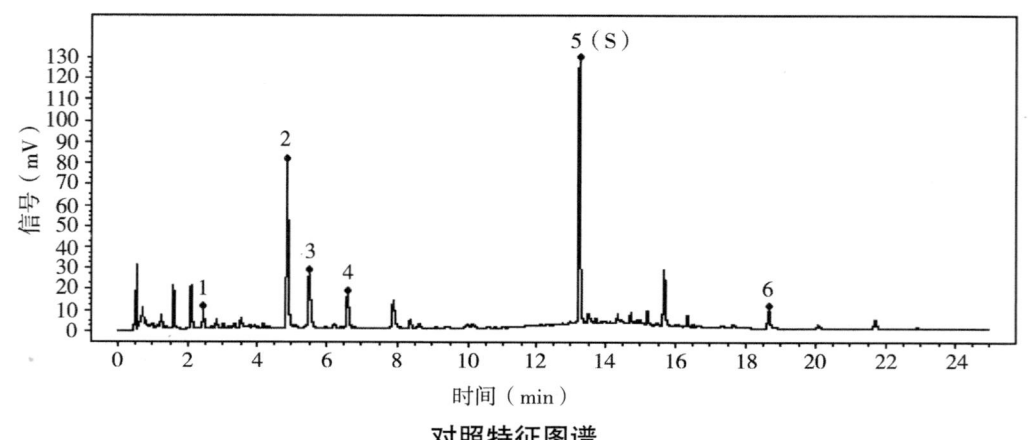

对照特征图谱

峰1：原儿茶酸；峰5（S）：槲皮素–3–*O*–*β*–D–吡喃葡萄糖醛酸苷

参考色谱柱：Eclipse Plus RRHD C18；2.1mm×100mm，1.8μm

    【检查】　应符合颗粒剂项下有关的各项规定（《中国药典》2020年版通则0104）。

    【浸出物】　取本品适量，研细，取约2g，精密称定，精密加入乙醇100ml，照醇溶性浸出物测定法（《中国药典》2020年版通则2201）项下的热浸法测定，不得少于10.0%。

    【含量测定】　照高效液相色谱法（《中国药典》2020年版通则0512）测定。

    色谱条件与系统适用性试验　以十八烷基硅烷键合硅胶为填充剂（柱长为100mm，内径为2.1mm，粒径为1.8μm）；以甲醇–0.4%磷酸溶液（50：50）为流动相；检测波长为360nm。理论板数按槲皮素峰计算应不低于3 000。

    对照品溶液的制备　取槲皮素对照品适量，精密称定，加甲醇制成每1ml含10μg的溶液，即得。

    供试品溶液的制备　取本品适量，研细，取约0.1g，精密称定，置具塞锥形瓶中，精密加入甲醇–盐酸（4：1）的混合溶液100ml，称定重量，置90℃水浴中加热回流2.5小时，放冷，再称定重量，用甲醇–

盐酸（4∶1）的混合溶液补足减失的重量，摇匀，滤过，取续滤液，即得。

测定法 分别精密吸取对照品溶液与供试品溶液各1μl，注入液相色谱仪，测定，即得。

本品每1g含槲皮素（$C_{15}H_{10}O_7$）应为3.0～20.0mg。

【**规格**】 每1g配方颗粒相当于饮片6g

【**贮藏**】 密封。

制川乌配方颗粒

Zhichuanwu Peifangkeli

【来源】 本品为毛茛科植物乌头 *Aconitum carmichaelii* Debx. 的干燥母根经炮制并按标准汤剂的主要质量指标加工制成的配方颗粒。

【制法】 取制川乌饮片2 700g，加水煎煮，滤过，滤液浓缩成清膏（干浸膏出膏率为18.5%～32.0%），加入辅料适量，干燥（或干燥，粉碎），再加入辅料适量，混匀，制粒，制成1 000g，即得。

【性状】 本品为黄色至黄棕色的颗粒；气微，味微苦、微有麻舌感。

【鉴别】 取本品适量，研细，取2g，加氨试液4ml使润湿，加乙醚20ml，超声处理15分钟，滤过，滤液挥干，残渣加二氯甲烷1ml使溶解，作为供试品溶液。另取苯甲酰新乌头原碱对照品、苯甲酰乌头原碱对照品、苯甲酰次乌头原碱对照品，加异丙醇–二氯甲烷（1∶1）的混合溶液制成每1ml各含1mg的混合溶液，作为对照品溶液。照薄层色谱法（《中国药典》2020年版通则0502）试验，吸取供试品溶液5μl、对照品溶液2μl，分别点于同一硅胶G薄层板上，以正己烷–乙酸乙酯–甲醇（6.4∶5.6∶1）为展开剂，置氨蒸气饱和20分钟的展开缸内，展开，取出，晾干，喷以稀碘化铋钾试液。供试品色谱中，在与对照品色谱相应的位置上，显相同颜色的斑点。

【特征图谱】 照高效液相色谱法–质谱法（《中国药典》2020年版通则0512和通则0431）测定。

色谱、质谱条件与系统适用性试验 以十八烷基硅烷键合硅胶为填充剂（柱长为100mm，内径为2.1mm，粒径为1.7μm）；以乙腈为流动相A，以0.1%甲酸溶液为流动相B，按下表中的规定进行梯度洗脱；流速为每分钟0.4ml；柱温为35℃；采用四极杆飞行时间质谱检测器，电喷雾离子化（ESI）正离子模式下进行检测。理论板数按苯甲酰新乌头原碱峰计算应不低于3 000。

时间（分钟）	流动相A（%）	流动相B（%）
0～11	5→25	95→75
11～15	25→50	75→50
15～16	50→95	50→5
16～17	95	5

参照物溶液的制备 取川乌对照药材0.1g，加水20ml，加热回流1小时，放冷，滤过，取续滤液，作为对照药材参照物溶液。另取苯甲酰新乌头原碱对照品、苯甲酰乌头原碱对照品、苯甲酰次乌头原碱对照品适量，加异丙醇–二氯甲烷（1：1）的混合溶液制成每1ml各含10μg的混合贮备液。精密吸取上述混合贮备液适量，加50%甲醇制成每1ml各含0.1μg的混合溶液，作为对照品参照物溶液。

供试品溶液的制备 取本品适量，研细，取0.1g，加50%甲醇25ml，超声处理（功率250W，频率40kHz）30分钟，放冷，滤过，取续滤液，即得。

测定法 分别精密吸取供试品溶液与参照物溶液各1μl，注入液相色谱–质谱联用仪，测定，即得。

供试品色谱图中应呈现10个特征峰，并应与对照特征图谱色谱中的10个特征峰保留时间和质荷比（*m/z*）相对应，其中峰7～峰9应分别与相应对照品参照物峰保留时间相对应。与苯甲酰新乌头原碱参照物峰相对应的峰为S峰，计算峰6、峰10与S峰的相对保留时间，其相对保留时间应在规定值的±10%之内，规定值为：0.79（峰6）、1.24（峰10）。

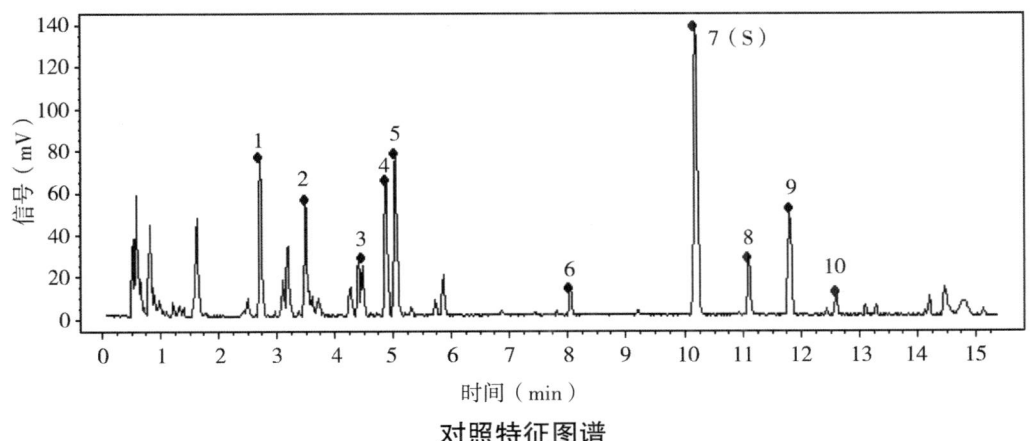

对照特征图谱

峰1：新乌头原碱（*m/z* 486）；峰2：宋果灵（*m/z* 358）；峰3：附子灵（*m/z* 454）；

峰4：尼奥林（*m/z* 438）；峰7（S）：苯甲酰新乌头原碱（*m/z* 590）；

峰8：苯甲酰乌头原碱（*m/z* 604）；峰9：苯甲酰次乌头原碱（*m/z* 574）

参考色谱柱：BEH C18，2.1mm×100mm，1.7μm

【**检查**】 **双酯型生物碱** 照高效液相色谱法–质谱法（《中国药典》2020年版通则0512和通则0431）测定。

色谱、质谱条件与系统适用性试验 同〔含量测定〕项。各监测离子对见下表。

化合物	定量离子对m/z	定性离子对m/z
新乌头碱	632.4→572.4	632.4→540.2
次乌头碱	616.3→556.3	616.3→338.2
乌头碱	646.3→586.3	646.3→368.2

对照品溶液的制备 取新乌头碱对照品、次乌头碱对照品、乌头碱对照品适量，精密称定，加异丙

醇–二氯甲烷（1∶1）的混合溶液制成每1ml各含100μg的混合贮备液。精密吸取上述混合贮备液适量，加30%甲醇制成每1ml各含0.1μg的混合溶液，即得。

供试品溶液的制备 同〔含量测定〕项。

测定法 分别精密吸取对照品溶液与供试品溶液各1μl，注入液相色谱–质谱联用仪，测定，即得。

本品每1g含双酯型生物碱以新乌头碱（$C_{33}H_{45}NO_{11}$）、次乌头碱（$C_{33}H_{45}NO_{10}$）和乌头碱（$C_{34}H_{47}NO_{11}$）的总量计，应不得过0.05mg。

其他 应符合颗粒剂项下有关的各项规定（《中国药典》2020年版通则0104）。

【浸出物】 取本品适量，研细，取约2g，精密称定，精密加入乙醇100ml，照醇溶性浸出物测定法（《中国药典》2020年版通则2201）项下的热浸法测定，不得少于15.0%。

【含量测定】 照高效液相色谱法–质谱法（《中国药典》2020年版通则0512和通则0431）测定。

色谱、质谱条件与系统适用性试验 以十八烷基硅烷键合硅胶为填充剂（柱长为100mm，内径为2.1mm，粒径为1.7μm）；以甲醇为流动相A，以0.1%甲酸溶液为流动相B，按下表中的规定进行梯度洗脱；流速为每分钟0.3ml；柱温为35℃。理论板数按苯甲酰新乌头原碱峰计算应不低于3 000。

时间（分钟）	流动相A（%）	流动相B（%）
0～1	5→30	95→70
1～2	30→33	70→67
2～3	33→45	67→55
3～10	45→48	55→52
10～12	48	52
12～12.1	48→90	52→10

采用三重四极杆质谱检测器；电喷雾离子化（ESI）正离子模式下多反应监测（MRM），监测离子对见下表：

化合物	定量离子对m/z	定性离子对m/z
苯甲酰新乌头原碱	590.3→540.3	590.3→105.0
苯甲酰乌头原碱	604.3→554.3	604.3→105.0
苯甲酰次乌头原碱	574.3→542.3	574.3→105.0

对照品溶液的制备 取苯甲酰新乌头原碱对照品、苯甲酰乌头原碱对照品及苯甲酰次乌头原碱对照品适量，精密称定，加异丙醇–二氯甲烷（1∶1）的混合溶液制成每1ml含苯甲酰新乌头原碱0.3mg、苯甲酰乌头原碱50μg、苯甲酰次乌头原碱50μg的混合贮备液。精密吸取上述混合贮备液适量，加30%甲醇制成每1ml含苯甲酰新乌头原碱0.3μg、苯甲酰乌头原碱50ng、苯甲酰次乌头原碱50ng的混合溶液，即得。

供试品溶液的制备 取本品适量，研细，取约0.1g，精密称定，置具塞锥形瓶中，精密加入30%甲醇

25ml，称定重量，超声处理（功率250W，频率40kHz，水温在25℃以下）30分钟，再称定重量，用30%甲醇补足减失的重量，摇匀，滤过，精密量取续滤液1ml，置10ml量瓶中，用30%甲醇稀释至刻度，摇匀，滤过，即得。

测定法　分别精密吸取对照品溶液与供试品溶液各1μl，注入液相色谱–质谱联用仪，测定，即得。

本品每1g含苯甲酰新乌头原碱（$C_{31}H_{43}NO_{10}$）、苯甲酰乌头原碱（$C_{32}H_{45}NO_{10}$）和苯甲酰次乌头原碱（$C_{31}H_{43}NO_{9}$）的总量应为0.8～4.0mg。

【规格】　每1g配方颗粒相当于饮片2.7g

【贮藏】　密封。

垂盆草配方颗粒

Chuipencao Peifangkeli

【来源】 本品为景天科植物垂盆草 *Sedum sarmentosum* Bunge 的干燥全草经炮制并按标准汤剂的主要质量指标加工制成的配方颗粒。

【制法】 取垂盆草饮片3 000g，加水煎煮，滤过，滤液浓缩成清膏（干浸膏出膏率为17%～33%），加入辅料适量，干燥（或干燥，粉碎），再加入辅料适量，混匀，制粒，制成1 000g，即得。

【性状】 本品为黄色至棕黄色的颗粒；气微，味微苦。

【鉴别】 取本品适量，研细，取1g，加甲醇20ml，超声处理30分钟，滤过，滤液作为供试品溶液。另取垂盆草对照药材3g，加水50ml，煎煮30分钟，滤过，滤液蒸干，残渣加甲醇20ml，同法制成对照药材溶液。照薄层色谱法（《中国药典》2020年版通则0502）试验，吸取上述两种溶液各10μl，分别点于同一硅胶G薄层板上，以环己烷-乙酸乙酯（40∶3）为展开剂，展开，取出，晾干，喷以5%磷钼酸乙醇溶液，在105℃加热至斑点显色清晰。供试品色谱中，在与对照药材色谱相应的位置上，显相同颜色的斑点。

【特征图谱】 照高效液相色谱法（《中国药典》2020年版通则0512）测定。

色谱条件与系统适用性试验 以十八烷基硅烷键合硅胶为填充剂（柱长为100mm，内径为2.1mm，粒径为1.8μm）；以乙腈为流动相A，以0.1%磷酸溶液为流动相B，按下表中的规定进行梯度洗脱；流速为每分钟0.3ml；柱温为35℃；检测波长为320nm。理论板数按槲皮素峰计算应不低于3 000。

时间（分钟）	流动相A（%）	流动相B（%）
0～20	15→25	85→75
20～26	25→30	75→70
26～29	30→40	70→60

参照物溶液的制备 取垂盆草对照药材0.5g，加甲醇-25%盐酸溶液（4∶1）的混合溶液25ml，加热回流1小时，放冷，摇匀，滤过，取续滤液，作为对照药材参照物溶液。另取〔含量测定〕项下的对照品溶液，作为对照品参照物溶液。

供试品溶液的制备 同〔含量测定〕项。

测定法 分别精密吸取参照物溶液与供试品溶液各1μl，注入液相色谱仪，测定，即得。

供试品色谱中应呈现6个特征峰，并应与对照药材参照物色谱中的6个特征峰保留时间相对应，其中峰3、峰5、峰6应分别与相应对照品参照物峰保留时间相对应。与槲皮素参照物峰相对应的峰为S峰，计算峰1、峰2、峰4与S峰的相对保留时间，其相对保留时间应在规定值的±10%之内，规定值为：0.56（峰1）、0.93（峰2）、1.06（峰4）。

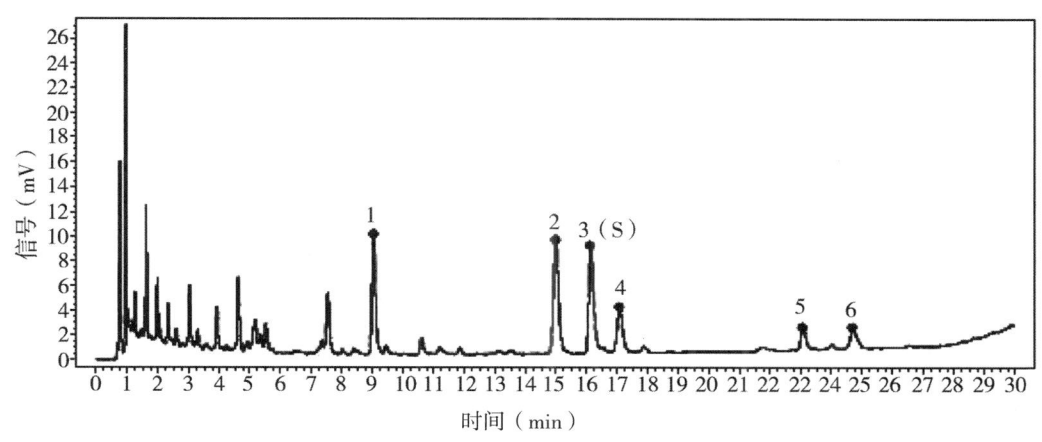

对照特征图谱

峰3（S）：槲皮素；峰5：山柰酚；峰6：异鼠李素

参考色谱柱：Eclipse Plus C18，2.1mm×100mm，1.8μm

【检查】 应符合颗粒剂项下有关的各项规定（《中国药典》2020年版通则0104）。

【浸出物】 取本品适量，研细，取约2g，精密称定，精密加入乙醇100ml，照醇溶性浸出物测定法（《中国药典》2020年版通则2201）项下的热浸法测定，不得少于10.0%。

【含量测定】 照高效液相色谱法（《中国药典》2020年版通则0512）测定。

色谱条件与系统适用性试验 以十八烷基硅烷键合硅胶为填充剂（柱长为150mm，内径为2.1mm，粒径为1.8μm）；以甲醇–0.1%磷酸溶液（45∶55）为流动相；流速为每分钟0.3ml；柱温为40℃；检测波长为360nm。理论板数按槲皮素峰计算应不低于3 000。

对照品溶液的制备 取槲皮素对照品、山柰酚对照品、异鼠李素对照品适量，精密称定，加甲醇制成每1ml含槲皮素38μg、山柰酚10μg、异鼠李素15μg的混合溶液，即得。

供试品溶液的制备 取本品适量，研细，取约0.25g，精密称定，置具塞锥形瓶中，精密加入甲醇–25%盐酸溶液（4∶1）的混合溶液25ml，称定重量，加热回流1.5小时，放冷，再称定重量，用甲醇–25%盐酸溶液（4∶1）的混合溶液补足减失的重量，摇匀，滤过，取续滤液，即得。

测定法 分别精密吸取对照品溶液1μl、供试品溶液2μl，注入液相色谱仪，测定，即得。

本品每1g含槲皮素（$C_{15}H_{10}O_7$）、山柰酚（$C_{15}H_{10}O_6$）和异鼠李素（$C_{16}H_{12}O_7$）的总量应为0.60～7.0mg。

【规格】 每1g配方颗粒相当于饮片3g

【贮藏】 密封。

金荞麦配方颗粒

Jinqiaomai Peifangkeli

【来源】 本品为蓼科植物金荞麦 *Fagopyrum dibotrys*（D. Don）Hara 的干燥根茎经炮制并按标准汤剂的主要质量指标加工制成的配方颗粒。

【制法】 取金荞麦饮片8 500g，加水煎煮，滤过，滤液浓缩成清膏（干浸膏出膏率为5.9%~11.8%），加入辅料适量，干燥（或干燥，粉碎），再加入辅料适量，混匀，制粒，制成1 000g，即得。

【性状】 本品为红棕色至深棕色的颗粒；气微，味苦、微涩。

【鉴别】 取本品适量，研细，取0.5g，加甲醇20ml，超声处理30分钟，滤过，滤液蒸干，残渣加甲醇1ml使溶解，作为供试品溶液。另取金荞麦对照药材2g，加水50ml，加热回流30分钟，滤过，滤液蒸干，残渣加甲醇20ml，同法制成对照药材溶液。再取表儿茶素对照品，加甲醇制成每1ml含0.5mg的溶液，作为对照品溶液。照薄层色谱法（《中国药典》2020年版通则0502）试验，吸取上述三种溶液各10μl，分别点于同一硅胶G薄层板上，以甲苯-乙酸乙酯-甲醇-甲酸（1:2:0.2:0.1）为展开剂，展开，取出，晾干，喷以10%磷钼酸乙醇溶液，在105℃加热至斑点显色清晰。供试品色谱中，在与对照药材色谱和对照品色谱相应的位置上，显相同颜色的斑点。

【特征图谱】 照高效液相色谱法（《中国药典》2020年版通则0512）测定。

色谱条件与系统适用性试验 以十八烷基硅烷键合硅胶为填充剂（柱长为100mm，内径为2.1mm，粒径为1.8μm）；以乙腈为流动相A，以0.1%磷酸溶液为流动相B，按下表中的规定进行梯度洗脱；流速为每分钟0.3ml；柱温为20℃；检测波长为210nm。理论板数按表儿茶素峰计算应不低于3 000。

时间（分钟）	流动相A（%）	流动相B（%）
0~6	10	90
6~8	10→12	90→88
8~11	12→18	88→82
11~17	18→20	82→80

续表

时间（分钟）	流动相A（%）	流动相B（%）
17～23	20→23	80→77
23～28	23→40	77→60
28～30	40	60

参照物溶液的制备　取金荞麦对照药材2g，加水50ml，煎煮30分钟，放冷，摇匀，滤过，取上清液5ml，加于聚酰胺柱（30～60目，内径为1.0cm，柱长为15cm，湿法装柱）上，以水50ml洗脱，弃去水液，再用乙醇200ml洗脱，收集洗脱液，减压浓缩（50～70℃）至近干，残渣加乙腈-水（10：90）的混合溶液使溶解，并转移至10ml量瓶中，用乙腈-水（10：90）的混合溶液稀释至刻度，摇匀，滤过，取续滤液，作为对照药材参照物溶液。另取原儿茶酸对照品、儿茶素对照品、表儿茶素对照品适量，加甲醇制成每1ml含原儿茶酸30μg、儿茶素50μg、表儿茶素50μg的混合溶液，作为对照品参照物溶液。

供试品溶液的制备　同〔含量测定〕项。

测定法　分别精密吸取参照物溶液与供试品溶液各2μl，注入液相色谱仪，测定，即得。

供试品色谱中应呈现4个特征峰，并应与对照药材参照物色谱中的4个特征峰保留时间相对应，其中峰1、峰2、峰4应分别与相应对照品参照物峰保留时间相对应。与表儿茶素参照物峰相对应的峰为S峰，计算峰3与S峰的相对保留时间，其相对保留时间应在规定值的±10%之内，规定值为：0.86（峰3）。

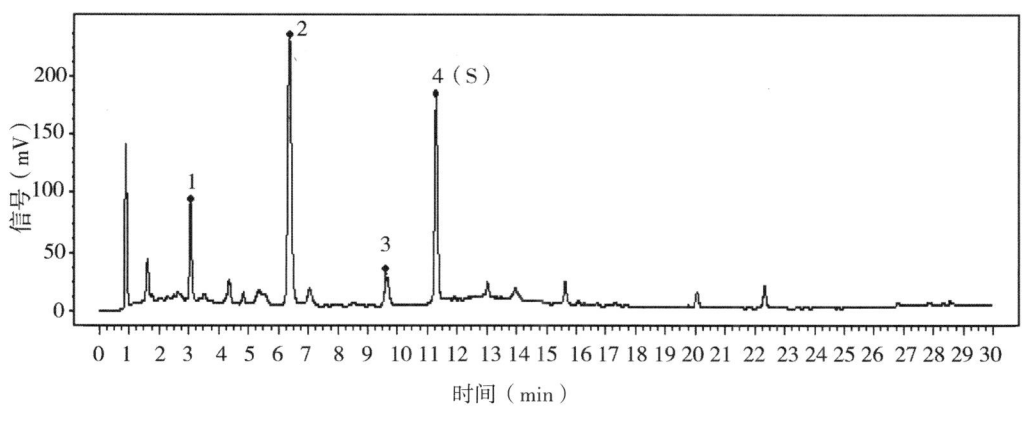

对照特征图谱

峰1：原儿茶酸；峰2：儿茶素；峰3：原花青素B2；峰4（S）：表儿茶素

参考色谱柱：HSS T3，2.1mm×100mm，1.8μm

【检查】　应符合颗粒剂项下有关的各项规定（《中国药典》2020年版通则0104）。

【浸出物】　取本品适量，研细，取约2g，精密称定，精密加入乙醇100ml，照醇溶性浸出物测定法（《中国药典》2020年版通则2201）项下的热浸法测定，不得少于8.0%。

【含量测定】　照高效液相色谱法（《中国药典》2020年版通则0512）测定。

色谱条件与系统适用性试验　以十八烷基硅烷键合硅胶为填充剂（柱长为100mm，内径为2.1mm，粒径为1.8μm）；以乙腈–0.004%磷酸溶液（10∶90）为流动相；流速为每分钟0.3ml；柱温为30℃；检测波长为280nm。理论板数按表儿茶素峰计算应不低于6 000。

对照品溶液的制备　取表儿茶素对照品适量，精密称定，加流动相制成每1ml含25μg的溶液，即得。

供试品溶液的制备　取本品适量，研细，取约1g，精密称定，置具塞锥形瓶中，精密加入稀乙醇50ml，称定重量，超声处理（功率250W，频率50kHz）30分钟，放冷，再称定重量，用稀乙醇补足减失的重量，摇匀，滤，精密量取续滤液25ml，减压浓缩（50～70℃）至近干，残渣加乙腈–水（10∶90）的混合溶液分次洗涤，洗液转移至10ml量瓶中，用乙腈–水（10∶90）的混合溶液稀释至刻度，摇匀，离心，精密量取上清液5ml，加于聚酰胺柱（30～60目，内径为1.0cm，柱长为15cm，湿法装柱）上，以水50ml洗脱，弃去水液，再用乙醇200ml洗脱，收集洗脱液，减压浓缩（50～70℃）至近干，残渣加乙腈–水（10∶90）的混合溶液使溶解，转移至10ml量瓶中，用乙腈–水（10∶90）的混合溶液稀释至刻度，摇匀，滤过，取续滤液，即得。

测定法　分别精密吸取对照品溶液与供试品溶液各2μl，注入液相色谱仪，测定，即得。

本品每1g含表儿茶素（$C_{15}H_{14}O_6$）应为0.4～3.5mg。

【规格】　每1g配方颗粒相当于饮片8.5g

【贮藏】　密封。

乳香（埃塞俄比亚乳香）配方颗粒

Ruxiang（Aisai'ebiyaruxiang）Peifangkeli

【来源】 本品为橄榄科植物乳香树 *Boswellia carterii* Birdw. 及同属植物 *Boswellia bhaw-dajiana* Birdw. 树皮渗出的树脂（埃塞俄比亚乳香）经炮制并按标准汤剂的主要质量指标加工制成的配方颗粒。

【制法】 取乳香（埃塞俄比亚乳香）饮片1 300g，加水煎煮，收集挥发油适量（以β-环糊精包合，备用），滤过，加入辅料适量，滤液浓缩成清膏（干浸膏出膏率为41%~65%），加入挥发油包合物，加入辅料适量，干燥（或干燥，粉碎），再加入辅料适量，混匀，制粒，制成1 000g，即得。

【性状】 本品为黄白色至浅灰黄色的颗粒；气香，味微苦。

【鉴别】 取本品适量，研细，取0.5g，加乙醇20ml，超声处理20分钟，滤过，滤液蒸干，残渣加乙醇1ml使溶解，作为供试品溶液。另取乳香（埃塞俄比亚乳香）对照药材0.5g，加乙醇20ml，同法制成对照药材溶液。照薄层色谱法（《中国药典》2020年版通则0502）试验，吸取上述两种溶液各2~5μl，分别点于同一硅胶G薄层板上，以石油醚（60~90℃）-乙酸乙酯（17:2）为展开剂，展开，取出，晾干，喷以5%香草醛硫酸溶液，在105℃加热至斑点显色清晰。供试品色谱中，在与对照药材色谱相应的位置上，显相同颜色的斑点。

【特征图谱】 照高效液相色谱法（《中国药典》2020年版通则0512）测定。

色谱条件与系统适用性试验 以十八烷基硅烷键合硅胶为填充剂；以乙腈为流动相A，以0.05%磷酸溶液为流动相B，按下表中的规定进行梯度洗脱；柱温为30℃；检测波长0~18分钟为210nm，18~28分钟为250nm，28分钟以后为210nm。理论板数按11-羰基-β-乙酰乳香酸峰计算应不低于3 000。

时间（分钟）	流动相A（%）	流动相B（%）
0~18	75→80	25→20
18~28	80→82	20→18
28~35	82→98	18→2
35~50	98	2

参照物溶液的制备 取乳香（埃塞俄比亚乳香）对照药材0.2g，加甲醇50ml，超声处理（功率250W，频率40kHz）30分钟，放冷，摇匀，滤过，取续滤液，作为对照药材参照物溶液。另取11-羧基-β-乙酰乳香酸对照品、α-乳香酸对照品适量，加甲醇制成每1ml含11-羧基-β-乙酰乳香酸60μg、α-乳香酸30μg的混合溶液，作为对照品参照物溶液。

供试品溶液的制备 同〔含量测定〕项。

测定法 分别精密吸取参照物溶液与供试品溶液各10μl，注入液相色谱仪，测定，即得。

供试品色谱中应呈现5个特征峰，并应与对照药材参照物色谱中的5个特征峰保留时间相对应，其中峰2、峰4应分别与相应对照品参照物峰保留时间相对应。与11-羧基-β-乙酰乳香酸参照物峰相对应的峰为S1峰，计算峰1与S1峰的相对保留时间，其相对保留时间应在规定值的±10%之内，规定值为：0.64（峰1）；与α-乳香酸参照物峰相对应的峰为S2峰，计算峰3、峰5与S2峰的相对保留时间，其相对保留时间应在规定值的±10%之内，规定值为：0.96（峰3）、1.25（峰5）。

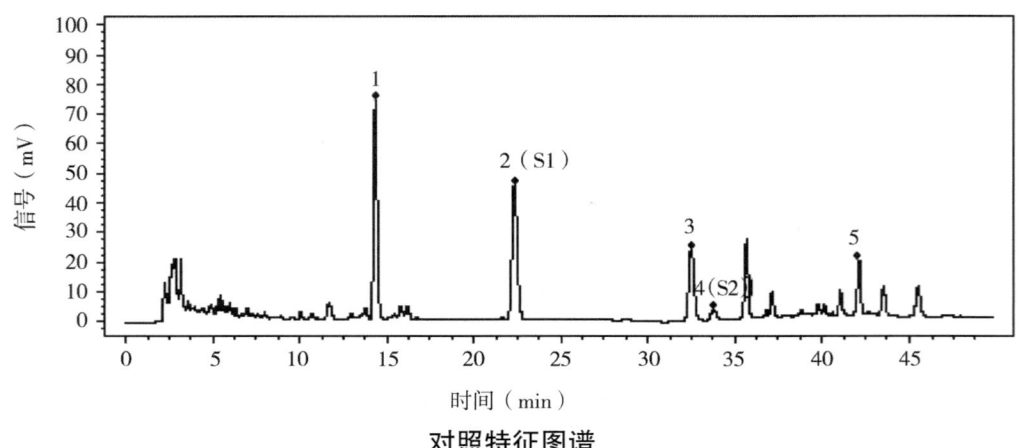

对照特征图谱

峰2（S1）：11-羧基-β-乙酰乳香酸；峰4（S2）：α-乳香酸

参考色谱柱：Xbridge C18，4.6mm×250mm，5μm

【检查】 应符合颗粒剂项下有关的各项规定（《中国药典》2020年版通则0104）。

【浸出物】 取本品适量，研细，取约2g，精密称定，精密加入乙醇100ml，照醇溶性浸出物测定法（《中国药典》2020年版通则2201）项下的热浸法测定，不得少于17.0%。

【含量测定】 **挥发油** 照挥发油测定法（《中国药典》2020年版通则2204）测定。

本品含挥发油应为0.70%～3.70%（ml/g）。

11-羧基-β-乙酰乳香酸 照高效液相色谱法（《中国药典》2020年版通则0512）测定。

色谱条件与系统适用性试验 以十八烷基硅烷键合硅胶为填充剂；以甲醇-0.05%磷酸溶液（83：17）为流动相；检测波长为250nm。理论板数按11-羧基-β-乙酰乳香酸峰计算应不低于3 000。

对照品溶液的制备 取11-羧基-β-乙酰乳香酸对照品适量，精密称定，加甲醇制成每1ml含0.12mg的溶液，即得。

供试品溶液的制备 取本品适量，研细，取约0.2g，精密称定，置具塞锥形瓶中，精密加入甲醇50ml，称定重量，超声处理（功率250W，频率40kHz）30分钟，放冷，再称定重量，用甲醇补足减失的重量，摇匀，滤过，取续滤液，即得。

测定法 分别精密吸取对照品溶液与供试品溶液各10μl，注入液相色谱仪，测定，即得。

本品每1g含11-羰基-β-乙酰乳香酸（$C_{32}H_{48}O_5$）应为9.0～42.0mg。

【规格】 每1g配方颗粒相当于饮片1.3g

【贮藏】 密封。

炒赤芍（芍药）配方颗粒

Chaochishao（Shaoyao）Peifangkeli

【来源】 本品为毛茛科植物芍药 *Paeonia lactiflora* Pall. 的干燥根经炮制并按标准汤剂的主要质量指标加工制成的配方颗粒。

【生产用饮片的炮制】 应按照《浙江省中药饮片炮制规范》2015年版赤芍项下规定的方法炮制。

【制法】 取炒赤芍（芍药）饮片3 000g，加水煎煮，滤过，滤液浓缩成清膏（干浸膏出膏率为20%～30%），加入辅料适量，干燥（或干燥，粉碎），再加入辅料适量，混匀，制粒，制成1 000g，即得。

【性状】 本品为浅棕色至棕褐色的颗粒；气微，味微苦、酸涩。

【鉴别】 取本品适量，研细，取2g，加乙醇20ml，超声处理5分钟，滤过，滤液浓缩至1ml，作为供试品溶液。另取赤芍（芍药）对照药材1g，同法制成对照药材溶液。再取芍药苷对照品，加乙醇制成每1ml含1mg的溶液，作为对照品溶液。照薄层色谱法（《中国药典》2020年版通则0502）试验，吸取上述三种溶液各2μl，分别点于同一硅胶G薄层板上，以三氯甲烷-乙酸乙酯-甲醇-甲酸（40：5：10：0.2）为展开剂，展开，取出，晾干，喷以5%香草醛硫酸溶液，加热至斑点显色清晰。供试品色谱中，在与对照药材色谱和对照品色谱相应的位置上，显相同的蓝紫色斑点。

【特征图谱】 照高效液相色谱法（《中国药典》2020年版通则0512）测定。

色谱条件与系统适用性试验 以十八烷基硅烷键合硅胶为填充剂；以乙腈为流动相A，以0.05%磷酸溶液为流动相B，按下表中的规定进行梯度洗脱；柱温为30℃；检测波长0～25分钟为210nm，25分钟以后为230nm。理论板数按芍药苷峰计算应不低于3 000。

时间（分钟）	流动相A（%）	流动相B（%）
0～25	5→15	95→85
25～34	15→18	85→82
34～35	18→20	82→80
35～44	20	80
44～45	20→45	80→55
45～55	45→47	55→53

参照物溶液的制备 取赤芍（芍药）对照药材0.4g，加水50ml，加热回流45分钟，放冷，摇匀，滤

过，滤液蒸干，残渣加稀乙醇25ml，超声处理（功率200W，频率53kHz）30分钟，放冷，摇匀，滤过，取续滤液，作为对照药材参照物溶液。另取〔含量测定〕项下的对照品溶液，作为对照品参照物溶液。

供试品溶液的制备　取本品适量，研细，取0.1g，加稀乙醇25ml，超声处理（功率200W，频率53kHz）30分钟，放冷，摇匀，滤过，取续滤液，即得。

测定法　分别精密吸取参照物溶液与供试品溶液各10μl，注入液相色谱仪，测定，即得。

供试品色谱中应呈现6个特征峰，并应与对照药材参照物色谱中的6个特征峰保留时间相对应，其中峰3应与对照品参照物峰保留时间相对应。与芍药苷参照物峰相对应的峰为S峰，计算其余各特征峰与S峰的相对保留时间，其相对保留时间应在规定值的±10%之内，规定值为0.25（峰1）、0.70（峰2）、1.34（峰4）、1.45（峰5）、1.62（峰6）。

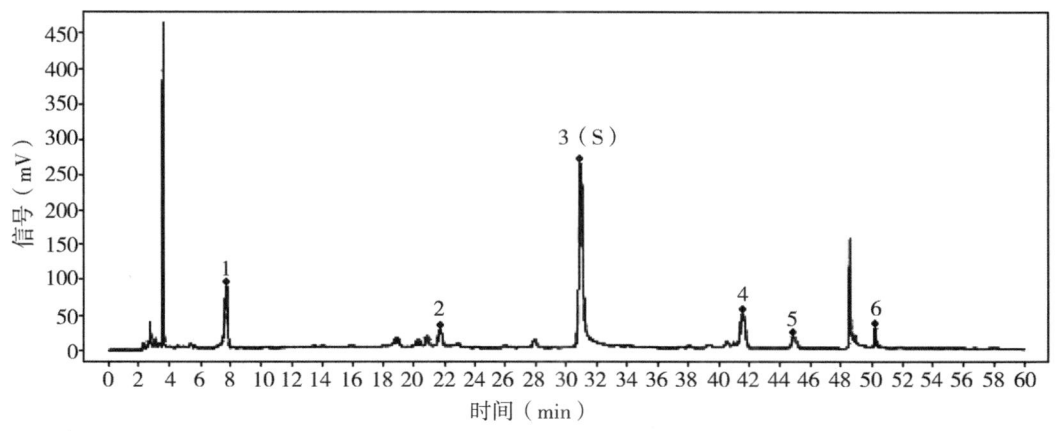

对照特征图谱

峰1：没食子酸；峰3（S）：芍药苷；峰6：苯甲酰芍药苷

参考色谱柱：Inertsustain C18，4.6mm×250mm，5μm

【检查】　应符合颗粒剂项下有关的各项规定（《中国药典》2020年版通则0104）。

【浸出物】　取本品适量，研细，取约2g，精密称定，精密加入乙醇100ml，照醇溶性浸出物测定法（《中国药典》2020年版通则2201）项下的热浸法测定，不得少于33.0%。

【含量测定】　照高效液相色谱法（《中国药典》2020年版通则0512）测定。

色谱条件与系统适用性试验　以十八烷基硅烷键合硅胶为填充剂；以甲醇–0.05mol/L磷酸二氢钾溶液（40∶65）为流动相；柱温为25℃；检测波长为230nm。理论板数按芍药苷峰计算应不低于3 000。

对照品溶液的制备　取芍药苷对照品适量，精密称定，加甲醇制成每1ml含0.2mg的溶液，即得。

供试品溶液的制备　取本品适量，研细，取约0.1g，精密称定，置具塞锥形瓶中，精密加入甲醇50ml，称定重量，超声处理（功率200W，频率53kHz）30分钟，放冷，再称定重量，用甲醇补足减失的重量，摇匀，滤过，取续滤液，即得。

测定法　分别精密吸取对照品溶液与供试品溶液各10μl，注入液相色谱仪，测定，即得。

本品每1g含芍药苷（$C_{23}H_{28}O_{11}$）应为38.0～111.0mg。

【规格】　每1g配方颗粒相当于饮片3g

【贮藏】　密封。

炒牵牛子（裂叶牵牛）配方颗粒

Chaoqianniuzi（Lieyeqianniu）Peifangkeli

【来源】 本品为旋花科植物裂叶牵牛 *Pharbitis nil*（L.）Choisy 的干燥成熟种子经炮制并按标准汤剂的主要质量指标加工制成的配方颗粒。

【制法】 取炒牵牛子（裂叶牵牛）饮片6 500g，加水煎煮，滤过，滤液浓缩成清膏（干浸膏出膏率为7.7%～12.4%），加入辅料适量，干燥（或干燥，粉碎），再加入辅料适量，混匀，制粒，制成1 000g，即得。

【性状】 本品为棕黄色至黄棕色的颗粒；气微，味淡。

【鉴别】 取本品适量，研细，取0.4g，加甲醇25ml，超声处理30分钟，滤过，滤液蒸干，残渣加甲醇1ml使溶解，作为供试品溶液。另取牵牛子（裂叶牵牛）对照药材1g，加甲醇25ml，超声处理30分钟，滤过，滤液蒸干，残渣加甲醇5ml使溶解，作为对照药材溶液。再取咖啡酸对照品，加甲醇制成每1ml含1mg的溶液，作为对照品溶液。照薄层色谱法（《中国药典》2020年版通则0502）试验，吸取供试品溶液与对照药材溶液各5μl、对照品溶液2μl，分别点于同一硅胶G薄层板上，以二氯甲烷-甲醇-甲酸（93：9：4）为展开剂，展开，取出，晾干，喷以磷钼酸试液，在110℃加热至斑点显色清晰。供试品色谱中，在与对照药材色谱和对照品色谱相应的位置上，显相同颜色的斑点。

【特征图谱】 照高效液相色谱法（《中国药典》2020年版通则0512）测定。

色谱条件与系统适用性试验 以十八烷基硅烷键合硅胶为填充剂（柱长为100mm，内径为2.1mm，粒径为1.7μm）；以乙腈为流动相A，以0.1%甲酸溶液为流动相B，按下表中的规定进行梯度洗脱；流速为每分钟0.35ml；柱温为35℃；检测波长为326nm。理论板数按绿原酸峰计算应不低于5 000。

时间（分钟）	流动相A（%）	流动相B（%）
0～13	7→32	93→68

参照物溶液的制备 取牵牛子（裂叶牵牛）对照药材1g，加水25ml，加热回流30分钟，放冷，摇匀，滤过，取续滤液，作为对照药材参照物溶液。另取新绿原酸对照品、绿原酸对照品、隐绿原酸对照

品适量，加80%甲醇制成每1ml含新绿原酸80μg、绿原酸0.1mg、隐绿原酸80μg的混合溶液，作为对照品参照物溶液。再取3，5-O-二咖啡酰奎宁酸对照品适量，加甲醇制成每1ml含30μg的溶液，作为对照品参照物溶液。

供试品溶液的制备 同〔含量测定〕项。

测定法 分别精密吸取参照物溶液与供试品溶液各1μl，注入液相色谱仪，测定，即得。

供试品色谱中应呈现6个特征峰，并应与对照药材参照物色谱中的6个特征峰保留时间相对应，其中峰1～峰3、峰5应分别与相应对照品参照物峰保留时间相对应。与3，5-O-二咖啡酰奎宁酸参照物峰相对应的峰为S峰，计算峰4、峰6与S峰的相对保留时间，其相对保留时间应在规定值的±10%之内，规定值为：0.96（峰4）、1.08（峰6）。

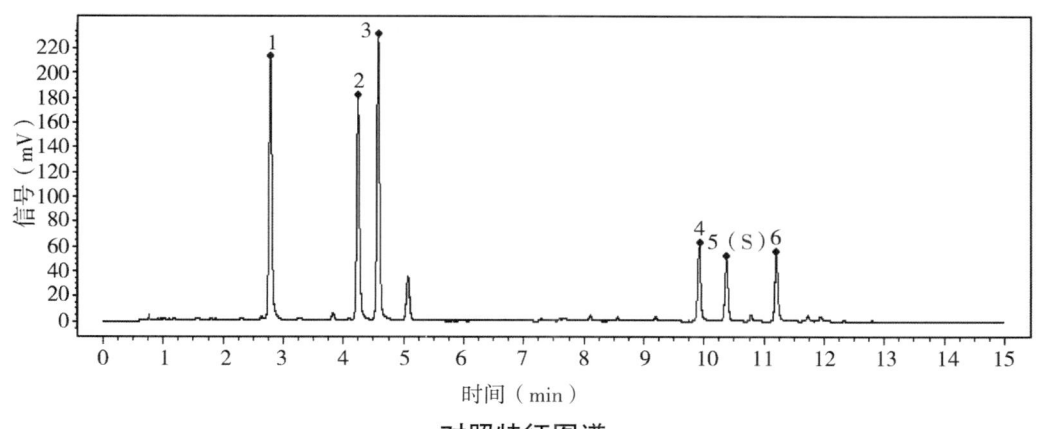

对照特征图谱

峰1：新绿原酸；峰2：隐绿原酸；峰3：绿原酸；

峰5（S）：3，5-O-二咖啡酰奎宁酸；峰6：4，5-O-二咖啡酰奎宁酸

参考色谱柱：BEH Shield RP18，2.1mm×100mm，1.7μm

【检查】 应符合颗粒剂项下有关的各项规定（《中国药典》2020年版通则0104）。

【浸出物】 取本品适量，研细，取约2g，精密称定，精密加入乙醇100ml，照醇溶性浸出物测定法（《中国药典》2020年版通则2201）项下的热浸法测定，不得少于7.0%。

【含量测定】 照高效液相色谱法（《中国药典》2020年版通则0512）测定。

色谱条件与系统适用性试验 以十八烷基硅烷键合硅胶为填充剂（柱长为100mm，内径为2.1mm，粒径为1.8μm）；以乙腈为流动相A，以0.1%磷酸溶液为流动相B，按下表中的规定进行梯度洗脱；流速为每分钟0.3ml；柱温为30℃；检测波长为326nm。理论板数按绿原酸峰计算应不低于5 000。

时间（分钟）	流动相A（%）	流动相B（%）
0～5	4→8	96→92
5～20	8	92

对照品溶液的制备 取新绿原酸对照品、绿原酸对照品、咖啡酸对照品、隐绿原酸对照品适量，精

密称定，加80%甲醇制成每1ml含新绿原酸80μg、绿原酸0.1mg、咖啡酸15μg、隐绿原酸80μg的混合溶液，即得。

供试品溶液的制备 取本品适量，研细，取约0.2g，精密称定，置具塞锥形瓶中，精密加入80%甲醇25ml，称定重量，超声处理（功率250W，频率40kHz）30分钟，放冷，再称定重量，用80%甲醇补足减失的重量，摇匀，滤过，取续滤液，即得。

测定法 分别精密吸取对照品溶液与供试品溶液各1μl，注入液相色谱仪，测定，即得。

本品每1g含新绿原酸（$C_{16}H_{18}O_9$）、绿原酸（$C_{16}H_{18}O_9$）、咖啡酸（$C_9H_8O_4$）和隐绿原酸（$C_{16}H_{18}O_9$）的总量应为10.0～35.0mg。

【规格】 每1g配方颗粒相当于饮片6.5g

【贮藏】 密封。

炒葶苈子（播娘蒿）配方颗粒

Chaotinglizi（Bonianghao）Peifangkeli

【来源】 本品为十字花科植物播娘蒿 *Descurainia sophia*（L.）Webb. ex Prantl. 的干燥成熟种子经炮制并按标准汤剂的主要质量指标加工制成的配方颗粒。

【制法】 取炒葶苈子（播娘蒿）饮片6 000g，加水煎煮，滤过，滤液浓缩成清膏（干浸膏出膏率为8.4%～11.7%），加入辅料适量，干燥（或干燥，粉碎），再加入辅料适量，混匀，制粒，制成1 000g，即得。

【性状】 本品为浅黄色至棕黄色的颗粒；气微，味苦、微辛辣。

【鉴别】 取本品适量，研细，取0.2g，加甲醇20ml，超声处理20分钟，滤过，滤液蒸干，残渣加甲醇1ml使溶解，作为供试品溶液。另取葶苈子（播娘蒿）对照药材2g，加甲醇20ml，同法制成对照药材溶液。再取槲皮素–3–O–β–D–葡萄糖–7–O–β–D–龙胆双糖苷对照品，加30%甲醇制成每1ml含0.1mg的溶液，作为对照品溶液。照薄层色谱法（《中国药典》2020年版通则0502）试验，吸取供试品溶液与对照品溶液各1μl，对照药材溶液1～2μl，分别点于同一聚酰胺薄膜上，以乙酸乙酯–甲醇–水（7：2：1）为展开剂，展开，取出，晾干，喷以2%三氯化铝乙醇溶液，热风吹干，置紫外光灯（365nm）下检视。供试品色谱中，在与对照药材色谱和对照品色谱相应的位置上，显相同颜色的荧光斑点。

【特征图谱】 照高效液相色谱法（《中国药典》2020年版通则0512）测定。

色谱条件与系统适用性试验 以十八烷基硅烷键合硅胶为填充剂（柱长为100mm，内径为2.1mm，粒径为1.7μm）；以乙腈为流动相A，以0.1%醋酸溶液为流动相B，按下表中的规定进行梯度洗脱；流速为每分钟0.3ml；柱温为35℃；检测波长为265nm。理论板数按槲皮素–3–O–β–D–葡萄糖–7–O–β–D–龙胆双糖苷峰计算应不低于5 000。

时间（分钟）	流动相A（%）	流动相B（%）
0～5	1→12	99→88
5～15	12→13	88→87

续表

时间（分钟）	流动相A（%）	流动相B（%）
15～17	13→17	87→83
17～19	17→21	83→79
19～24	21→24	79→76
24～26	24→45	76→55
26～28	45→95	55→5
28～32	95	5

参照物溶液的制备　取葶苈子（播娘蒿）对照药材1g，加水25ml，加热回流1小时，放冷，摇匀，滤过，取续滤液，作为对照药材参照物溶液。另取色氨酸对照品、槲皮素–3–O–β–D–葡萄糖–7–O–β–D–龙胆双糖苷对照品、异槲皮苷对照品、异鼠李素–3–O–β–D–葡萄糖苷对照品适量，加甲醇制成每1ml含色氨酸0.1mg、槲皮素–3–O–β–D–葡萄糖–7–O–β–D–龙胆双糖苷0.1mg、异槲皮苷0.1mg、异鼠李素–3–O–β–D–葡萄糖苷0.12mg的混合溶液，作为对照品参照物溶液。

供试品溶液的制备　取本品适量，研细，取0.2g，加50%甲醇25ml，超声处理（功率250W，频率40kHz）1小时，放冷，摇匀，滤过，取续滤液，即得。

测定法　分别精密吸取参照物溶液与供试品溶液各1μl，注入液相色谱仪，测定，即得。

供试品色谱中应呈现6个特征峰，并应与对照药材参照物色谱中的6个特征峰保留时间相对应，其中峰1、峰3、峰5、峰6应分别与相应对照品参照物峰保留时间相对应。与槲皮素–3–O–β–D–葡萄糖–7–O–β–D–龙胆双糖苷参照物峰相应的峰为S峰，计算峰2、峰4与S峰的相对保留时间，其相对保留时间应在规定值的±10%之内，规定值为：0.84（峰2）、1.20（峰4）。

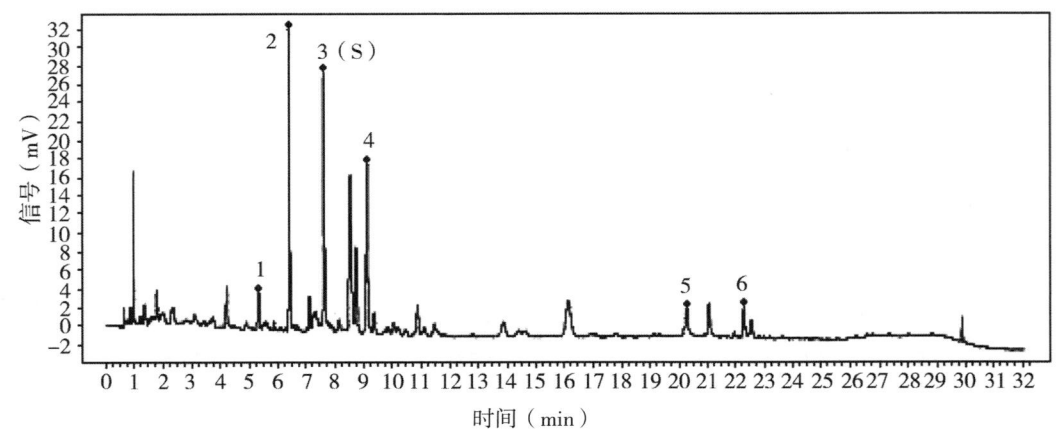

对照特征图谱

峰1：色氨酸；峰2：芥子碱；峰3（S）：槲皮素–3–O–β–D–葡萄糖–7–O–β–D–龙胆双糖苷；
峰5：异槲皮苷；峰6：异鼠李素–3–O–β–D–葡萄糖苷
参考色谱柱：CSH C18，2.1mm×100mm，1.7μm

【检查】 应符合颗粒剂项下有关的各项规定（《中国药典》2020年版通则0104）。

【浸出物】 取本品适量，研细，取约2g，精密称定，精密加入乙醇100ml，照醇溶性浸出物测定法（《中国药典》2020年版通则2201）项下的热浸法测定，不得少于20.0%。

【含量测定】 照高效液相色谱法（《中国药典》2020年版通则0512）测定。

色谱条件与系统适用性试验 以十八烷基硅烷键合硅胶为填充剂（柱长为100mm，内径为2.1mm，粒径为1.8μm）；以乙腈为流动相A，以0.1%醋酸溶液为流动相B，按下表中的规定进行梯度洗脱；流速为每分钟0.3ml；柱温为30℃；检测波长为254nm。理论板数按槲皮素–3–O–β–D–葡萄糖–7–O–β–D–龙胆双糖苷峰计算应不低于5 000。

时间（分钟）	流动相A（%）	流动相B（%）
0 ~ 5	8	92
5 ~ 5.5	8→20	92→80
5.5 ~ 8	20	80

对照品溶液的制备 取槲皮素–3–O–β–D–葡萄糖–7–O–β–D–龙胆双糖苷对照品适量，精密称定，加70%甲醇制成每1ml含50μg的溶液，即得。

供试品溶液的制备 取本品适量，研细，取约0.3g，精密称定，置具塞锥形瓶中，精密加入70%甲醇25ml，称定重量，超声处理（功率250W，频率40kHz）30分钟，放冷，再称定重量，用70%甲醇补足减失的重量，摇匀，滤过，取续滤液，即得。

测定法 分别精密吸取对照品溶液与供试品溶液各1μl，注入液相色谱仪，测定，即得。

本品每1g含槲皮素–3–O–β–D–葡萄糖–7–O–β–D–龙胆双糖苷（$C_{33}H_{40}O_{22}$）应为1.8 ~ 6.0mg。

【规格】 每1g配方颗粒相当于饮片6g

【贮藏】 密封。

炒槐花（槐米）配方颗粒

Chaohuaihua（Huaimi）Peifangkeli

【来源】　本品为豆科植物槐 Sophora japonica L. 的干燥花蕾经炮制并按标准汤剂的主要质量指标加工制成的配方颗粒。

【制法】　取炒槐花（槐米）饮片2 500g，加水煎煮，滤过，滤液浓缩成清膏（干浸膏出膏率为25.9%~40.0%），加入辅料适量，干燥（或干燥，粉碎），再加入辅料适量，混匀，制粒，制成1 000g，即得。

【性状】　本品为棕黄色至黄棕色的颗粒；气微，味苦。

【鉴别】　取本品适量，研细，取0.2g，加甲醇5ml，密塞，振摇10分钟，滤过，滤液作为供试品溶液。另取槐米对照药材0.2g，加甲醇5ml，同法制成对照药材溶液。再取芦丁对照品，加甲醇制成每1ml含4mg的溶液，作为对照品溶液。照薄层色谱法（《中国药典》2020年版通则0502）试验，吸取上述三种溶液各1~2μl，分别点于同一硅胶G薄层板上，以乙酸乙酯-甲酸-水（8∶1∶1）为展开剂，展开，取出，晾干，喷以三氯化铝试液，置紫外光灯（365nm）下检视。供试品色谱中，在与对照药材色谱和对照品色谱相应的位置上，显相同颜色的荧光斑点。

【特征图谱】　照高效液相色谱法（《中国药典》2020年版通则0512）测定。

色谱条件与系统适用性试验　同〔含量测定〕项。

参照物溶液的制备　取槐米对照药材0.1g，加水50ml，加热回流30分钟，放冷，滤过，取续滤液，作为对照药材参照物溶液。另取〔含量测定〕项下的对照品溶液，作为对照品参照物溶液。

供试品溶液的制备　同〔含量测定〕项。

测定法　分别精密吸取参照物溶液与供试品溶液各1~2μl，注入液相色谱仪，测定，即得。

供试品色谱中应呈现4个特征峰，并应与对照药材参照物色谱中的4个特征峰相对应，其中峰1~峰4应分别与相应对照品参照物峰保留时间相对应。

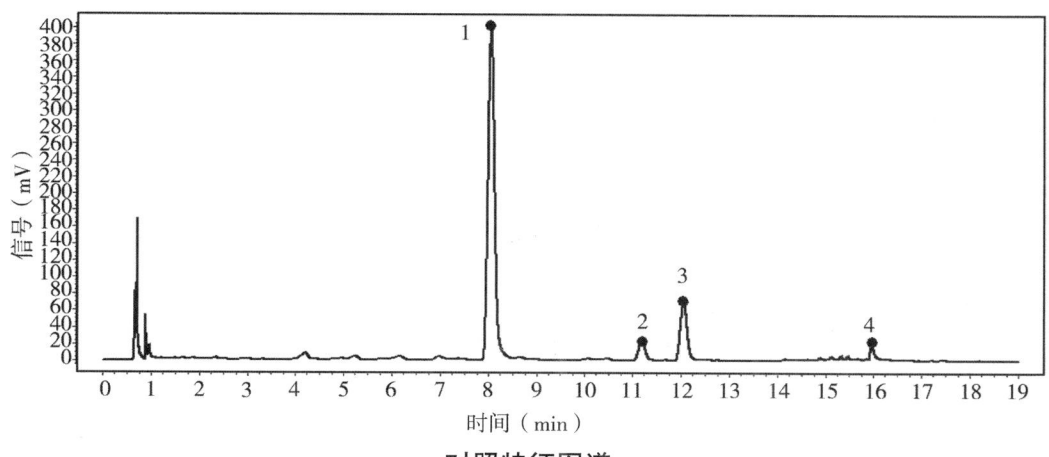

对照特征图谱

峰1：芦丁；峰2：山柰酚-3-*O*-芸香糖苷；峰3：水仙苷；峰4：槲皮素

参考色谱柱：BEH C18，2.1mm×100mm，1.7μm

【检查】 应符合颗粒剂项下有关的各项规定（《中国药典》2020年版通则0104）。

【浸出物】 取本品适量，研细，取约2g，精密称定，精密加入乙醇100ml，照醇溶性浸出物测定法（《中国药典》2020年版通则2201）项下的热浸法测定，不得少于25.0%。

【含量测定】 照高效液相色谱法（《中国药典》2020年版通则0512）测定。

色谱条件与系统适用性试验 以十八烷基硅烷键合硅胶为填充剂（柱长为100mm，内径为2.1mm，粒径为1.7μm）；以乙腈为流动相A，以0.1%磷酸溶液为流动相B，按下表中的规定进行梯度洗脱；流速为每分钟0.35ml；柱温为25℃；检测波长为257nm。理论板数按水仙苷峰计算应不低于5 000。

时间（分钟）	流动相A（%）	流动相B（%）
0～12	11→17	89→83
12～18	17→49	83→51

对照品溶液的制备 取芦丁对照品、山柰酚-3-*O*-芸香糖苷对照品、水仙苷对照品、槲皮素对照品适量，精密称定，加甲醇制成每1ml含芦丁0.3mg、山柰酚-3-*O*-芸香糖苷20μg、水仙苷60μg、槲皮素5μg的混合溶液，作为对照品溶液。

供试品溶液的制备 取本品适量，研细，取约0.1g，精密称定，置具塞锥形瓶中，精密加入甲醇50ml，称定重量，超声处理（功率250W，频率40kHz）30分钟，放冷，再称定重量，用甲醇补足减失的重量，摇匀，滤过，取续滤液，即得。

测定法 分别精密吸取对照品溶液与供试品溶液各1～2μl，注入液相色谱仪，测定，即得。

本品每1g含芦丁（$C_{27}H_{30}O_{16}$）、山柰酚-3-*O*-芸香糖苷（$C_{27}H_{30}O_{15}$）、水仙苷（$C_{28}H_{32}O_{16}$）和槲皮素（$C_{15}H_{10}O_7$）的总量应为170.0～350.0mg。

【规格】 每1g配方颗粒相当于饮片2.5g

【贮藏】 密封。

法半夏配方颗粒

Fabanxia Peifangkeli

【来源】 本品为天南星科植物半夏 Pinellia ternata（Thunb.）Breit. 的干燥块茎的炮制加工品按标准汤剂的主要质量指标加工制成的配方颗粒。

【制法】 取法半夏饮片3 400g，加水煎煮，滤过，滤液浓缩成清膏（干浸膏出膏率为14.7%～24.4%），加入辅料适量，干燥（或干燥，粉碎），再加入辅料适量，混匀，制粒，制成1 000g，即得。

【性状】 本品为浅黄色至棕黄色的颗粒；气微，味淡、略甘。

【鉴别】 取本品适量，研细，取0.5g，加盐酸2ml和三氯甲烷20ml，加热回流1小时，放冷，滤过，滤液蒸干，残渣加无水乙醇0.5ml使溶解，作为供试品溶液。另取甘草次酸对照品，加无水乙醇制成每1ml含1mg的溶液，作为对照品溶液。照薄层色谱法（《中国药典》2020年版通则0502）试验，吸取供试品溶液5μl、对照品溶液2μl，分别点于同一硅胶GF$_{254}$薄层板上，以石油醚（30～60℃）–乙酸乙酯–丙酮–甲酸（30：6：5：0.5）为展开剂，展开，取出，晾干，置紫外光灯（254nm）下检视。供试品色谱中，在与对照品色谱相应的位置上，显相同颜色的斑点。

【特征图谱】 照高效液相色谱法（《中国药典》2020年版通则0512）测定。

色谱条件与系统适用性试验 以十八烷基硅烷键合硅胶为填充剂（柱长为100mm，内径为2.1mm，粒径为1.6μm）；以乙腈为流动相A，以0.1%磷酸溶液为流动相B，按下表中的规定进行梯度洗脱；流速为每分钟0.3ml；柱温为30℃；检测波长为270nm。理论板数按色氨酸峰计算应不低于5 000。

时间（分钟）	流动相A（％）	流动相B（％）
0～5	0	100
5～7	0→5	100→95
7～11	5→11	95→89
11～18	11→28	89→72
18～25	28→40	72→60
25～30	40→60	60→40

参照物溶液的制备　取尿苷对照品、鸟苷对照品、色氨酸对照品适量，加水制成每1ml各含50μg的混合溶液，作为对照品参照物溶液。另取甘草酸对照品适量，加30%甲醇制成每1ml含50μg的溶液，作为对照品参照物溶液。

供试品溶液的制备　取本品适量，研细，取1g，加30%甲醇20ml，超声处理（功率250W，频率40kHz）30分钟，放冷，摇匀，滤过，取续滤液，即得。

测定法　分别精密吸取参照物溶液与供试品溶液各1μl，注入液相色谱仪，测定，即得。

供试品色谱中应呈现9个特征峰，其中峰1~峰3、峰9应分别与相应对照品参照物峰保留时间相对应。与色氨酸参照物峰相对应的峰为S1峰，计算峰4~峰6与S1峰的相对保留时间，其相对保留时间应在规定值的±10%之内，规定值为：1.06（峰4）、1.10（峰5）、1.72（峰6）；与甘草酸参照物峰相对应的峰为S2峰，计算峰7、峰8与S2峰的相对保留时间，其相对保留时间应在规定值的±10%之内，规定值为：0.80（峰7）、0.95（峰8）。

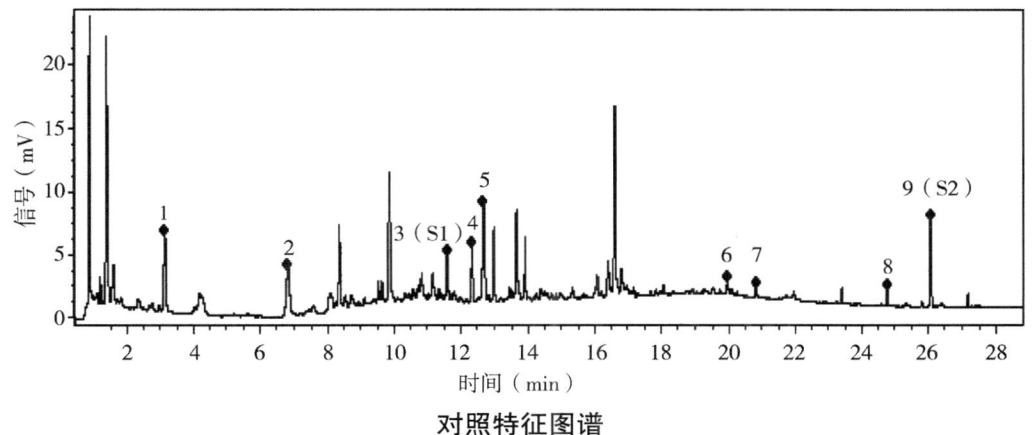

对照特征图谱

峰1：尿苷；峰2：鸟苷；峰3（S1）：色氨酸；峰6：甘草素；峰9（S2）：甘草酸

参考色谱柱：CORTECS T3，2.1mm×100mm，1.6μm

【检查】　溶化性　照颗粒剂溶化性检查法（《中国药典》2020年版通则0104）检查，加热水200ml，搅拌5分钟（必要时加热煮沸5分钟），立即观察，应全部溶化或轻微浑浊，不得有焦屑或异物。

水麦冬酸　照高效液相色谱法（《中国药典》2020年版通则0512）测定。

色谱条件与系统适用性试验　以十八烷基硅烷键合硅胶为填充剂（柱长为100mm，内径为2.1nm，粒径为1.8μm）；以乙腈为流动相A，以0.1%磷酸溶液为流动相B，按下表中的规定进行梯度洗脱；采用二极管阵列检测器；流速为每分钟0.3ml；柱温为25℃；检测波长为210nm。理论板数按水麦冬酸峰计算应不低于3 000。

时间（分钟）	流动相A（%）	流动相B（%）
0~9	1	99
9~10	1→10	99→90

对照品溶液的制备　取水麦冬酸对照品适量，加乙腈–0.1%磷酸溶液（1∶99）的混合溶液制成每1ml含0.25μg的溶液，即得（临用新制）。

供试品溶液的制备　取本品适量，研细，取2g，加30%甲醇20ml，超声处理（功率250W，频率40kHz）30分钟，放冷，摇匀，滤过，取续滤液，即得。

测定法　分别精密吸取对照品溶液与供试品溶液各1μl，注入液相色谱仪，测定，即得。

结果判断　供试品色谱中，在与水麦冬酸对照品色谱峰保留时间相应的位置上，不得出现相同的色谱峰。若出现保留时间相同的色谱峰，则采用二极管阵列检测器比较相应色谱峰在190～400nm波长范围的紫外–可见吸收光谱，吸收光谱应不相同。

备注：必要时可采用高效液相色谱–质谱联用方法验证。建议采用甲醇–0.02%氨溶液（5∶95）流动相系统。

其他　应符合颗粒剂项下有关的各项规定（《中国药典》2020年版通则0104）。

【规格】　每1g配方颗粒相当于饮片3.4g

【贮藏】　密封。

茵陈（茵陈蒿）配方颗粒

Yinchen（Yinchenhao）Peifangkeli

【来源】 本品为春季采收的菊科植物茵陈蒿 *Artemisia capillaris* Thunb. 的干燥地上部分（绵茵陈）经炮制并按标准汤剂的主要质量指标加工制成的配方颗粒。

【制法】 取茵陈（茵陈蒿）饮片3 700g，加水煎煮，滤过，滤液浓缩成清膏（干浸膏出膏率为18%～27%），加入辅料适量，干燥（或干燥，粉碎），再加入辅料适量，混匀，制粒，制成1 000g，即得。

【性状】 本品为棕黄色至棕褐色的颗粒；气清香，味微苦。

【鉴别】 取本品适量，研细，取约0.2g，加甲醇20ml，超声处理30分钟，滤过，滤液作为供试品溶液。另取茵陈〔茵陈蒿（绵茵陈）〕对照药材0.5g，加水50ml，煎煮1小时，滤过，滤液蒸干，加甲醇10ml，同法制成对照药材溶液。再取绿原酸对照品适量，加甲醇制成每1ml含1mg的溶液，作为对照品溶液。照薄层色谱法（《中国药典》2020年版通则0502）试验，吸取供试品溶液与对照药材溶液各10μl、对照品溶液4μl，分别点于同一硅胶G薄层板上，以乙酸丁酯-甲酸-水（4∶3∶3）的上层溶液为展开剂，展开，取出，晾干，置紫外光灯（365nm）下检视。供试品色谱中，在与对照药材色谱和对照品色谱相应的位置上，显相同颜色的荧光斑点。

【特征图谱】 照高效液相色谱法（《中国药典》2020年版通则0512）测定。

色谱条件与系统适用性试验 同〔含量测定〕项。

参照物溶液的制备 取茵陈〔茵陈蒿（绵茵陈）〕对照药材1g，加水25ml，煎煮30分钟，放冷，滤过，滤液蒸干，残渣加50%甲醇20ml，超声处理（功率250W，频率40kHz）30分钟，放冷，摇匀，滤过，取续滤液，作为对照药材参照物溶液。另取〔含量测定〕项的对照品溶液，作为对照品参照物溶液。

供试品溶液的制备 同〔含量测定〕项。

测定法 分别精密吸取参照物溶液与供试品溶液各1μl，注入液相色谱仪，测定，即得。

供试品色谱中应呈现7个特征峰，并应与对照药材参照物色谱中的7个特征峰保留时间相对应，其中峰3应与对照品参照物峰保留时间相对应。与绿原酸参照物峰相对应的峰为S峰，计算其余各特征峰与S峰的相对保留时间，其相对保留时间应在规定值的±10%之内，规定值为：0.34（峰1）、0.47（峰2）、

1.18（峰4）、1.72（峰5）、2.23（峰6）、2.39（峰7）。

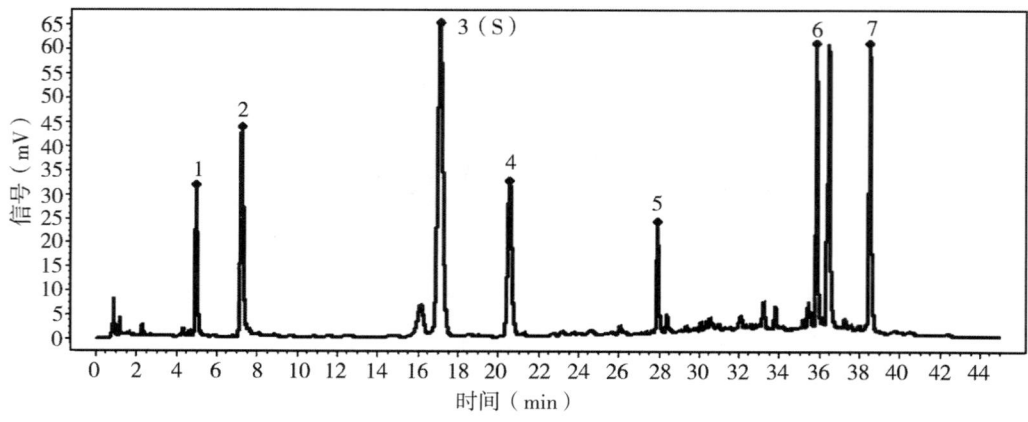

对照特征图谱

峰2：新绿原酸；峰3（S）：绿原酸；峰4：隐绿原酸；峰6：异绿原酸B；峰7：异绿原酸C

参考色谱柱：HSS T3，2.1mm×100mm，1.8μm

【**检查**】 应符合颗粒剂项下有关的各项规定（《中国药典》2020年版通则0104）。

【**浸出物**】 取本品适量，研细，取约2g，精密称定，精密加入乙醇50ml，照醇溶性浸出物测定法（《中国药典》2020年版通则2201）项下的热浸法测定，不得少于14.0%。

【**含量测定**】 照高效液相色谱法（《中国药典》2020年版通则0512）测定。

色谱条件与系统适用性试验 以十八烷基硅烷键合硅胶为填充剂（柱长为100mm，内径为2.1mm，粒径为1.8μm）；以乙腈为流动相A，以0.05%磷酸溶液为流动相B，按下表中的规定进行梯度洗脱；流速为每分钟0.3ml；柱温为35℃；检测波长为327nm。理论板数按绿原酸峰计算应不低于5 000。

时间（分钟）	流动相A（%）	流动相B（%）
0～10	4→5	96→95
10～20	5→8	95→92
20～25	8→12	92→88
25～35	12→20	88→80
35～45	20	80

对照品溶液的制备 取绿原酸对照品适量，精密称定，加50%甲醇制成每1ml含0.1mg的溶液，即得。

供试品溶液的制备 取本品适量，研细，取约0.2g，精密称定，置具塞锥形瓶中，精密加入50%甲醇20ml，称定重量，超声处理（功率250W，频率40kHz）30分钟，放冷，再称定重量，用50%甲醇补足减失的重量，摇匀，滤过，取续滤液，即得。

测定法 分别精密吸取对照品溶液与供试品溶液各1μl，注入液相色谱仪，测定，即得。

本品每1g含绿原酸（$C_{16}H_{18}O_9$）应为6.0～17.0mg。

【**规格**】 每1g配方颗粒相当于饮片3.7g

【**贮藏**】 密封。

荔枝核配方颗粒

Lizhihe Peifangkeli

【来源】 本品为无患子科植物荔枝 *Litchi chinensis* Sonn. 的干燥成熟种子经炮制并按标准汤剂的主要质量指标加工制成的配方颗粒。

【制法】 取荔枝核饮片6 500g，加水煎煮，滤过，滤液浓缩成清膏（干浸膏出膏率为8%～15%），加入辅料适量，干燥（或干燥，粉碎），再加入辅料适量，混匀，制粒，制成1 000g，即得。

【性状】 本品为浅红棕色至棕色的颗粒；气微，味微苦涩。

【鉴别】 取本品适量，研细，取1g，加水25ml，微热使溶解，放冷，用乙酸乙酯振摇提取2次，每次30ml，合并乙酸乙酯液，蒸干，残渣加甲醇1ml使溶解，作为供试品溶液。另取荔枝核对照药材2g，加水50ml，煎煮30分钟，滤过，滤液浓缩至约25ml，加乙酸乙酯25ml，同法制成对照药材溶液。再取原儿茶酸对照品，加甲醇制成每1ml含0.5mg的溶液，作为对照品溶液。照薄层色谱法（《中国药典》2020年版通则0502）试验，吸取上述三种溶液各5μl，分别点于同一硅胶GF$_{254}$薄层板上，以三氯甲烷-乙酸乙酯-甲苯-甲酸（5∶6∶3∶1）为展开剂，展开，取出，晾干，置紫外光灯（254nm）下检视。供试品色谱中，在与对照药材色谱和对照品色谱相应的位置上，显相同颜色的斑点。

【特征图谱】 照高效液相色谱法（《中国药典》2020年版通则0512）测定。

色谱条件与系统适用性试验 以十八烷基硅烷键合硅胶为填充剂（柱长为100mm，内径为2.1mm，粒径为1.8μm）；以乙腈流动相A，以0.1%甲酸溶液为流动相B，按下表中规定进行梯度洗脱；流速为每分钟0.3ml；柱温为30℃；检测波长在0～8分钟为260nm，8分钟以后为300nm。理论板数按原儿茶酸峰计算应不低于3 000。

时间（分钟）	流动相A（%）	流动相B（%）
0～5	3	97
5～6	3→9	97→91
6～12	9→15	91→85
12～19	15→25	85→75

参照物溶液的制备　取荔枝核对照药材1g，加水15ml，加热回流1小时，放冷，滤过，取续滤液，作为对照药材参照物溶液。另取原儿茶酸对照品适量，加50%甲醇制成每1ml含15μg的溶液，作为对照品参照物溶液。

供试品溶液的制备　同〔含量测定〕项。

测定法　分别精密吸取参照物溶液与供试品溶液各1μl，注入液相色谱仪，测定，即得。

供试品色谱中应呈现5个特征峰，并应与对照药材参照物色谱中的5个特征峰保留时间相对应，其中峰2应与对照品参照物峰保留时间相对应。与原儿茶酸参照物峰相对应的峰为S峰，计算其余各特征峰与S峰的相对保留时间，其相对保留时间应在规定值的±10%之内，规定值为：0.61（峰1）、1.81（峰3）、2.31（峰4）、2.37（峰5）。

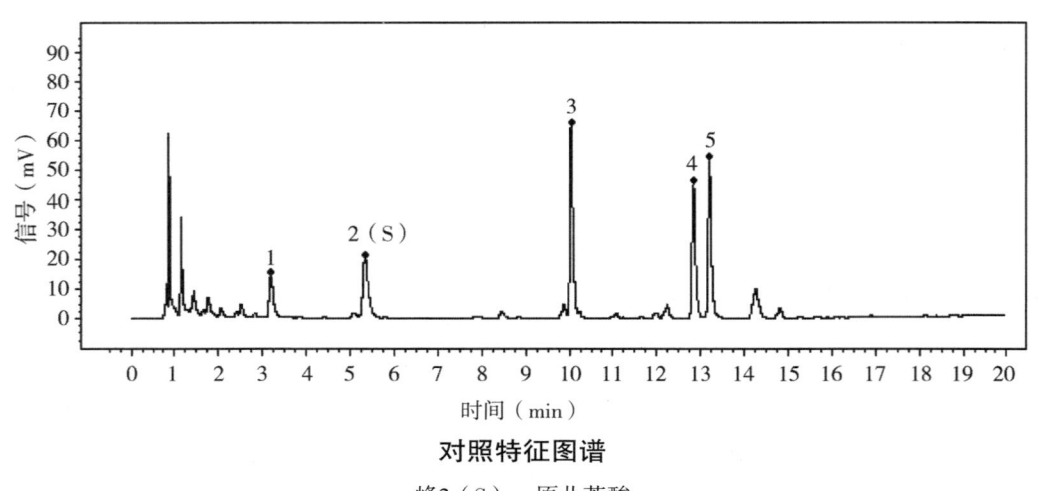

对照特征图谱

峰2（S）：原儿茶酸

参考色谱柱：Eclipse Plus C18，2.1mm×100mm，1.8μm

【检查】　应符合颗粒剂项下有关的各项规定（《中国药典》2020年版通则0104）。

【浸出物】　取本品适量，研细，取约2g，精密称定，精密加入乙醇100ml，照醇溶性浸出物测定法（《中国药典》2020年版通则2201）项下的热浸法测定，不得少于20.0%。

【含量测定】　照高效液相色谱法（《中国药典》2020年版通则0512）测定。

色谱条件与系统适用性试验　以十八烷基硅烷键合硅胶为填充剂（柱长为100mm，内径为2.1mm，粒径为1.8μm）；以乙腈为流动相A，以0.1%甲酸溶液为流动相B，按下表中的规定进行梯度洗脱；流速为每分钟0.3ml；柱温为30℃；检测波长为260nm。理论板数按原儿茶酸峰计算应不低于3 000。

时间（分钟）	流动相A（%）	流动相B（%）
0~5	3	97
5~6	3→9	97→91
6~12	9→15	91→85
12~19	15→25	85→75

对照品溶液的制备　取原儿茶酸对照品适量，精密称定，加50%甲醇制成每1ml含15μg的溶液，即得。

供试品溶液的制备　取本品适量，研细，取约0.2g，精密称定，置具塞锥形瓶中，精密加入50%甲醇15ml，称定重量，超声处理（功率250W，频率40kHz）30分钟，放冷，再称定重量，用50%甲醇补足减失的重量，摇匀，滤过，取续滤液，即得。

测定法　分别精密吸取对照品溶液与供试品溶液各1μl，注入液相色谱仪，测定，即得。

本品每1g含原儿茶酸（$C_7H_6O_4$）应为0.50～1.6mg。

【**规格**】　每1g配方颗粒相当于饮片6.5g

【**贮藏**】　密封。

南杏仁配方颗粒

Nanxingren Peifangkeli

【来源】 本品为蔷薇科植物水晶杏、金叶大杏等栽培杏 *Prunus armeniaca* L. 味甜的干燥成熟种子经炮制并按标准汤剂的主要质量指标加工制成的配方颗粒。

【生产用饮片的炮制】 应按照《广东省中药炮制规范》1984年版南杏仁项下规定的方法炮制。

【制法】 取南杏仁饮片6 000g,加水煎煮,滤过,滤液浓缩成清膏（干浸膏出膏率为9.0%～16.5%),加入辅料适量,干燥（或干燥,粉碎),再加入辅料适量,混匀,制粒,制成1 000g,即得。

【性状】 本品为浅黄色至黄棕色的颗粒;气微,味淡。

【鉴别】 取本品适量,研细,取5g,加甲醇25ml,超声处理30分钟,滤过,滤液蒸干,残渣加水5ml使溶解,通过D101型大孔吸附树脂柱（内径为1.5cm,柱高为8cm,加水20ml预处理),用氨溶液（4→100）30ml洗脱,弃去氨液,再用水20ml洗脱,弃去水液,继续用20%乙醇30ml洗脱,收集洗脱液,蒸干,残渣加丙酮1ml使溶解,作为供试品溶液。另取苦杏仁苷对照品,加丙酮制成每1ml含2mg的溶液,作为对照品溶液。照薄层色谱法（《中国药典》2020年版通则0502）试验,吸取上述两种溶液各8μl,分别点于同一硅胶G薄层板上,以三氯甲烷-乙酸乙酯-甲醇-水（15：40：22：10）5～10℃放置12小时的下层溶液为展开剂,展开,取出,晾干,喷以磷钼酸硫酸溶液（取磷钼酸2g,加水20ml使溶解,再缓缓加入硫酸30ml,混匀,即得),在105℃加热至斑点显色清晰。供试品色谱中,在与对照品色谱相应的位置上,显相同颜色的斑点。

【特征图谱】 照高效液相色谱法（《中国药典》2020年版通则0512）测定。

色谱条件与系统适用性试验 同〔含量测定〕项。

参照物溶液的制备 取南杏仁对照药材1g,加水30ml,加热回流30分钟,放冷,离心,取上清液蒸干,残渣加70%甲醇25ml,超声处理（功率250W,频率40kHz）30分钟,放冷,摇匀,滤过,取续滤液,作为对照药材参照物溶液。另取〔含量测定〕项下的对照品溶液,作为对照品参照物溶液。

供试品溶液的制备 取本品适量,研细,取0.2g,加70%甲醇25ml,超声处理（功率250W,频率40kHz）30分钟,放冷,摇匀,滤过,取续滤液,即得。

测定法 分别精密吸取参照物溶液与供试品溶液各1~2μl，注入液相色谱仪，测定，即得。

供试品色谱中应呈现4个特征峰，并应与对照药材参照物色谱中的4个特征峰保留时间相对应，其中峰4应与对照品参照物峰保留时间相对应。与苦杏仁苷参照物峰相对应的峰为S峰，计算峰3与S峰的相对保留时间，其相对保留时间应在规定值的±10%之内，规定值为：0.96（峰3）。

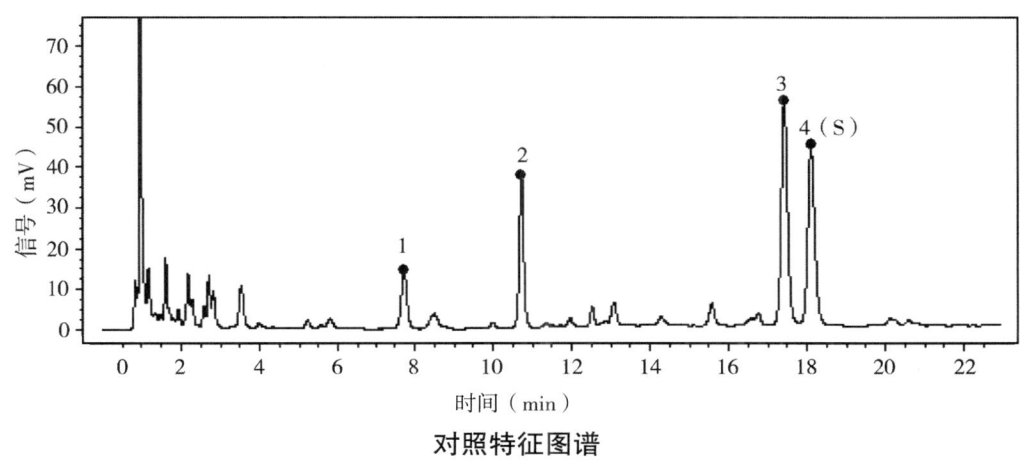

对照特征图谱

峰4（S）：苦杏仁苷

参考色谱柱：SB-Aq，2.1mm×100mm，1.8μm

【检查】 应符合颗粒剂项下有关的各项规定（《中国药典》2020年版通则0104）。

【浸出物】 取本品适量，研细，取约2g，精密称定，精密加入乙醇100ml，照醇溶性浸出物测定法（《中国药典》2020年版通则2201）项下的热浸法测定，不得少于20.0%。

【含量测定】 照高效液相色谱法（《中国药典》2020年版通则0512）测定。

色谱条件与系统适用性试验 以十八烷基硅烷键合硅胶为填充剂（柱长为100mm，内径为2.1mm，粒径为1.8μm）；以乙腈为流动相A，以0.2%磷酸溶液为流动相B，按下表中的规定进行梯度洗脱；流速为每分钟0.3ml；柱温为25℃；检测波长为210nm。理论板数按苦杏仁苷峰计算应不低于5 000。

时间（分钟）	流动相A（%）	流动相B（%）
0~5	0	100
5~7	0→3	100→97
7~20	3→6	97→94
20~23	6→80	94→20
23~28	80	20

对照品溶液的制备 取苦杏仁苷对照品适量，精密称定，加70%甲醇制成每1ml含0.1mg的溶液，即得。

供试品溶液的制备 取本品适量，研细，取约0.5g，精密称定，置具塞锥形瓶中，精密加入70%甲醇25ml，称定重量，超声处理（功率250W，频率40kHz）30分钟，放冷，再称定重量，用70%甲醇补足减失

的重量，摇匀，滤过，取续滤液，即得。

测定法　分别精密吸取对照品溶液与供试品溶液各1μl，注入液相色谱仪，测定，即得。

本品每1g含苦杏仁苷（$C_{20}H_{27}NO_{11}$）应为1.0～24.0mg。

【**规格**】　每1g配方颗粒相当于饮片6g

【**贮藏**】　密封。

枳实（甜橙）配方颗粒

Zhishi（Tiancheng）Peifangkeli

【来源】　本品为芸香科植物甜橙 *Citrus sinensis* Osbeck 的干燥幼果经炮制并按标准汤剂的主要质量指标加工制成的配方颗粒。

【制法】　取枳实（甜橙）饮片4 000g，加水煎煮，滤过，滤液浓缩成清膏（干浸膏出膏率范围为13%～25%），加入辅料适量，干燥（或干燥，粉碎），再加入辅料适量，混匀，制粒，制成1 000g，即得。

【性状】　本品为棕黄色至棕褐色的颗粒；气微，味微苦、微酸。

【鉴别】　取本品适量，研细，取0.2g，加乙醇10ml，超声处理20分种，滤过，滤液蒸干，残渣加乙醇0.5ml使溶解，作为供试品溶液。另取辛弗林对照品，加甲醇制成每1ml含0.5mg的溶液，作为对照品溶液。照薄层色谱法（《中国药典》2020年版通则0502）试验，吸取上述两种溶液各2μl，分别点于同一硅胶G薄层板上，以正丁醇-冰醋酸-水（4∶1∶5）的上层溶液为展开剂，展开，取出，晾干，喷以0.5%茚三酮乙醇溶液，在105℃加热至斑点显色清晰。供试品色谱中，在对照品色谱相应的位置上，显相同颜色的斑点。

【特征图谱】　照高效液相色谱法（《中国药典》2020年版通则0512）测定。

色谱条件与系统适用性试验　以十八烷基硅烷键合硅胶为填充剂（柱长为100mm，内径为2.1mm，粒径为1.8μm）；以甲醇为流动相A，以0.1%甲酸溶液为流动相B，按下表中的规定进行梯度洗脱；流速为每分钟0.25ml；柱温为25℃；检测波长为320nm。理论板数按橙皮苷峰计算应不低于5 000。

时间（分钟）	流动相A（%）	流动相B（%）
0～13	28→60	72→40
13～15	60→77	40→23
15～19	77→95	23→5
19～21	95	5

参照物溶液的制备　取橙皮苷对照品、川陈皮素对照品、橘皮素对照品适量，加70%甲醇制成每1ml含橙皮苷30μg、川陈皮素30μg、橘皮素20μg的混合溶液，作为对照品参照物溶液。

供试品溶液的制备　取本品适量，研细，取0.5g，加甲醇25ml，超声处理（功率250W，频率40kHz）30分钟，放冷，摇匀，滤过，取续滤液，即得。

测定法　分别精密吸取对照品参照物溶液与供试品溶液各2μl，注入液相色谱仪，测定，即得。

供试品色谱中应呈现9个特征峰，其中峰4、峰8、峰9应分别与相应对照品参照物峰保留时间相对应。与橙皮苷参照物峰相对应的峰为S1峰，计算峰3、峰5与S1峰的相对保留时间，其相对保留时间应在规定值的±10%之内，规定值为：0.77（峰3）、1.27（峰5）；与川陈皮素参照物峰相对应的峰为S2峰，计算峰6、峰7与S2峰的相对保留时间，其相对保留时间应在规定值的±10%之内，规定值为：0.95（峰6）、0.99（峰7）。

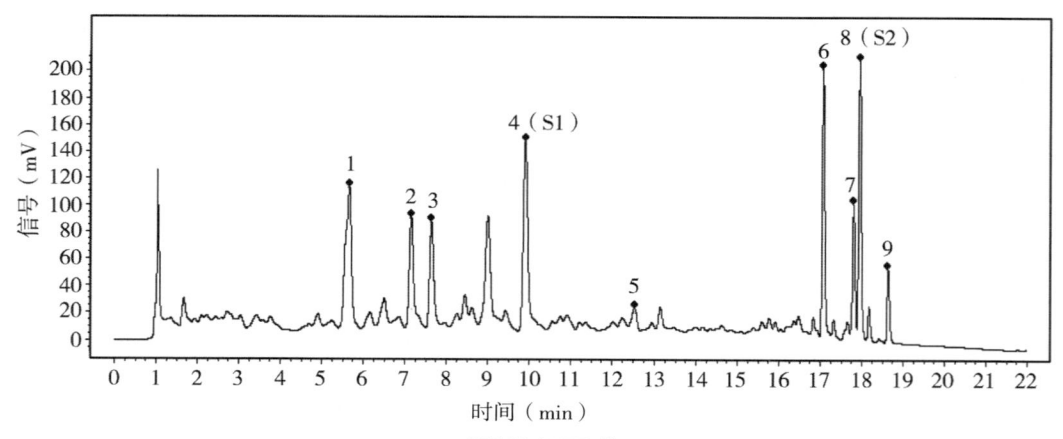

对照特征图谱

峰4（S1）：橙皮苷；峰8（S2）：川陈皮素；峰9：橘皮素

参考色谱柱：HSS T3，2.1mm×100mm，1.8μm

【检查】　应符合颗粒剂项下有关的各项规定（《中国药典》2020年版通则0104）。

【浸出物】　取本品适量，研细，取约2g，精密称定，精密加入乙醇100ml，照醇溶性浸出物测定法（《中国药典》2020年版通则2201）项下的热浸法测定，不得少于20.0%。

【含量测定】　照高效液相色谱法（《中国药典》2020年版通则0512）测定。

色谱条件与系统适用性试验　以十八烷基硅烷键合硅胶为填充剂（柱长为100mm，内径为2.1mm，粒径为1.8μm）；以甲醇-磷酸二氢钾溶液（取磷酸二氢钾0.6g，十二烷基磺酸钠1.0g，冰醋酸1ml，加水溶解并稀释至1 000ml）（50：50）为流动相；流速为每分钟0.3ml；柱温为30℃；检测波长为275nm。理论板数按辛弗林峰计算应不低于2 000。

对照品溶液的制备　取辛弗林对照品适量，精密称定，加水制成每1ml含辛弗林50μg的溶液，即得。

供试品溶液的制备　取本品适量，研细，取约0.2g，精密称定，置具塞锥形瓶中，精密加入70%甲醇50ml，称定重量，超声处理（功率250W，频率40kHz）30分钟，放冷，再称定重量，用70%甲醇补足减失

的重量，摇匀，滤过，取续滤液，即得。

测定法 分别精密吸取对照品溶液与供试品溶液各2μl，注入液相色谱仪，测定，即得。

本品每1g含辛弗林（$C_9H_{13}NO_2$）应为8.0～25.0mg。

【**规格**】 每1g配方颗粒相当于饮片4g

【**贮藏**】 密封。

枸杞子配方颗粒

Gouqizi Peifangkeli

【来源】 本品为茄科植物宁夏枸杞 *Lycium barbarum* L. 的干燥成熟果实经炮制并按标准汤剂的主要质量指标加工制成的配方颗粒。

【制法】 取枸杞子饮片1 200g，加水煎煮，滤过，滤液浓缩成清膏（干浸膏出膏率为41.7%～58.3%），加入辅料适量，干燥（或干燥，粉碎），再加入辅料适量，混匀，制粒，制成1 000g，即得。

【性状】 本品为浅黄色至棕黄色的颗粒；气微，味甜。

【鉴别】 取本品适量，研细，取0.2g，加水20ml使溶解，滤过，滤液用乙酸乙酯振摇提取2次，每次15ml，合并乙酸乙酯液，蒸干，残渣加甲醇1ml使溶解，作为供试品溶液。另取枸杞子对照药材0.5g，加水50ml，煎煮20分钟，放冷，滤过，滤液浓缩至20ml，同法制成对照药材溶液。照薄层色谱法（《中国药典》2020年版通则0502）试验，吸取供试品溶液10μl、对照药材溶液5μl，分别点于同一硅胶G薄层板上，以乙酸乙酯-三氯甲烷-甲酸（3：2：1）为展开剂，展开，取出，晾干，置紫外光灯（365nm）下检视。供试品色谱中，在与对照药材色谱相应的位置上，显相同颜色的荧光斑点。

【特征图谱】 照高效液相色谱法（《中国药典》2020年版通则0512）测定。

色谱条件与系统适用性试验 同〔含量测定〕果糖、D-葡萄糖、蔗糖项。

参照物溶液的制备 取枸杞子对照药材0.3g，加70%甲醇50ml，超声处理（功率250W，频率40kHz）30分钟，摇匀，滤过，取续滤液，作为对照药材参照物溶液。另取〔含量测定〕果糖、D-葡萄糖、蔗糖项下的对照品溶液，作为对照品参照物溶液。再取甜菜碱对照品适量，加70%甲醇制成每1ml含1mg的溶液，作为对照品参照物溶液。

供试品溶液的制备 同〔含量测定〕果糖、D-葡萄糖、蔗糖项。

测定法 分别精密吸取参照物溶液与供试品溶液各1μl，注入液相色谱仪，测定，即得。

供试品色谱中应呈现7个特征峰，并应与对照药材参照物色谱中的7个特征峰保留时间相对应，其中峰1～峰4、峰7应分别与相应对照品参照物峰保留时间相对应。与蔗糖参照物峰相对应的峰为S峰，计算峰5、峰6与S峰的相对保留时间，其相对保留时间应在规定值的±10%之内，规定值为：0.84（峰5）、

0.96（峰6）。

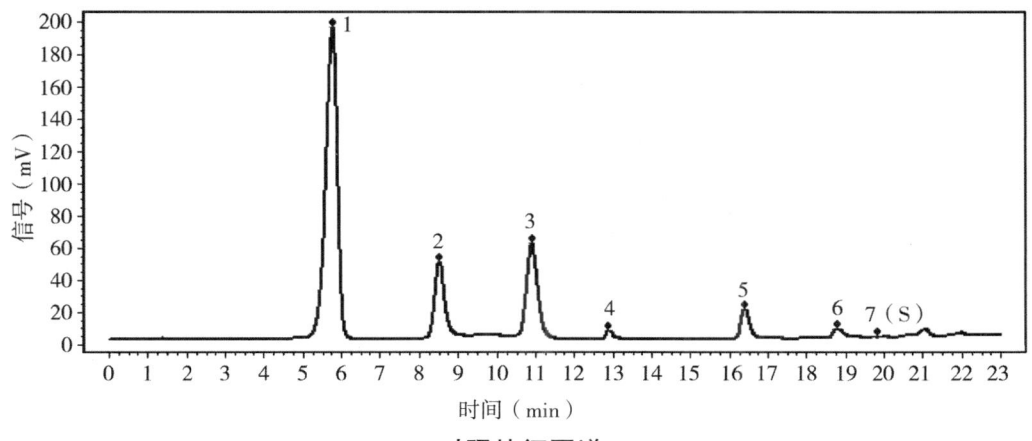

对照特征图谱

峰1：果糖；峰2、峰3：D–葡萄糖；峰4：甜菜碱；峰7（S）：蔗糖

参考色谱柱：Poroshell 120 HILIC–Z，2.1mm×100mm，2.7μm

【检查】　**重金属及有害元素**　照铅、镉、砷、汞、铜测定法（《中国药典》2020年版通则2321原子吸收分光光度法或电感耦合等离子体质谱法）测定，铅不得过5mg/kg；镉不得过1mg/kg；砷不得过2mg/kg；汞不得过0.2mg/kg；铜不得过20mg/kg。

其他　应符合颗粒剂项下有关的各项规定（《中国药典》2020年版通则0104）。

【浸出物】　取本品适量，研细，取约2g，精密称定，精密加入乙醇100ml，照醇溶性浸出物测定法（《中国药典》2020年版通则2201）项下的热浸法测定，不得少于27.0%。

【含量测定】　**甜菜碱**　照高效液相色谱法（《中国药典》2020年版通则0512）测定。

色谱条件与系统适用性试验　以两性离子型亲水相互作用硅胶为填充剂（柱长为150mm，内径为2.1mm，粒径为1.6μm）；以乙腈–0.02mol/L的醋酸铵溶液（用冰醋酸调节pH值至3）（86:14）为流动相；流速为每分钟0.4ml；柱温为30℃；蒸发光散射检测器检测。理论板数按甜菜碱峰计算应不低于3 000。

对照品溶液的制备　取甜菜碱对照品适量，精密称定，加甲醇制成每1ml含甜菜碱0.16mg的溶液，即得。

供试品溶液的制备　取本品适量，研细，取约0.5g，精密称定，置具塞锥形瓶中，精密加入50%甲醇50ml，称定重量，超声处理（功率250W，频率40kHz）30分钟，放冷，再称定重量，用50%甲醇补足减失的重量，摇匀，滤过，取续滤液，即得。

测定法　分别精密吸取对照品溶液1μl、2μl，供试品溶液2μl，注入液相色谱仪，测定，用外标两点法对数方程计算，即得。

本品每1g含甜菜碱（$C_5H_{11}NO_2$）应为5.0～23.0mg。

果糖、D–葡萄糖、蔗糖　照高效液相色谱法（《中国药典》2020年版通则0512）测定。

色谱条件与系统适用性试验 以两性离子型亲水相互作用硅胶为填充剂（参考色谱柱：Poroshell 120 HILIC-Z，柱长为100mm，内径为2.1mm，粒径为2.7μm）；以乙腈为流动相A，以0.01mol/L醋酸铵溶液（用冰醋酸调pH值至4）为流动相B，以水为流动相C，按下表中的规定进行梯度洗脱；流速为每分钟0.3ml；柱温为30℃；用蒸发光散射检测器检测。理论板数按果糖峰计算应不低于1 000。

时间（分钟）	流动相A（%）	流动相B（%）	流动相C（%）
0～9	95	5	0
9～10	95→90	5→10	0
10～22	90→84	10→16	0
22～23	84	16	0
23～23.1	84	16→0	0→16
23.1～25	84	0	16
25～27	84→95	0	16→5

对照品溶液的制备 分别取果糖对照品、D-葡萄糖对照品、蔗糖对照品适量，精密称定，加70%甲醇制成每1ml含果糖8mg、D-葡萄糖7mg、蔗糖0.5mg的混合溶液，即得。

供试品溶液的制备 取本品适量，研细，取约1g，精密称定，置具塞锥形瓶中，精密加入70%甲醇50ml，称定重量，超声处理（功率250W，频率40kHz）30分钟，放冷，再称定重量，用70%甲醇补足减失的重量，摇匀，滤过，取续滤液，即得。

测定法 分别精密吸取对照品溶液0.5μl、1μl，供试品溶液1μl，注入液相色谱仪，测定，用外标两点法对数方程计算，即得。

本品每1g含果糖（$C_6H_{12}O_6$）、D-葡萄糖（$C_6H_{12}O_6$）和蔗糖（$C_{12}H_{22}O_{11}$）的总量应为280.0～530.0mg。

【规格】 每1g配方颗粒相当于饮片1.2g

【贮藏】 密封。

柿蒂配方颗粒

Shidi Peifangkeli

【来源】 本品为柿树科植物柿 *Diospyros kaki* Thunb. 的干燥宿萼经炮制并按标准汤剂的主要质量指标加工制成的配方颗粒。

【制法】 取柿蒂饮片8 000g，加水煎煮，滤过，滤液浓缩成清膏（干浸膏出膏率为6.3%～12.4%），加入辅料适量，干燥（或干燥，粉碎），再加入辅料适量，混匀，制粒，制成1 000g，即得。

【性状】 本品为棕色至棕褐色的颗粒；气微，味涩。

【鉴别】 取本品适量，研细，取0.25g，加水20ml使溶解，用乙酸乙酯振摇提取2次，每次25ml，合并乙酸乙酯液，蒸干，残渣加甲醇1ml使溶解，作为供试品溶液。另取柿蒂对照药材2g，加水50ml，煎煮30分钟，滤过，滤液浓缩至20ml，同法制成对照药材溶液。再取没食子酸对照品，加甲醇制成每1ml含0.5mg的溶液，作为对照品溶液。照薄层色谱法（《中国药典》2020年版通则0502）试验，吸取上述三种溶液各10μl，分别点于同一硅胶GF$_{254}$薄层板上，以甲苯（水饱和）–甲酸乙酯–甲酸（5∶4∶1）为展开剂，展开，取出，晾干，置紫外光灯（254nm）下检视。供试品色谱中，在与对照药材色谱和对照品色谱相应的位置上，显相同颜色的斑点。

【特征图谱】 照高效液相色谱法（《中国药典》2020年版通则0512）测定。

色谱条件与系统适用性试验 以十八烷基硅烷键合硅胶为填充剂（柱长为150mm，内径为2.1mm，粒径为1.6μm）；以乙腈为流动相A，以0.1%甲酸溶液为流动相B，按下表中的规定进行梯度洗脱；流速为每分钟0.35ml；柱温为30℃；检测波长为254nm。理论板数按没食子酸峰计算应不低于5 000。

时间（分钟）	流动相A（%）	流动相B（%）
0～5	3	97
5～25	3→45	97→55

参照物溶液的制备 取柿蒂对照药材1g，加30%甲醇15ml，加热回流45分钟，放冷，摇匀，滤过，取续滤液，作为对照药材参照物溶液。另取没食子酸对照品、金丝桃苷对照品、槲皮素对照品、山奈酚对照品适量，加甲醇制成每1ml含没食子酸26μg、金丝桃苷50μg、槲皮素40μg、山奈酚40μg的混合溶液，作

为对照品参照物溶液。

供试品溶液的制备　同〔含量测定〕项。

测定法　分别精密吸取参照物溶液2μl、供试品溶液4μl，注入液相色谱仪，测定，即得。

供试品色谱中应呈现5个特征峰，并应与对照药材参照物色谱中的5个特征峰保留时间相对应，其中峰1、峰2、峰4、峰5峰应分别与相应对照品参照物峰保留时间相对应。与金丝桃苷参照物峰相对应的峰为S峰，计算峰3与S峰的相对保留时间，其相对保留时间应在规定值的±10%范围内，规定值为：1.05（峰3）。

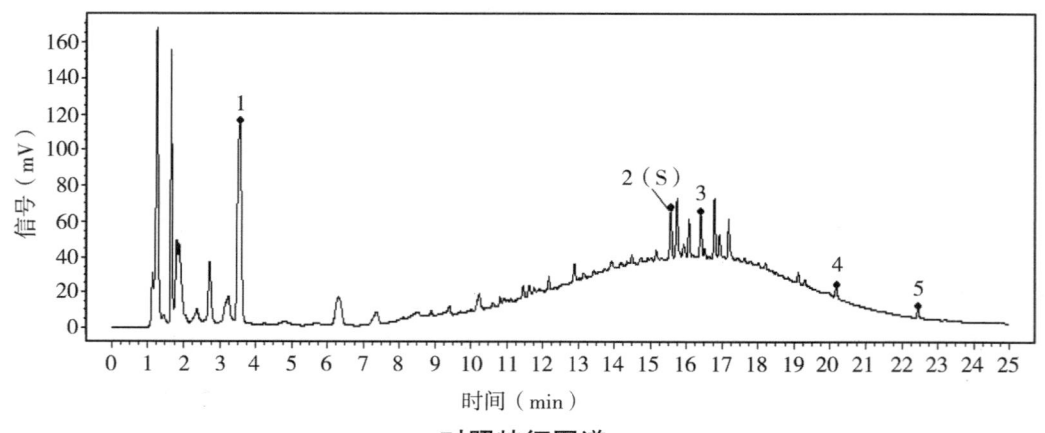

对照特征图谱

峰1：没食子酸；峰2（S）：金丝桃苷；峰4：槲皮素；峰5：山柰酚

参考色谱柱：CORTECS T3，2.1mm×150mm，1.6μm

【检查】　应符合颗粒剂项下有关的各项规定（《中国药典》2020年版通则0104）。

【浸出物】　取本品适量，研细，取约2g，精密称定，精密加入乙醇100ml，照醇溶性浸出物测定法（《中国药典》2020年版通则2201）项下的热浸法测定，不得少于12.0%。

【含量测定】　照高效液相色谱法（《中国药典》2020年版通则0512）测定。

色谱条件与系统适用性试验　以十八烷基硅烷键合硅胶为填充剂（柱长为100mm，内径为2.1mm，粒径为1.8μm）；以乙腈-0.1%磷酸溶液（2：98）为流动相；流速为每分钟0.35ml；柱温为30℃；检测波长为271nm。理论板数按没食子酸峰计算应不低于5 000。

对照品溶液的制备　取没食子酸对照品适量，精密称定，加流动相制成每1ml含30μg的溶液，即得。

供试品溶液的制备　取本品适量，研细，取约0.2g，精密称定，置具塞锥形瓶中，精密加入30%甲醇25ml，称定重量，超声处理（功率250W，频率40kHz）15分钟，放冷，再称定重量，用30%甲醇补足减失的重量，摇匀，滤过，取续滤液，即得。

测定法　分别精密吸取对照品溶液与供试品溶液各1μl，注入液相色谱仪，测定，即得。

本品每1g含没食子酸（$C_7H_6O_5$）应为1.7～5.0mg。

【规格】　每1g配方颗粒相当于饮片8g

【贮藏】　密封。

威灵仙（东北铁线莲）配方颗粒

Weilingxian（Dongbeitiexianlian）Peifangkeli

【来源】 本品为毛茛科植物东北铁线莲 *Clematis manshurica* Rupr. 的干燥根和根茎经炮制并按标准汤剂的主要质量指标加工制成的配方颗粒。

【制法】 取威灵仙（东北铁线莲）饮片5 000g，加水煎煮，滤过，滤液浓缩成清膏（干浸膏出膏率为12%～20%），加入辅料适量，干燥（或干燥，粉碎），再加入辅料适量，混匀，制粒，制成1 000g，即得。

【性状】 本品为浅棕黄色至棕色的颗粒；气微，味苦。

【鉴别】 取本品适量，研细，取0.5g，加乙醇30ml，超声处理30分钟，滤过，滤液浓缩至20ml，加盐酸3ml，加热回流1小时，加水10ml，放冷，用石油醚（60～90℃）25ml振摇提取，石油醚液挥干，残渣加无水乙醇2ml使溶解，作为供试品溶液。另取威灵仙（东北铁线莲）对照药材2g，加水50ml，煎煮30分钟，滤过，滤液蒸干，残渣加乙醇30ml，同法制成对照药材溶液。再取齐墩果酸对照品，加无水乙醇制成每1ml含0.5mg的溶液，作为对照品溶液。照薄层色谱法（《中国药典》2020年版通则0502）试验，吸取上述三种溶液各5μl，分别点于同一硅胶G薄层板上，以甲苯-乙酸乙酯-甲酸（20：3：0.2）为展开剂，展开，取出，晾干，喷以10%硫酸乙醇溶液，在105℃加热至斑点显色清晰，分别置日光和紫外光灯（365nm）下检视。供试品色谱中，在与对照药材色谱和对照品色谱相应的位置上，显相同颜色的斑点或荧光斑点。

【特征图谱】 照高效液相色谱法（《中国药典》2020年版通则0512）测定。

色谱条件与系统适用性试验 以十八烷基硅烷键合硅胶为填充剂（柱长为150mm，内径为2.1mm，粒径为1.8μm）；以乙腈为流动相A，以0.1%磷酸溶液为流动相B，按下表中的规定进行梯度洗脱；流速为每分钟0.25ml；柱温为30℃；检测波长为205nm。理论板数按灵仙新苷峰计算应不低于5 000。

时间（分钟）	流动相A（%）	流动相B（%）
0 ~ 3	0	100
3 ~ 24	0→22	100→78
24 ~ 28	22→28	78→72
28 ~ 29	28→29	72→71
29 ~ 31	29→33	71→67
31 ~ 36	33→38	67→62
36 ~ 37	38→40	62→60
37 ~ 42	40→90	60→10
42 ~ 48	90	10

参照物溶液的制备 取威灵仙（东北铁线莲）对照药材1g，加水25ml，加热回流30分钟，放冷，摇匀，滤过，取续滤液，作为对照药材参照物溶液。另取〔含量测定〕项下的对照品溶液，作为对照品参照物溶液。

供试品溶液的制备 取本品适量，研细，取0.2g，加水25ml，超声处理（功率250W，频率40kHz）30分钟，放冷，摇匀，滤过，取续滤液，即得。

测定法 分别精密吸取参照物溶液与供试品溶液各1μl，注入液相色谱仪，测定，即得。

供试品色谱中应呈现5个特征峰，并应与对照药材参照物色谱中的5个特征峰保留时间相对应，其中峰5应与对照品参照物峰保留时间相对应。与灵仙新苷参照物峰相对应的峰为S峰，计算峰2~峰4与S峰的相对保留时间，其相对保留时间应在规定值的±10%之内，规定值为：0.56（峰2）、0.61（峰3）、0.98（峰4）。

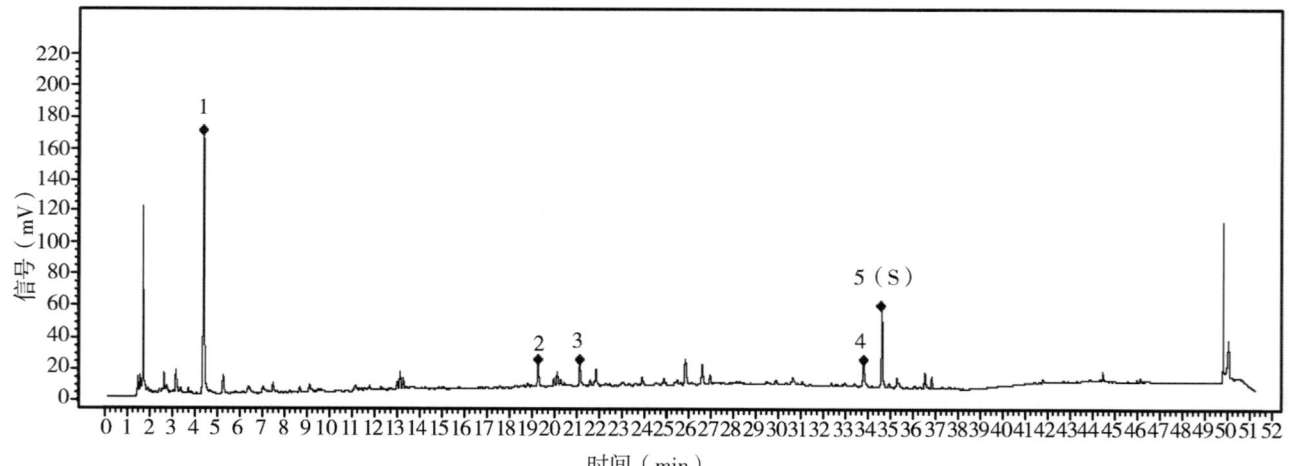

对照特征图谱

峰5（S）：灵仙新苷

参考色谱柱：HSS T3，2.1mm×150mm，1.8μm

【检查】 应符合颗粒剂项下有关的各项规定（《中国药典》2020年版通则0104）。

【浸出物】 取本品适量，研细，取约2g，精密称定，精密加入乙醇100ml，照醇溶性浸出物测定法（《中国药典》2020年版通则2201）项下的热浸法测定，不得少于37.0%。

【含量测定】 照高效液相色谱法（《中国药典》2020年版通则0512）测定。

色谱条件与系统适用性试验 以十八烷基硅烷键合硅胶为填充剂（柱长为100mm，内径为2.1mm，粒径为1.8μm）；以乙腈为流动相A，以0.2%磷酸为流动相B，按下表中的规定进行梯度洗脱；流速为每分钟0.3ml；柱温为30℃；检测波长为205nm。理论板数按灵仙新苷峰计算应不低于3 000。

时间（分钟）	流动相A（%）	流动相B（%）
0～3	25	75
3～15	25～39	75～61

对照品溶液的制备 取灵仙新苷对照品适量，精密称定，加70%甲醇制成每1ml含0.3mg的溶液，即得。

供试品溶液的制备 取本品适量，研细，取约0.2g，精密称定，置具塞锥形瓶中，精密加入70%甲醇15ml，称定重量，超声处理（功率250W，频率40kHz）30分钟，放冷，再称定重量，用70%甲醇补足减失的重量，摇匀，滤过，取续滤液，即得。

测定法 分别精密吸取对照溶液与供试品溶液各1～2μl，注入液相色谱仪，测定，即得。

本品每1g含灵仙新苷（$C_{82}H_{134}O_{43}$）应为15.0～65.0mg。

【规格】 每1g配方颗粒相当于饮片5g

【贮藏】 密封。

砂仁（阳春砂）配方颗粒

Sharen（Yangchunsha）Peifangkeli

【来源】　本品为姜科植物阳春砂 *Amomum villosum* Lour. 的干燥成熟果实经炮制并按标准汤剂的主要质量指标加工制成的配方颗粒。

【制法】　取砂仁（阳春砂）饮片5 000g，加水煎煮，收集挥发油适量（以β-环糊精适量包合，备用），滤过，滤液浓缩成清膏（干浸膏出膏率为10%~15%），加入辅料适量，干燥（或干燥，粉碎），再加入辅料适量，加入挥发油包合物，混匀，制粒，制成1 000g，即得。

【性状】　本品为浅红棕色至棕色的颗粒；气芳香而浓烈，味微辛、微苦。

【鉴别】　取〔含量测定〕项下的挥发油，加乙醇制成每1ml含20μl的溶液，作为供试品溶液。另取乙酸龙脑酯对照品，加乙醇制成每1ml含10μl的溶液，作为对照品溶液。照薄层色谱法（《中国药典》2020年版通则0502）试验，吸取上述两种溶液各2μl，分别点于同一硅胶G薄层板上，以环己烷-乙酸乙酯（22∶1）为展开剂，展开，取出，晾干，喷以5%香草醛硫酸溶液，在105℃加热至斑点显色清晰。供试品色谱中，在与对照品色谱相应的位置上，显相同颜色的斑点。

【特征图谱】　照高效液相色谱法（《中国药典》2020年版通则0512）测定。

色谱条件与系统适用性试验　以十八烷基硅烷键合硅胶为填充剂（柱长为100mm，内径为2.1mm，粒径为1.6μm）；以乙腈为流动相A，以0.1%磷酸溶液为流动相B，按下表中的规定进行梯度洗脱；流速为每分钟0.35ml；柱温为30℃；检测波长为260nm。理论板数按香草酸峰计算应不低于3 000。

时间（分钟）	流动相A（%）	流动相B（%）
0~2	0	100
2~11	0→9	100→91
11~27	9→22	91→78
27~30	22→26	78→74
30~33	26	74

参照物溶液的制备　取砂仁（阳春砂）对照药材1g，加入50%甲醇15ml，超声处理（功率250W，频率40kHz）30分钟，放冷，摇匀，滤过，取续滤液，作为对照药材参照物溶液。另取〔含量测定〕香草酸、槲皮苷项下的对照品溶液，作为对照品参照物溶液。

供试品溶液的制备　同〔含量测定〕香草酸、槲皮苷项。

测定法　分别精密吸取参照物溶液与供试品溶液各1μl，注入液相色谱仪，测定，即得。

供试品色谱中应呈现4个特征峰，并应与对照药材参照物色谱中的4个特征峰保留时间相对应，其中峰2、峰4应分别与相应对照品参照物峰保留时间相对应。与香草酸参照物峰相对应的峰为S峰，计算峰3与S峰的相对保留时间，其相对保留时间应在规定值的±10%之内，规定值为：1.30（峰3）。

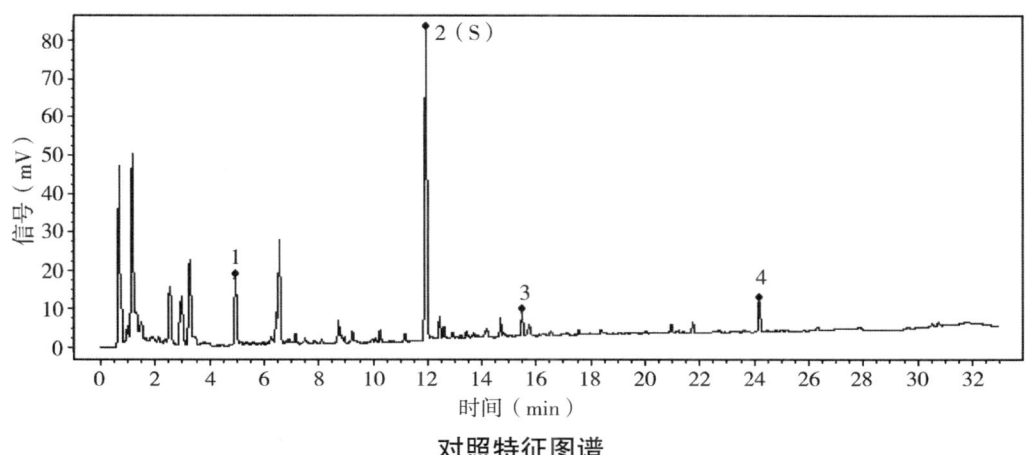

对照特征图谱

峰2（S）：香草酸；峰4：槲皮苷

参考色谱柱：CORTECS T3，2.1mm×100mm，1.6μm

【检查】　应符合颗粒剂项下有关的各项规定（《中国药典》2020年版通则0104）。

【浸出物】　取本品适量，研细，取约2g，精密称定，精密加入乙醇100ml，照醇溶性浸出物测定法（《中国药典》2020年版通则2201）项下的热浸法测定，不得少于5.0%。

【含量测定】　**挥发油**　照挥发油测定法（《中国药典》2020年版通则2204）测定。

本品含挥发油应为0.2%～1.5%（ml/g）。

香草酸、槲皮苷　照高效液相色谱法（《中国药典》2020年版通则0512）测定。

色谱条件与系统适用性试验　以十八烷基硅烷键合硅胶为填充剂（柱长为100mm，内径为2.1mm，粒径为1.6μm）；以乙腈为流动相A，以0.1%磷酸溶液为流动相B，按下表中的规定进行梯度洗脱；流速为每分钟0.35ml；柱温为30℃；检测波长为260nm。理论板数按香草酸峰计算应不低于3 000。

时间（分钟）	流动相A（%）	流动相B（%）
0～6	7→19	93→81
6～12	19→20	81→80
12～15	20	80

对照品溶液的制备　取香草酸对照品、槲皮苷对照品适量，精密称定，加甲醇制成每1ml各含香草酸80μg、槲皮苷30μg的混合溶液，即得。

供试品溶液的制备　取本品适量，研细，取约0.5g，精密称定，置具塞锥形瓶中，精密加入50%甲醇15ml，称定重量，超声处理（功率250W，频率40KHz）30分钟，放冷，再称定重量，用50%甲醇补足减失的重量，摇匀，滤过，取续滤液，即得。

测定法　分别精密吸取对照品溶液与供试品溶液各1μl，注入液相色谱仪，测定，即得。

本品每1g含香草酸（$C_8H_8O_4$）应为0.40～1.50mg，含槲皮苷（$C_{21}H_{20}O_{11}$）应为0.10～0.50mg。

【规格】　每1g配方颗粒相当于饮片5g

【贮藏】　密封。

牵牛子（裂叶牵牛）配方颗粒

Qianniuzi（Lieyeqianniu）Peifangkeli

【来源】 本品为旋花科植物裂叶牵牛 *Pharbitis nil*（L.）Choisy 的干燥成熟种子经炮制并按标准汤剂的主要质量指标加工制成的配方颗粒。

【制法】 取牵牛子（裂叶牵牛）饮片8 000g，加水煎煮，滤过，滤液浓缩成清膏（干浸膏出膏率为6.5%～9.5%），加入辅料适量，干燥（或干燥，粉碎），再加入辅料适量，混匀，制粒，制成1 000g，即得。

【性状】 本品为灰黄色至灰棕色的颗粒；气微，味淡。

【鉴别】 取本品适量，研细，取0.4g，加甲醇25ml，超声处理30分钟，滤过，滤液蒸干，残渣加甲醇1ml使溶解，作为供试品溶液。另取牵牛子（裂叶牵牛）对照药材1g，加甲醇25ml，超声处理30分钟，滤过，滤液蒸干，残渣加甲醇5ml使溶解，作为对照药材溶液。再取咖啡酸对照品，加甲醇制成每1ml含1mg的溶液，作为对照品溶液。照薄层色谱法（《中国药典》2020年版通则0502）试验，吸取供试品溶液与对照药材溶液各5μl、对照品溶液2μl，分别点于同一硅胶G薄层板上，以二氯甲烷–甲醇–甲酸（93：9：4）为展开剂，展开，取出，晾干，喷以磷钼酸试液，在110℃加热至斑点显色清晰。供试品色谱中，在与对照药材色谱和对照品色谱相应的位置上，显相同颜色的斑点。

【特征图谱】 照高效液相色谱法（《中国药典》2020年版通则0512）测定。

色谱条件与系统适用性试验 以十八烷基硅烷键合硅胶为填充剂（柱长为100mm，内径为2.1mm，粒径为1.7μm）；以乙腈为流动相A，以0.1%甲酸溶液为流动相B，按下表中的规定进行梯度洗脱；流速为每分钟0.35ml；柱温为35℃；检测波长为326nm。理论板数按绿原酸峰计算应不低于5 000。

时间（分钟）	流动相A（%）	流动相B（%）
0～13	7→32	93→68
13～15	32→7	68→93

参照物溶液的制备 取牵牛子（裂叶牵牛）对照药材1g，加水25ml，加热回流30分钟，放冷，摇

匀，滤过，取续滤液，作为对照药材参照物溶液。另取3，5-O-二咖啡酰基奎宁酸对照品适量，加甲醇制成每1ml含30μg的溶液，作为对照品参照物溶液。再取〔含量测定〕项下的对照品溶液，作为对照品参照物溶液。

供试品溶液的制备 同〔含量测定〕项。

测定法 分别精密吸取参照物溶液与供试品溶液各1μl，注入液相色谱仪，测定，即得。

供试品色谱中应呈现7个特征峰，并应与对照药材参照物色谱中的7个特征峰保留时间相对应，其中峰1～峰4、峰6应分别与相应对照品参照物峰保留时间相对应。与3，5-O-二咖啡酰基奎宁酸参照物峰相对应的峰为S峰，计算峰5、峰7与S峰的相对保留时间，其相对保留时间应在规定值的±10%之内，规定值为：0.96（峰5）、1.07（峰7）。

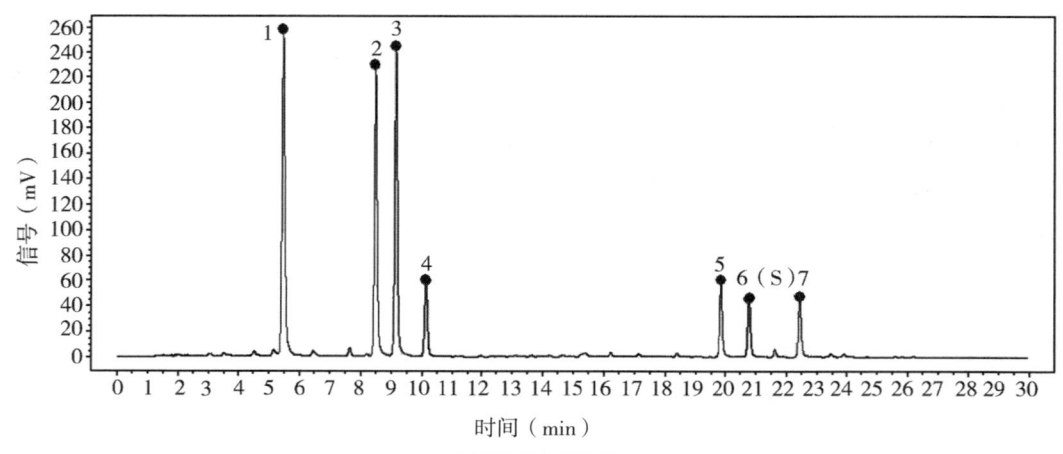

对照特征图谱

峰1：新绿原酸；峰2：隐绿原酸；峰3：绿原酸；峰4：咖啡酸；峰5：3，4-O-二咖啡酰基奎宁酸；
峰6（S）：3，5-O-二咖啡酰基奎宁酸；峰7：4，5-O-二咖啡酰奎宁酸
参考色谱柱：BEH Shield RP18，2.1mm×100mm，1.7μm

【检查】 应符合颗粒剂项下有关的各项规定（《中国药典》2020年版通则0104）。

【浸出物】 取本品适量，研细，取约2g，精密称定，精密加入乙醇100ml，照醇溶性浸出物测定法（《中国药典》2020年版通则2201）项下的热浸法测定，不得少于10.0%。

【含量测定】 照高效液相色谱法（《中国药典》2020年版通则0512）测定。

色谱条件与系统适用性试验 以十八烷基硅烷键合硅胶为填充剂（柱长为100mm，内径为2.1mm，粒径为1.8μm）；以乙腈为流动相A，以0.1%磷酸溶液为流动相B，按下表中的规定进行梯度洗脱；流速为每分钟0.3ml；柱温为30℃；检测波长为326nm。理论板数按绿原酸峰计算应不低于5 000。

时间（分钟）	流动相A（%）	流动相B（%）
0～5	4→8	96→92
5～20	8	92

对照品溶液的制备　取新绿原酸对照品、绿原酸对照品、咖啡酸对照品、隐绿原酸对照品适量，精密称定，分别加80%甲醇制成每1ml含新绿原酸80μg、绿原酸0.1mg、咖啡酸15μg、隐绿原酸80μg的溶液，摇匀，即得。

供试品溶液的制备　取本品适量，研细，取约0.2g，精密称定，置具塞锥形瓶中，精密加入80%甲醇25ml，称定重量，超声处理（功率250W，频率40kHz）30分钟，放冷，再称定重量，用80%甲醇补足减失的重量，摇匀，滤过，取续滤液，即得。

测定法　分别精密吸取对照品溶液与供试品溶液各1μl，注入液相色谱仪，测定，即得。

本品每1g含新绿原酸（$C_{16}H_{18}O_9$）、绿原酸（$C_{16}H_{18}O_9$）、咖啡酸（$C_9H_8O_4$）、隐绿原酸（$C_{16}H_{18}O_9$）的总量应为18.0～45.0mg。

【规格】　每1g配方颗粒相当于饮片8g

【贮藏】　密封。

韭菜子配方颗粒

Jiucaizi Peifangkeli

【来源】 本品为百合科植物韭菜 *Allium tuberosum* Rottl. ex Spreng. 的干燥成熟种子经炮制并按标准汤剂的主要质量指标加工制成的配方颗粒。

【制法】 取韭菜子饮片7 500g，加水煎煮，滤过，滤液浓缩成清膏（干浸膏出膏率为6.7%～10.3%），加入辅料适量，干燥（或干燥，粉碎），再加入辅料适量，混匀，制粒，制成1 000g，即得。

【性状】 本品为浅灰色至浅棕黄色的颗粒；气特异，味淡。

【鉴别】 取本品适量，研细，取0.5g，加水20ml，微热使溶解，放冷，用乙酸乙酯振摇提取2次，每次20ml，合并乙酸乙酯液，蒸干，残渣加甲醇0.5ml使溶解，作为供试品溶液。另取韭菜子对照药材1g，加水50ml，煎煮30分钟，滤过，滤液浓缩至约20ml，同法制成对照药材溶液。照薄层色谱法（《中国药典》2020年版通则0502）试验，吸取上述两种溶液各5µl，分别点于同一硅胶G薄层板上，以甲苯-乙酸乙酯-甲酸（7：2：1）为展开剂，展开，取出，晾干，置紫外光灯（365nm）下检视。供试品色谱中，在与对照药材色谱相应的位置上，显相同颜色的荧光主斑点。

【特征图谱】 照高效液相色谱法（《中国药典》2020年版通则0512）测定。

色谱条件与系统适用性试验 以十八烷基硅烷键合硅胶为填充剂（柱长为100mm，内径为2.1mm，粒径为1.6µm）；以乙腈为流动相A，以0.1%甲酸溶液为流动相B，按下表中的规定进行梯度洗脱；流速为每分钟0.25ml；柱温为25℃；检测波长为257nm；理论板数按腺苷峰计算应不低于5 000。

时间（分钟）	流动相A（%）	流动相B（%）
0～5	1→4	99→96
5～6	4→12	96→88
6～9	12→15	88→85
9～12	15→60	85→40
12～16	60→70	40→30

参照物溶液的制备 取韭菜子对照药材1g，加水25ml，加热回流1小时，放冷，摇匀，滤过，取续滤液，作为对照药材参照物溶液。另取尿苷对照品适量，加30%甲醇制成每1ml含20μg的溶液，作为对照品参照物溶液。再取〔含量测定〕项下的对照品溶液，作为对照品参照物溶液。

供试品溶液的制备 同〔含量测定〕项。

测定法 分别精密吸取参照物溶液与供试品溶液各1μl，注入液相色谱仪，测定，即得。

供试品色谱中应呈现3个特征峰，并应与对照药材参照物色谱中的3个特征峰保留时间相对应，其中峰1、峰2应分别与相应对照品参照物峰保留时间相对应。与腺苷参照物峰相对应的峰为S峰，计算峰3与S峰的相对保留时间，其相对保留时间应在规定值的±10%之内，规定值为：2.11（峰3）。

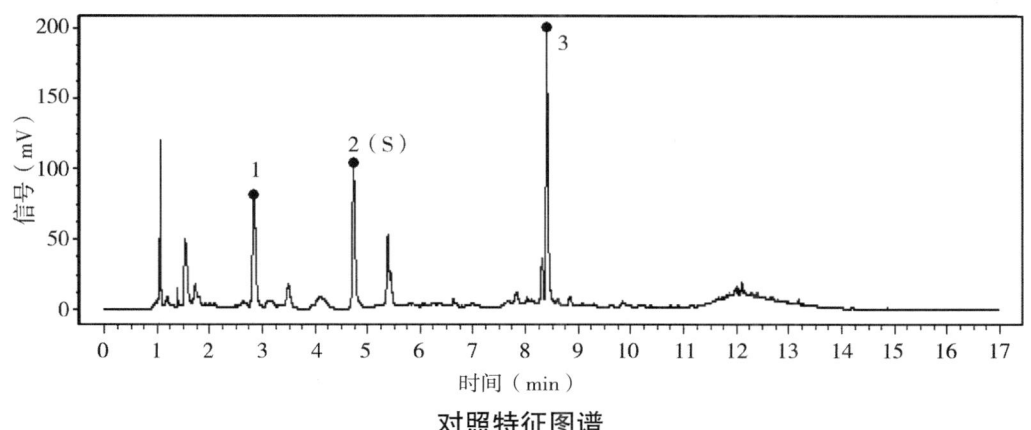

对照特征图谱

峰1：尿苷；峰2（S）：腺苷

参考色谱柱：CORTECS T3，2.1mm×100mm，1.6μm

【检查】 应符合颗粒剂项下有关的各项规定（《中国药典》2020年版通则0104）。

【浸出物】 取本品适量，研细，取约2g，精密称定，精密加入乙醇100ml，照醇溶性浸出物测定法（《中国药典》2020年版通则2201）项下的热浸法测定，不得少于16.0%。

【含量测定】 照高效液相色谱法（《中国药典》2020年版通则0512）测定。

色谱条件与系统适用性试验 以十八烷基硅烷键合硅胶为填充剂（柱长为100mm，内径为2.1mm，粒径为1.6μm）；以乙腈为流动相A，以0.1%甲酸溶液为流动相B，按下表中的规定进行梯度洗脱；流速为每分钟0.25ml；柱温为30℃；检测波长为257nm；理论板数按腺苷峰计算应不低于5 000。

时间（分钟）	流动相A（%）	流动相B（%）
0～4	0	100
4～12	0→8	100→92
12～13	8→60	92→40

对照品溶液的制备 取腺苷对照品适量，精密称定，加30%甲醇制成每1ml含30μg的溶液，即得。

供试品溶液的制备 取本品适量，研细，取约0.5g，精密称定，置具塞锥形瓶中，精密加入30%甲醇25ml，称定重量，超声处理（功率250W，频率40kHz）30分钟，放冷，再称定重量，用30%甲醇补足减失的重量，摇匀，滤过，取续滤液，即得。

测定法 分别精密吸取对照品溶液与供试品溶液各1μl，注入液相色谱仪，测定，即得。

本品每1g含腺苷（$C_{10}H_{13}N_5O_4$）应为0.5～2.0mg。

【规格】 每1g配方颗粒相当于饮片7.5g

【贮藏】 密封。

粤PFKL20210224

重楼（云南重楼）配方颗粒

Chonglou（Yunnanchonglou）Peifangkeli

【来源】 本品为百合科植物云南重楼 *Paris polyphylla* Smith var. *yunnanensis*（Franch.）Hand. –Mazz. 的干燥根茎经炮制并按标准汤剂的主要质量指标加工制成的配方颗粒。

【制法】 取重楼（云南重楼）饮片3 500g，加水煎煮，滤过，滤液浓缩成清膏（干浸膏出膏率为15%～28%），加入辅料适量，干燥（或干燥，粉碎），再加入辅料适量，混匀，制粒，制成1 000g，即得。

【性状】 本品为浅棕黄色至黄棕色的颗粒；气微，味苦。

【鉴别】 取本品适量，研细，取0.5g，加乙醇10ml，超声处理30分钟，滤过，滤液蒸干，残渣加乙醇1ml使溶解，作为供试品溶液。另取重楼（云南重楼）对照药材0.5g，加乙醇10ml，加热回流30分钟，滤过，滤液作为对照药材溶液。再取重楼皂苷Ⅰ对照品、重楼皂苷Ⅱ对照品、重楼皂苷Ⅶ对照品，加甲醇制成每1ml各含1mg的混合溶液，作为对照品溶液。照薄层色谱法（《中国药典》2020年版通则0502）试验，吸取上述三种溶液各5μl，分别点于同一硅胶G薄层板上，以三氯甲烷–甲醇–水（15∶5∶1）的下层溶液为展开剂，展开，取出，晾干，喷以10%硫酸乙醇溶液，在105℃加热至斑点显色清晰，分别置日光和紫外光灯（365nm）下检视。供试品色谱中，在与对照药材色谱和对照品色谱相应的位置上，显相同颜色的斑点或荧光斑点。

【特征图谱】 照高效液相色谱法（《中国药典》2020年版通则0512）测定。

色谱条件与系统适用性试验 以十八烷基硅烷键合硅胶为填充剂（柱长为150mm，内径为2.1mm，粒径为1.6μm）；以乙腈为流动相A，以水为流动相B，按下表中的规定进行梯度洗脱；流速为每分钟0.25ml；柱温为35℃；检测波长为203nm。理论板数按重楼皂苷Ⅱ峰计算应不低于5 000。

时间（分钟）	流动相A（%）	流动相B（%）
0～8	17→24	83→76
8～15	24→28	76→72

续表

时间（分钟）	流动相A（%）	流动相B（%）
15～16	28→32	72→68
16～33	32→52	68→48
33～35	52→65	48→35
35～48	65→95	35→5

参照物溶液的制备 取重楼（云南重楼）对照药材0.5g，加水25ml，煎煮1小时，放冷，摇匀，滤过，取续滤液，作为对照药材参照溶液。另取β-蜕皮甾酮对照品、重楼皂苷Ⅰ对照品、重楼皂苷Ⅱ对照品、薯蓣皂苷对照品、重楼皂苷Ⅶ对照品、亚油酸对照品适量，加甲醇制成每1ml含β-蜕皮甾酮0.1mg、重楼皂苷Ⅰ85μg、重楼皂苷Ⅱ0.1mg、薯蓣皂苷0.11mg、重楼皂苷Ⅶ 0.1mg、亚油酸60μg的混合溶液，作为对照品参照物溶液。

供试品溶液的制备 同〔含量测定〕项。

测定法 精密吸取参照物溶液与供试品溶液各1μl，注入液相色谱仪，测定，即得。

供试品色谱中应呈现8个特征峰，并应与对照药材参照物色谱中的8个特征峰保留时间相对应，其中峰1、峰3、峰5～峰8应分别与相应对照品参照物峰保留时间相对应。与重楼皂苷Ⅱ参照物峰相对应的峰为S峰，计算峰2、峰4与S峰的相对保留时间，其相对保留时间应在规定值的±10%之内，规定值为：0.63（峰2）、0.83（峰4）。

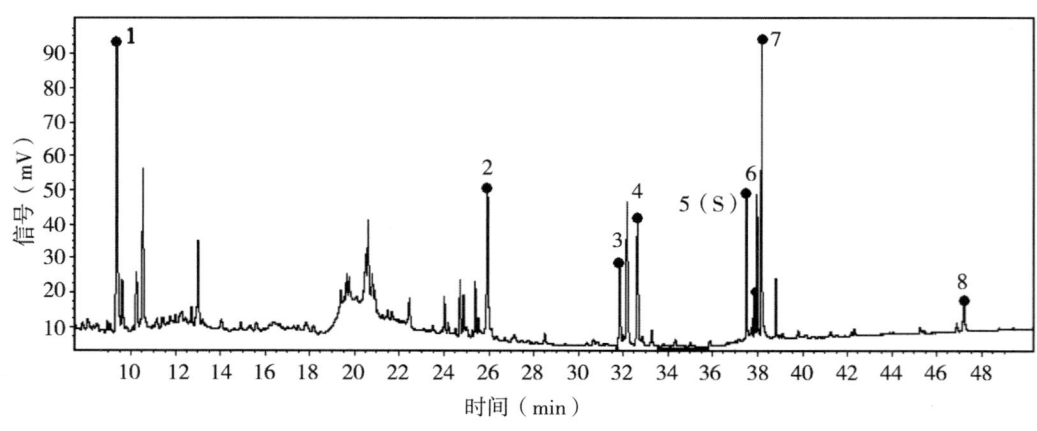

对照特征图谱

峰1：β-蜕皮甾酮；峰3：重楼皂苷Ⅶ；峰5（S）：重楼皂苷Ⅱ；
峰6：薯蓣皂苷；峰7：重楼皂苷Ⅰ；峰8：亚油酸
参考色谱柱：CORTECS T3，2.1mm×150mm，1.6μm

【检查】 应符合颗粒剂项下有关的各项规定（《中国药典》2020年版通则0104）。

【浸出物】 取本品适量，研细，取约2g，精密称定，精密加入乙醇100ml，照醇溶性浸出物测定法（《中国药典》2020年版通则2201）项下的热浸法测定，不得少于16.0%。

【含量测定】 照高效液相色谱法（《中国药典》2020年版通则0512）测定。

色谱条件与系统适用性试验 以十八烷基硅烷键合硅胶为填充剂（柱长为100mm，内径为2.1mm，粒径为1.8μm）；以乙腈为流动相A，以水为流动相B，按下表中的规定进行梯度洗脱；流速为每分钟0.3ml；柱温为30℃；检测波长为203nm。理论板数按重楼皂苷Ⅰ峰计算应不低于4 000。

时间（分钟）	流动相A（%）	流动相B（%）
0～5	37→43	63→57
5～6	43→52	57→48
6～11	52→56	48→44

对照品溶液的制备 取重楼皂苷Ⅰ对照品、重楼皂苷Ⅱ对照品、重楼皂苷Ⅶ对照品适量，精密称定，加甲醇制成每1ml含重楼皂苷Ⅰ 0.12mg、重楼皂苷Ⅱ 80μg、重楼皂苷Ⅶ 50μg的混合溶液，即得。

供试品溶液的制备 取本品适量，研细，取约1g，精密称定，置具塞锥形瓶中，精密加入70%甲醇15ml，称定重量，超声处理（功率250W，频率40kHz）30分钟，放冷，再称定重量，用70%甲醇补足减失的重量，摇匀，滤过，取续滤液，即得。

测定法 分别精密吸取对照品溶液与供试品溶液各1μl，注入液相色谱仪，测定，即得。

本品每1g含重楼皂苷Ⅰ（$C_{44}H_{70}O_{16}$）、重楼皂苷Ⅱ（$C_{51}H_{82}O_{20}$）和重楼皂苷Ⅶ（$C_{51}H_{82}O_{21}$）的总量应为2.0～12.0mg。

【规格】 每1g配方颗粒相当于饮片3.5g

【贮藏】 密封。

姜半夏配方颗粒

Jiangbanxia Peifangkeli

【来源】 本品为天南星科植物半夏 *Pinellia ternata*（Thunb.）Breit. 的干燥块茎的炮制加工品按标准汤剂的主要质量指标加工制成的配方颗粒。

【制法】 取姜半夏饮片2 200g，加水煎煮，滤过，滤液浓缩成清膏（干浸膏出膏率为22.7% ~ 40.4%），加入辅料适量，干燥（或干燥，粉碎），再加入辅料适量，混匀，制粒，制成1 000g，即得。

【性状】 本品为类白色至黄白色的颗粒；气微，味淡。

【鉴别】 取本品适量，研细，取2g，加甲醇50ml，加热回流1小时，放冷，滤过，滤液蒸干，残渣加甲醇1ml使溶解，作为供试品溶液。另取半夏对照药材1g，同法制成半夏对照药材溶液。再取干姜对照药材0.5g，加水50ml，煎煮30分钟，滤过，滤液蒸干，残渣加甲醇50ml，同法制成干姜对照药材溶液。照薄层色谱法（《中国药典》2020年版通则0502）试验，吸取供试品溶液20μl、对照药材溶液各5μl，分别点于同一硅胶G薄层板上，以甲苯–乙酸乙酯–甲酸（8：2：1）为展开剂，展开，取出，晾干，喷以5%香草醛硫酸溶液，在105℃加热至斑点显色清晰。供试品色谱中，在与对照药材色谱相应的位置上，显相同颜色的斑点。

【特征图谱】 照高效液相色谱法（《中国药典》2020年版通则0512）测定。

色谱条件与系统适用性试验 以十八烷基硅烷键合硅胶为填充剂（柱长为100mm，内径为2.1mm，粒径为1.6μm）；以乙腈为流动相A，以0.1%磷酸溶液为流动相B，按下表中的规定进行梯度洗脱；流速为每分钟0.3ml；柱温为25℃；检测波长为270nm。理论板数按色氨酸峰计算应不低于5 000。

时间（分钟）	流动相A（%）	流动相B（%）
0 ~ 5	0	100
5 ~ 7	0→5	100→95
7 ~ 11	5→11	95→89
11 ~ 18	11→28	89→72
18 ~ 25	28→40	72→60
25 ~ 30	40→60	60→40

参照物溶液的制备 取尿苷对照品、鸟苷对照品、色氨酸对照品适量，加水制成每1ml各含50μg的混合溶液，作为对照品参照物溶液。另取6-姜辣素对照品适量，加甲醇制成每1ml含50μg的溶液，作为对照品参照物溶液。

供试品溶液的制备 取本品适量，研细，取1g，加30%甲醇20ml，超声处理（功率250W，频率40kHz）30分钟，放冷，摇匀，滤过，取续滤液，即得。

测定法 分别精密吸取参照物溶液与供试品溶液各1μl，注入液相色谱仪，测定，即得。

供试品色谱中应呈现8个特征峰，其中峰1、峰2、峰5、峰8应分别与相应对照品参照物峰保留时间相对应。与色氨酸参照物峰相对应的峰为S峰，计算峰3、峰4、峰6、峰7与S峰的相对保留时间，其相对保留时间应在规定值的±10%之内，规定值为：0.64（峰3）、0.78（峰4）、1.33（峰6）、1.36（峰7）。

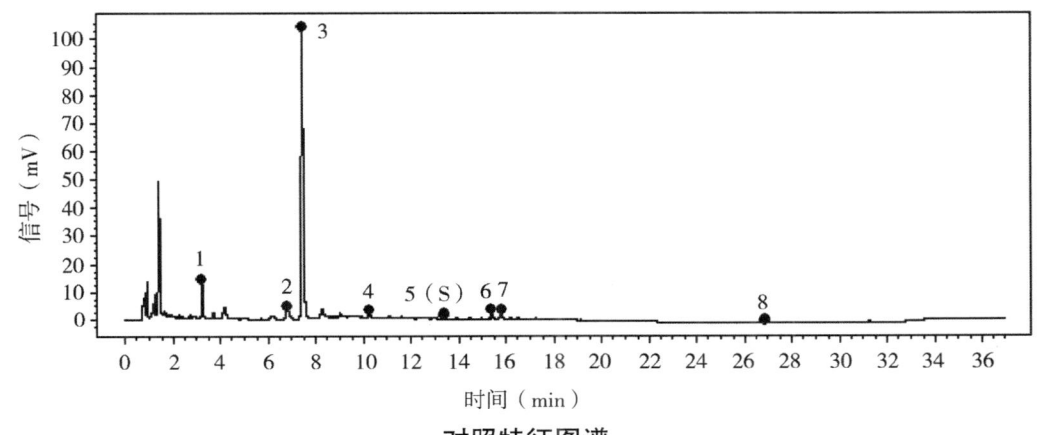

对照特征图谱

峰1：尿苷；峰2：鸟苷；峰5（S）：色氨酸；峰8：6-姜辣素

参考色谱柱：CORTECS T3，2.1mm×100mm，1.6μm

【检查】 溶化性 照颗粒剂溶化性检查法（《中国药典》2020年版通则0104）检查，加热水200ml，搅拌5分钟（必要时加热煮沸5分钟），立即观察，应全部溶化或轻微浑浊，不得有焦屑或异物。

水麦冬酸 照高效液相色谱法（《中国药典》2020年版通则0512）测定。

色谱条件与系统适用性试验 以十八烷基硅烷键合硅胶为填充剂（柱长为100mm，内径为2.1nm，粒径为1.8μm）；以乙腈为流动相A，以0.1%磷酸溶液为流动相B，按下表中的规定进行梯度洗脱；采用二极管阵列检测器；流速为每分钟0.3ml；柱温为25℃；检测波长为210nm。理论板数按水麦冬酸峰计算应不低于3 000。

时间（分钟）	流动相A（%）	流动相B（%）
0~9	1	99
9~10	1→10	99→90

对照品溶液的制备 取水麦冬酸对照品适量，加乙腈-0.1%磷酸溶液（1∶99）的混合溶液制成每1ml

含0.25μg的溶液，即得（临用新制）。

供试品溶液的制备 取本品适量，研细，取2g，加30%甲醇20ml，超声处理（功率250W，频率40kHz）30分钟，放冷，摇匀，滤过，取续滤液，即得。

测定法 分别精密吸取对照品溶液与供试品溶液各1μl，注入液相色谱仪，测定，即得。

结果判断 供试品色谱中，在与水麦冬酸对照品色谱峰保留时间相应的位置上，不得出现相同的色谱峰。若出现保留时间相同的色谱峰，则采用二极管阵列检测器比较相应色谱峰在190～400nm波长范围的紫外–可见吸收光谱，吸收光谱应不相同。

备注 必要时可采用高效液相色谱–质谱联用方法验证。建议采用甲醇–0.02%氨溶液（5∶95）流动相系统。

其他 应符合颗粒剂项下有关的各项规定（《中国药典》2020年版通则0104）。

【规格】 每1g配方颗粒相当于饮片2.2g

【贮藏】 密封。

姜炭配方颗粒

Jiangtan Peifangkeli

【来源】 本品为姜科植物姜 *Zingiber officinale* Rosc. 的干燥根茎经炮制并按标准汤剂的主要质量指标加工制成的配方颗粒。

【制法】 取姜炭饮片5 000g，加水煎煮，滤过，滤液浓缩成清膏（干浸膏出膏率为10.5%～18.0%），加入辅料适量，干燥（或干燥，粉碎），再加入辅料适量，混匀，制粒，制成1 000g，即得。

【性状】 本品为棕色至棕褐色的颗粒；气微，味微苦、微辣。

【鉴别】 取本品适量，研细，取2g，加乙酸乙酯20ml，超声处理20分钟，滤过，滤液挥干，残渣加乙酸乙酯1ml使溶解，作为供试品溶液。另取干姜对照药材1g，加水50ml，煎煮30分钟，滤过，滤液浓缩至20ml，用乙酸乙酯振摇提取2次，每次20ml，合并乙酸乙酯液，挥干，残渣加乙酸乙酯1ml使溶解，作为对照药材溶液。再取6-姜辣素对照品、姜酮对照品，分别加乙酸乙酯制成每1ml各含0.5mg的溶液，作为对照品溶液。照薄层色谱法（《中国药典》2020年版通则0502）试验，吸取供试品溶液10μl、对照药材溶液与对照品溶液各5μl，分别点于同一硅胶G薄层板上，以石油醚（60～90℃）-三氯甲烷-乙酸乙酯（2：1：1）为展开剂，展开，取出，晾干，喷以香草醛硫酸试液，在105℃加热至斑点显色清晰。供试品色谱中，在与对照药材色谱和对照品色谱相应的位置上，显相同颜色的斑点。

【特征图谱】 照高效液相色谱法（《中国药典》2020年版通则0512）测定。

色谱条件与系统适用性试验 以十八烷基硅烷键合硅胶为填充剂（柱长为150mm，内径为2.1mm，粒径为1.6μm）；以乙腈为流动相A，以水为流动相B，按下表中的规定进行梯度洗脱；流速为每分钟0.3ml；柱温为35℃；检测波长为280nm。理论板数按6-姜辣素峰计算应不低于5 000。

时间（分钟）	流动相A（%）	流动相B（%）
0～8	2→5	98→95
8～26	5→60	95→40
26～30	60→65	40→35
30～35	65→100	35→0
35～38	100	0

参照物溶液的制备 取干姜对照药材1g，加水25ml，加热回流30分钟，放冷，摇匀，滤过，取续滤液，作为对照药材参照物溶液。另取6-姜辣素对照品、6-姜烯酚对照品、姜酮对照品适量，加甲醇制成每1ml含6-姜辣素50μg、6-姜烯酚30μg、姜酮60μg的混合溶液，作为对照品参照物溶液。

供试品溶液的制备 同〔含量测定〕项。

测定法 分别精密吸取参照物溶液1μl、供试品溶液2μl，注入液相色谱仪，测定，即得。

供试品色谱中应呈现4个特征峰，除峰1外，其余3个特征峰应与对照药材参照物色谱中的3个特征峰保留时间相对应，其中峰1、峰3、峰4应分别与相应对照品参照物峰保留时间相对应。与6-姜辣素参照物峰相对应的峰为S峰，计算峰2与S峰的相对保留时间，其相对保留时间应在规定值的±10%之内，规定值为：0.98（峰2）。

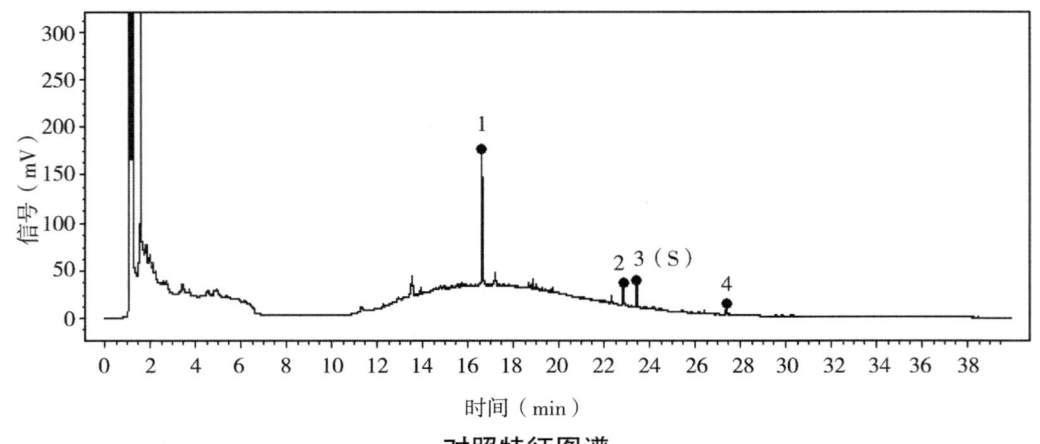

对照特征图谱

峰1：姜酮；峰3（S）：6-姜辣素；峰4：6-姜烯酚

参考色谱柱：CORTECS T3，2.1mm×150mm，1.6μm

【检查】 应符合颗粒剂项下有关的各项规定（《中国药典》2020年版通则0104）。

【浸出物】 取本品适量，研细，取约2g，精密称定，精密加入乙醇100ml，照醇溶性浸出物测定法（《中国药典》2020年版通则2201）项下的热浸法测定，不得少于12.0%。

【含量测定】 照高效液相色谱法（《中国药典》2020年版通则0512）测定。

色谱条件与系统适用性试验 以十八烷基硅烷键合硅胶为填充剂（柱长为100mm，内径为2.1mm，粒径为1.8μm）；以乙腈为流动相A，以水为流动相B，按下表中的规定进行梯度洗脱；流速为每分钟0.3ml；柱温为30℃；检测波长为280nm。理论板数按6-姜辣素峰计算应不低于5 000。

时间（分钟）	流动相A（%）	流动相B（%）
0～10	40→55	60→45
10～15	55	45
15～16	55→100	45→0
16～19	100	0
19～20	100→40	0→60

对照品溶液的制备　取6-姜辣素对照品、6-姜烯酚对照品适量，精密称定，加甲醇制成每1ml含6-姜辣素50μg、6-姜烯酚30μg的混合溶液，即得。

供试品溶液的制备　取本品适量，研细，取约1g，精密称定，精密加入70%甲醇25ml，密塞，称定重量，超声处理（功率250W，频率40kHz）30分钟，放冷，再称定重量，用70%甲醇补足减失的重量，摇匀，滤过，取续滤液，即得。

测定法　分别精密吸取对照品溶液1μl、供试品溶液2μl，注入液相色谱仪，测定，即得。

本品每1g含6-姜辣素（$C_{17}H_{26}O_4$）、6-姜烯酚（$C_{17}H_{24}O_3$）的总量应为0.5～5.0mg。

【规格】　每1g配方颗粒相当于饮片5g

【贮藏】　密封。

络石藤配方颗粒

Luoshiteng Peifangkeli

【来源】 本品为夹竹桃科植物络石 Trachelospermum jasminoides（Lindl.）Lem. 的干燥带叶藤茎经炮制并按标准汤剂的主要质量指标加工制成的配方颗粒。

【制法】 取络石藤饮片5 500g，加水煎煮，滤过，滤液浓缩成清膏（干浸膏出膏率为10%～18%），加入辅料适量，干燥（或干燥，粉碎），再加入辅料适量，混匀，制粒，制成1 000g，即得。

【性状】 本品为黄棕色至棕色的颗粒；气微，味苦涩。

【鉴别】 取本品适量，研细，取1g，加甲醇10ml，超声处理30分钟，滤过，取滤液作为供试品溶液。另取络石藤对照药材1g，加甲醇10ml，同法制成对照药材溶液。再取络石苷对照品，加甲醇制成每1ml含2mg的溶液，作为对照品溶液。照薄层色谱法（《中国药典》2020年版通则0502）试验，吸取供试品溶液与对照品溶液各10μl、对照药材溶液15μl，分别点于同一硅胶G薄层板上，以乙酸乙酯-水-甲酸-冰醋酸（8∶1.5∶0.8∶0.8）为展开剂，展开，取出，晾干，喷以10%硫酸乙醇溶液，在105℃加热至斑点显色清晰。供试品色谱中，在与对照药材色谱和对照品色谱相应的位置上，显相同颜色的斑点。

【特征图谱】 照高效液相色谱法（《中国药典》2020年版通则0512）测定。

色谱条件与系统适用性试验 同〔含量测定〕项。

参照物溶液的制备 取络石藤对照药材1g，加水15ml，加热回流1.5小时，放冷，滤过，取续滤液，作为对照药材参照物溶液。另取〔含量测定〕项下的对照品溶液，作为对照品参照物溶液。

供试品溶液的制备 同〔含量测定〕项。

测定法 分别精密吸取对照品参照物溶液2μl、对照药材参照物溶液与供试品溶液各5μl，注入液相色谱仪，测定，即得。

供试品色谱中应呈现7个特征峰，并应与对照药材参照物色谱中的7个特征峰保留时间相对应，其中峰3应与对照品参照物峰保留时间相对应。与络石苷参照物峰相对应的峰为S峰，计算其余各特征峰与S峰的相对保留时间，其相对保留时间应在规定值的±10%之内，规定值为：0.65（峰1）、0.84（峰2）、1.38（峰4）、1.43（峰5）、1.48（峰6）、1.53（峰7）。

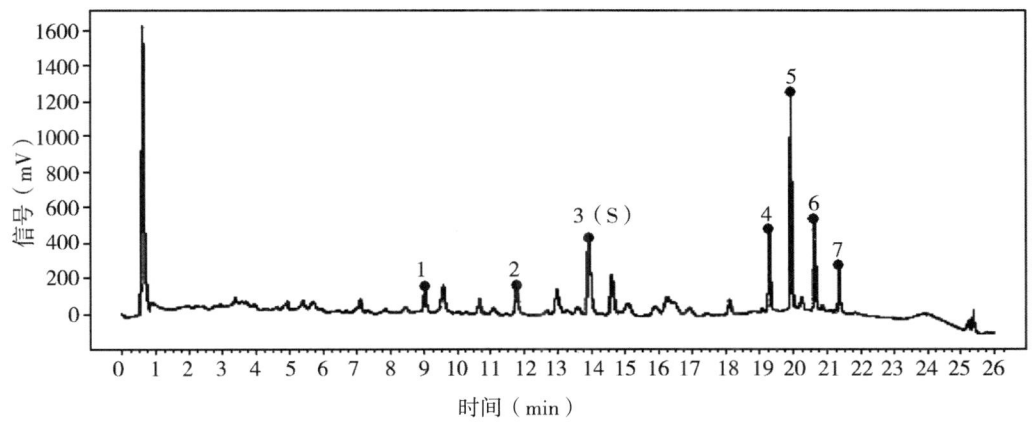

对照特征图谱

峰3（S）：络石苷

参考色谱柱：CORTECS T3，2.1mm×100mm，1.6μm

【检查】 应符合颗粒剂项下有关的各项规定（《中国药典》2020年版通则0104）。

【浸出物】 取本品适量，研细，取约2g，精密称定，精密加入乙醇50ml，照醇溶性浸出物测定法（《中国药典》2020年版通则2201）项下的热浸法测定，不得少于28.0%。

【含量测定】 照高效液相色谱法（《中国药典》2020年版通则0512）测定。

色谱条件与系统适用性试验 以十八烷基硅烷键合硅胶为填充剂（柱长为100mm，内径为2.1mm，粒径为1.6μm）；以甲醇为流动相A，以0.1%醋酸溶液为流动相B，按下表中的规定进行梯度洗脱；流速为每分钟0.3ml；柱温为35℃；检测波长为228nm。理论板数按络石苷峰计算应均不低于6 000。

时间（分钟）	流动相A（%）	流动相B（%）
0～2	10→20	90→80
2～8	20→27	80→73
8～15	27→30	73→70
15～22	30→52	70→48
22～24	52→100	48→0

对照品溶液的制备 取络石苷对照品适量，精密称定，加甲醇制成每1ml含20μg的溶液，即得。

供试品溶液的制备 取本品适量，研细，取约0.3g，精密称定，置具塞锥形瓶中，精密加入50%甲醇25ml，称定重量，超声处理（功率250W，频率40kHz）1小时，放冷，再称定重量，用50%甲醇补足减失的重量，摇匀，滤过，取续滤液，即得。

测定法 分别精密吸取对照品溶液2μl、供试品溶液5μl，注入液相色谱仪，测定，即得。

本品每1g含络石苷（$C_{27}H_{34}O_{12}$）应为3.0～14.0mg。

【规格】 每1g配方颗粒相当于饮片5.5g

【贮藏】 密封。

珠子参（珠子参）配方颗粒

Zhuzishen（Zhuzishen）Peifangkeli

【来源】 本品为五加科植物珠子参 *Panax japonicus* C. A. Mey. var. *major*（Burk.）C. Y. Wu et K. M. Feng 的干燥根茎经炮制并按标准汤剂的主要质量指标加工制成的配方颗粒。

【制法】 取珠子参（珠子参）饮片2 500g，加水煎煮，滤过，滤液浓缩成清膏（干浸膏出膏率为21%～37%），加入辅料适量，干燥（或干燥，粉碎），再加入辅料适量，混匀，制粒，制成1 000g，即得。

【性状】 本品为浅黄白色至灰黄色的颗粒；气微，味甘、微苦。

【鉴别】 取本品适量，研细，取0.2g，加甲醇20ml，超声处理40分钟，滤过，滤液蒸干，残渣加水20ml，加热使溶解，放冷，用水饱和正丁醇振摇提取3次（20ml、15ml、15ml），合并正丁醇液，蒸干，残渣加甲醇5ml加热使溶解，作为供试品溶液。另取人参皂苷Ro对照品、竹节参皂苷Ⅳa对照品，分别加70%甲醇制成每1ml各含1mg的溶液，作为对照品溶液。照薄层色谱法（《中国药典》2020年版通则0502）试验，吸取供试品溶液与竹节参皂苷Ⅳa对照品溶液各2μl、人参皂苷Ro对照品溶液5μl，分别点于同一硅胶G薄层板上，以正丁醇-乙酸乙酯-甲醇-甲酸-水（5：10：0.5：0.3：3.5）的上层溶液为展开剂，展开，取出，晾干，喷以10%硫酸乙醇溶液，在105℃加热至斑点显色清晰，分别置日光和紫外光灯（365nm）下检视。供试品色谱中，在与对照品色谱相应的位置上，显相同颜色的斑点或荧光斑点。

【特征图谱】 照高效液相色谱法（《中国药典》2020年版通则0512）测定。

色谱条件与系统适用性试验 以十八烷基硅烷键合硅胶为填充剂（柱长为150mm，内径为2.1mm，粒径为1.8μm）；以乙腈为流动相A，以0.2%磷酸溶液为流动相B，按下表中的规定进行梯度洗脱；流速为每分钟0.35ml；柱温为30℃；检测波长为203nm。理论板数按竹节参皂苷Ⅳa峰计算应不低于10 000。

时间（分钟）	流动相A（%）	流动相B（%）
0～15	30→45	70→55
15～25	45→85	55→15
25～35	85→100	15→0

参照物溶液的制备　取珠子参（珠子参）对照药材0.5g，加60%乙醇25ml，超声处理（功率250W，频率40kHz）30分钟，放冷，摇匀，滤过，取续滤液，作为对照药材参照物溶液。另取人参皂苷Ro对照品、人参皂苷Rd对照品、竹节参皂苷Ⅳa对照品适量，加甲醇制成每1ml各含80μg的混合溶液，作为对照品参照物溶液。

供试品溶液的制备　同〔含量测定〕项。

测定法　分别精密吸取参照物溶液与供试品溶液各2μl，注入液相色谱仪，测定，即得。

供试品色谱中应呈现5个特征峰，并应与对照药材参照物色谱中的5个特征峰保留时间相对应，其中峰1～峰3应分别与相应对照品参照物峰保留时间相对应。与竹节参皂苷Ⅳa参照物峰相对应的峰为S峰，计算峰4、峰5与S峰的相对保留时间，其相对保留时间应在规定值的±10%之内，规定值为：1.58（峰4）、1.82（峰5）。

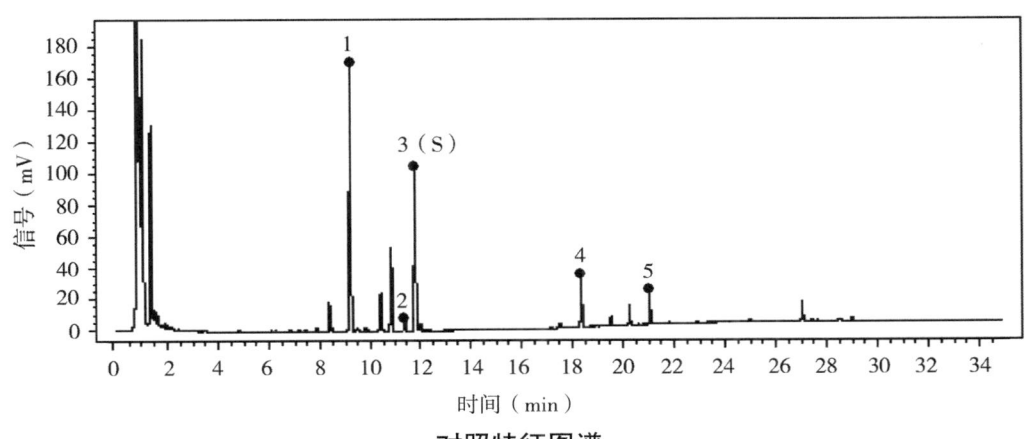

对照特征图谱

峰1：人参皂苷Ro；峰2：人参皂苷Rd；峰3（S）：竹节参皂苷Ⅳa

参考色谱柱：HSS T3，2.1mm×150mm，1.8μm

【检查】　应符合颗粒剂项下有关的各项规定（《中国药典》2020年版通则0104）。

【浸出物】　取本品适量，研细，取约2g，精密称定，精密加入乙醇100ml，照醇溶性浸出物测定法（《中国药典》2020年版通则2201）项下的热浸法测定，不得少于31.0%。

【含量测定】　照高效液相色谱法（《中国药典》2020年版通则0512）测定。

色谱条件与系统适用性试验　以十八烷基硅烷键合硅胶为填充剂；以乙腈–0.2%磷酸溶液（35∶65）为流动相；柱温为30℃；检测波长为203nm。理论板数按竹节参皂苷Ⅳa峰计算应不低于4 000。

对照品溶液的制备　取人参皂苷Ro对照品、竹节参皂苷Ⅳa对照品适量，精密称定，加60%乙醇制成每1ml含人参皂苷Ro 0.2mg、竹节参皂苷Ⅳa 0.1mg的混合溶液，即得。

供试品溶液的制备　取本品适量，研细，取约0.2g，精密称定，置具塞锥形瓶中，精密加入60%乙醇25ml，称定重量，超声处理（功率250W，频率40kHz）30分钟，放冷，再称定重量，用60%乙醇补足减失的重量，摇匀，滤过，取续滤液，即得。

测定法　分别精密吸取对照品溶液与供试品溶液各20μl，注入液相色谱仪，测定，即得。

本品每1g含人参皂苷Ro（$C_{48}H_{76}O_{19}$）应为24.0～126.0mg；含竹节参皂苷Ⅳa（$C_{42}H_{66}O_{14}$）应为16.0～71.0mg。

【规格】　每1g配方颗粒相当于饮片2.5g

【贮藏】　密封。

盐小茴香配方颗粒

Yanxiaohuixiang Peifangkeli

【来源】 本品为伞形科植物茴香 *Foeniculum vulgare* Mill. 的干燥成熟果实经炮制并按标准汤剂的主要质量指标加工制成的配方颗粒。

【制法】 取盐小茴香饮片4 000g，加水煎煮，收集挥发油适量（以β–环糊精适量包合，备用），滤过，滤液浓缩成清膏（干浸膏出膏率为12.5%～20.5%），加入辅料适量，干燥（或干燥，粉碎），再加入辅料适量，加入挥发油包合物，混匀，制粒，制成1 000g，即得。

【性状】 本品为浅棕黄色至棕色的颗粒；气香，味微甘、微咸。

【鉴别】 取本品适量，研细，取4g，加热水40ml使溶解，放冷，离心，取上清液，用乙醚振摇提取2次，每次20ml，合并乙醚液，挥干，残渣加二氯甲烷1ml使溶解，作为供试品溶液。另取小茴香对照药材2g，加乙醚20ml，超声处理10分钟，滤过，滤液挥干，残渣加二氯甲烷1ml使溶解，作为对照药材溶液。再取茴香醛对照品，加乙醇制成每1ml含0.5μl的溶液，作为对照品溶液。照薄层色谱法（《中国药典》2020年版通则0502）试验，吸取供试品溶液8μl、对照药材溶液5μl、对照品溶液1μl，分别点于同一硅胶G薄层板上，以石油醚（60～90℃）–乙酸乙酯（17∶2.5）为展开剂，展开（展距为8cm），取出，晾干，喷以二硝基苯肼试液。供试品色谱中，在与对照药材色谱和对照品色谱相应的位置上，显相同的橙红色斑点。

【特征图谱】 照高效液相色谱法（《中国药典》2020年版通则0512）测定。

色谱条件与系统适用性试验 同〔含量测定〕紫丁香苷、槲皮素–3–*O*–葡萄糖醛酸苷项。

参照物溶液的制备 取小茴香对照药材1g，加50%甲醇50ml，超声处理（功率250W，频率50kHz）30分钟，放冷，滤过，取续滤液，作为对照药材参照物溶液。另取〔含量测定〕项下的对照品溶液，作为对照品参照物溶液。

供试品溶液的制备 同〔含量测定〕项。

测定法 分别精密吸取参照物溶液与供试品溶液各1～2μl，注入液相色谱仪，测定，即得。

供试品色谱中应呈现6个特征峰，并应与对照药材参照物色谱中的6个特征峰保留时间相对应，其中峰5、峰6应分别与相应对照品参照物峰保留时间相对应。与紫丁香苷参照物峰相对应的峰为S峰，计算峰1～峰4与S峰的相对保留时间，峰1的相对保留时间应在规定值的±15%内，规定值为：0.41（峰1）；峰2、峰3、峰4的相对保留时间应在规定值的±10%之内，规定值为：0.50（峰2）、0.53（峰3）、0.60（峰4）。

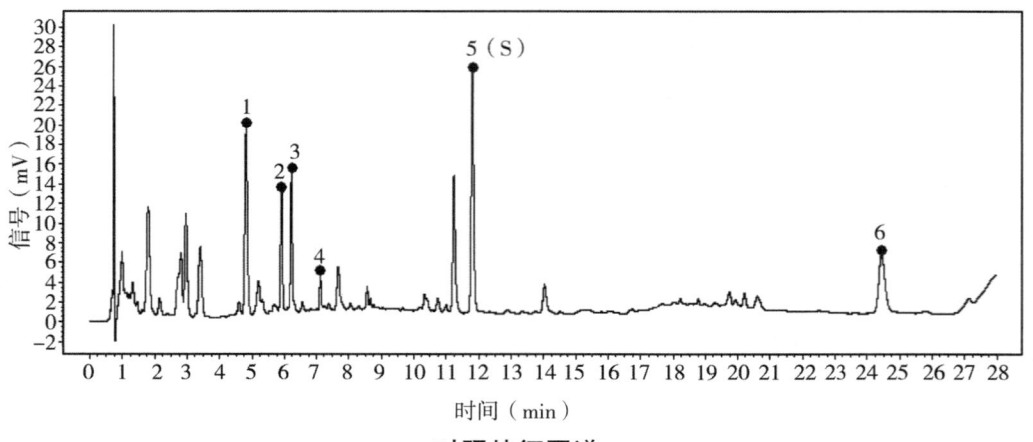

对照特征图谱

峰5（S）：紫丁香苷；峰6：槲皮素-3-*O*-葡萄糖醛酸苷
参考色谱柱：Eclipse Plus C18，2.1mm×100mm，1.8μm

【检查】 应符合颗粒剂项下有关的各项规定（《中国药典》2020年版通则0104）。

【浸出物】 取本品适量，研细，取约2g，精密称定，精密加入乙醇100ml，照醇溶性浸出物测定法（《中国药典》2020年版通则2201）项下的热浸法测定，不得少于12.0%。

【含量测定】 挥发油 照挥发油测定法（《中国药典》2020年版通则2204）测定。

本品含挥发油应为0.1%～0.7%（ml/g）。

紫丁香苷、槲皮素-3-*O*-葡萄糖醛酸苷 照高效液相色谱法（《中国药典》2020年版通则0512）测定。

色谱条件与系统适用性试验 以十八烷基硅烷键合硅胶为填充剂（柱长为100mm，内径为2.1mm，粒径为1.8μm）；以甲醇为流动相A，以0.1%甲酸溶液为流动相B，按下表中的规定进行梯度洗脱；流速为每分钟0.35ml；柱温为40℃；检测波长为254nm。理论板数按紫丁香苷峰计算应不低于2 000。

时间（分钟）	流动相A（%）	流动相B（%）
0～2	2	98
2～7	2→15	98→85
7～15	15→19	85→81
15～16	19→26	81→74
16～25	26	74
25～26	26→38	74→62
26～27	38	62

对照品溶液的制备　取紫丁香苷对照品、槲皮素–3–O–葡萄糖醛酸苷对照品适量，精密称定，加50%甲醇制成每1ml含紫丁香苷20μg、槲皮素–3–O–葡萄糖醛酸苷10μg的混合溶液，即得。

供试品溶液的制备　取本品适量，研细，取约0.5g，精密称定，置具塞锥形瓶中，精密加入50%甲醇50ml，称定重量，超声处理（功率250W，频率50kHz）30分钟，放冷，再称定重量，用50%甲醇补足减失的重量，摇匀，滤过，取续滤液，即得。

测定法　分别精密吸取对照品溶液与供试品溶液各1~2μl，注入液相色谱仪，测定，即得。

本品每1g含紫丁香苷（$C_{17}H_{24}O_9$）应为1.0~6.0mg，含槲皮素–3–O–葡萄糖醛酸苷（$C_{21}H_{18}O_{13}$）应为0.5~6.5mg。

【规格】　每1g配方颗粒相当于饮片4g

【贮藏】　密封。

盐荔枝核配方颗粒

Yanlizhihe Peifangkeli

【来源】 本品为无患子科植物荔枝 *Litchi chinensis* Sonn. 的干燥成熟种子经炮制并按标准汤剂的主要质量指标加工制成的配方颗粒。

【制法】 取盐荔枝核饮片6 000g，加水煎煮，滤过，滤液浓缩成清膏（干浸膏出膏率为9%～16%），加入辅料适量，干燥（或干燥，粉碎），再加入辅料适量，混匀，制粒，制成1 000g，即得。

【性状】 本品为浅红棕色至棕色的颗粒；气微，味微咸、微苦涩。

【鉴别】 取本品适量，研细，取1g，加水25ml，微热使溶解，放冷，用乙酸乙酯振摇提取2次，每次30ml，合并乙酸乙酯液，蒸干，残渣加甲醇1ml使溶解，作为供试品溶液。另取荔枝核对照药材2g，加水50ml，煎煮30分钟，滤过，滤液浓缩至约25ml，加乙酸乙酯25ml，同法制成对照药材溶液。再取原儿茶酸对照品，加甲醇制成每1ml含0.5mg的溶液，作为对照品溶液。照薄层色谱法（《中国药典》2020年版通则0502）试验，吸取上述三种溶液各5μl，分别点于同一硅胶GF$_{254}$薄层板上，以三氯甲烷-乙酸乙酯-甲苯-甲酸（5∶6∶3∶1）为展开剂，展开，取出，晾干，置紫外光灯（254nm）下检视。供试品色谱中，在与对照药材色谱和对照品色谱相应的位置上，显相同颜色的斑点。

【特征图谱】 照高效液相色谱法（《中国药典》2020年版通则0512）测定。

色谱条件与系统适用性试验 除检测波长0～8分钟为260nm，8～25分钟为300nm，其余同〔含量测定〕项。

参照物溶液的制备 取荔枝核对照药材1g，加水15ml，加热回流1小时，放冷，滤过，取续滤液，作为对照药材参照物溶液。另取〔含量测定〕项下的对照品溶液，作为对照品参照物溶液。

供试品溶液的制备 同〔含量测定〕项。

测定法 分别精密吸取参照物溶液与供试品溶液各1μl，注入液相色谱仪，测定，即得。

供试品色谱中应呈现5个特征峰，并应与对照药材参照物色谱中的5个特征峰保留时间相对应，其中峰2应与对照品参照物峰保留时间相对应。与原儿茶酸参照物峰相对应的峰为S峰，计算其余各特征峰与S峰的相对保留时间，其相对保留时间应在规定值的±10%之内，规定值为：0.61（峰1）、1.81（峰3）、

2.31（峰4）、2.37（峰5）。

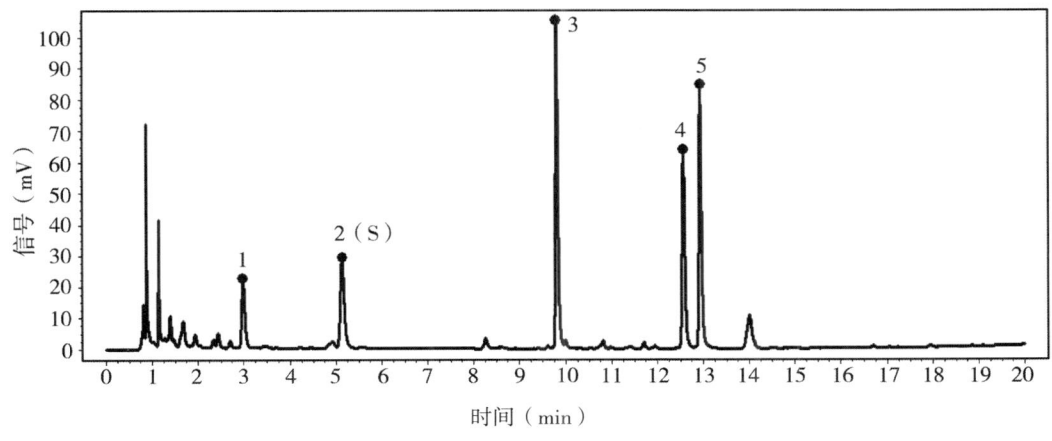

对照特征图谱

峰2（S）：原儿茶酸

参考色谱柱：Eclipse Plus C18，2.1mm × 100mm，1.8μm

【检查】 应符合颗粒剂项下有关的各项规定（《中国药典》2020年版通则0104）。

【浸出物】 取本品适量，研细，取约2g，精密称定，精密加入乙醇100ml，照醇溶性浸出物测定法（《中国药典》2020年版通则2201）项下的热浸法测定，不得少于25.0%。

【含量测定】 照高效液相色谱法（《中国药典》2020年版通则0512）测定。

色谱条件与系统适用性试验 以十八烷基硅烷键合硅胶为填充剂（柱长为100mm，内径为2.1mm，粒径为1.8μm）；以乙腈为流动相A，以0.1%甲酸溶液为流动相B，按下表中规定进行梯度洗脱；流速为每分钟0.3ml；柱温为30℃；检测波长为260nm。理论板数按原儿茶酸峰计算应不低于3 000。

时间（分钟）	流动相A（%）	流动相B（%）
0 ~ 5	3	97
5 ~ 6	3→9	97→91
6 ~ 12	9→15	91→85
12 ~ 19	15→25	85→75

对照品溶液的制备 取原儿茶酸对照品适量，精密称定，加50%甲醇制成每1ml含15μg的溶液，即得。

供试品溶液的制备 取本品适量，研细，取约0.2g，精密称定，置具塞锥形瓶中，精密加入50%甲醇15ml，称定重量，超声处理（功率250W，频率40kHz）30分钟，放冷，再称定重量，用50%甲醇补足减失的重量，摇匀，滤过，取续滤液，即得。

测定法 分别精密吸取对照品溶液与供试品溶液各1μl，注入液相色谱仪，测定，即得。

本品每1g含原儿茶酸（$C_7H_6O_4$）应为0.50 ~ 3.00mg。

【规格】 每1g配方颗粒相当于饮片6g

【贮藏】 密封。

莲子心配方颗粒

Lianzixin Peifangkeli

【来源】 本品为睡莲科植物莲 *Nelumbo nucifera* Gaertn. 的成熟种子中的干燥幼叶及胚根经炮制并按标准汤剂的主要质量指标加工制成的配方颗粒。

【制法】 取莲子心饮片3 100g，加水煎煮，滤过，滤液浓缩成清膏（干浸膏出膏率为16.5%～32.0%），加入辅料适量，干燥（或干燥，粉碎），再加入辅料适量，混匀，制粒，制成1 000g，即得。

【性状】 本品为浅黄色至黄色的颗粒；气微，味苦。

【鉴别】 取本品适量，研细，取1g，加甲醇30ml，超声处理30分钟，滤过，滤液蒸干，残渣加甲醇1ml使溶解，作为供试品溶液。另取莲子心对照药材2g，加甲醇30ml，同法制成对照药材溶液。再取莲心碱高氯酸盐对照品，加甲醇制成每1ml含1mg的溶液，作为对照品溶液。照薄层色谱法（《中国药典》2020年版通则0502）试验，吸取供试品溶液10μl、对照药材溶液与对照品溶液各5μl，分别点于同一硅胶G薄层板上，以三氯甲烷-乙酸乙酯-二乙胺（5∶4∶1）为展开剂，展开，取出，晾干，喷以稀碘化铋钾试液。供试品色谱中，在与对照药材色谱和对照品色谱相应的位置上，显相同颜色的斑点。

【特征图谱】 照高效液相色谱法（《中国药典》2020年版通则0512）测定。

色谱条件与系统适用性试验 以十八烷基硅烷键合硅胶为填充剂（柱长为150mm，内径为2.1mm，粒径为1.6μm）；以乙腈为流动相A，以0.1%磷酸溶液为流动相B，按下表中的规定进行梯度洗脱；流速为每分钟0.3ml；柱温为35℃；检测波长为282nm。理论板数按甲基莲心碱峰计算应不低于3 000。

时间（分钟）	流动相A（%）	流动相B（%）
0～1	3→10	97→90
1～3	10→12	90→88
3～4	12→16	88→84
4～6	16→14	84→86
6～10	14→15	86→85

续表

时间（分钟）	流动相A（%）	流动相B（%）
10～13	15→20	85→80
13～17	20→40	80→60
17～20	40	60

参照物溶液的制备　取莲子心对照药材0.5g，加水25ml，煎煮30分钟，放冷，摇匀，滤过，取续滤液，作为对照药材参照物溶液。另取莲心碱高氯酸盐对照品、甲基莲心碱对照品适量，加甲醇制成每1ml含莲心碱20μg、甲基莲心碱0.1mg的混合溶液，作为对照品参照物溶液。

供试品溶液的制备　取本品适量，研细，取0.1g，加甲醇20ml，超声处理（功率250W，频率40kHz）30分钟，放冷，摇匀，滤过，取续滤液，即得。

测定法　分别精密吸取参照物溶液与供试品溶液各1μl，注入液相色谱仪，测定，即得。

供试品色谱中应呈现5个特征峰，并应与对照药材参照物色谱中的5个特征峰保留时间相对应，其中峰3、峰5应分别与相应对照品参照物峰保留时间相对应。与莲心碱参照物峰相对应的峰为S峰，计算峰1、峰2、峰4与S峰的相对保留时间，其相对保留时间应在规定值的±10%内，规定值为：0.59（峰1）、0.96（峰2）、1.28（峰4）。

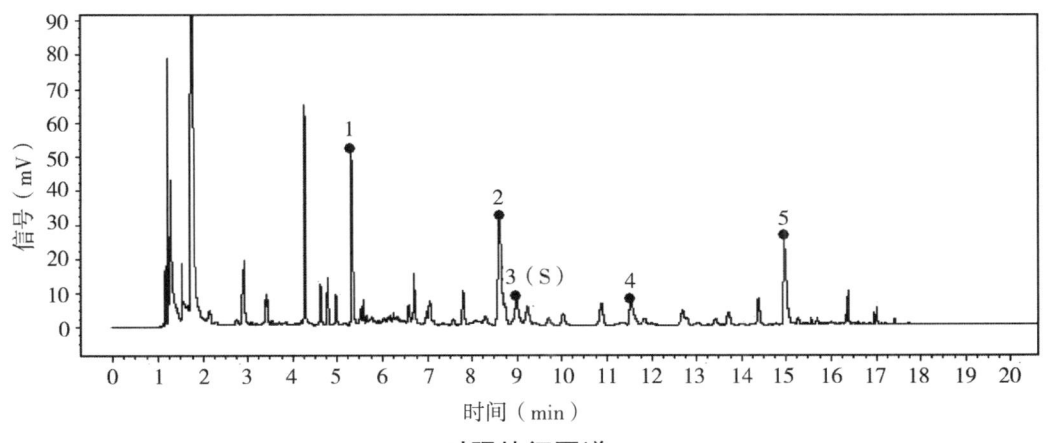

对照特征图谱

峰1：莲心季铵碱；峰3（S）：莲心碱；峰4：异莲心碱；峰5：甲基莲心碱

参考色谱柱：CORTECS T3，2.1mm×150mm，1.6μm

【检查】　应符合颗粒剂项下有关的各项规定（《中国药典》2020年版通则0104）。

【浸出物】　取本品适量，研细，取约2g，精密称定，精密加入乙醇100ml，照醇溶性浸出物测定法（《中国药典》2020年版通则2201）项下的热浸法测定，不得少于20.0%。

【含量测定】　照高效液相色谱法（《中国药典》2020年版通则0512）测定。

色谱条件与系统适用性试验　以十八烷基硅烷键合硅胶为填充剂（柱长为100mm，内径为2.1mm，粒径为1.8μm）；以乙腈-0.015mol/L十二烷基磺酸钠-冰醋酸（56∶43∶1）为流动相；流速为每分钟

0.35ml；柱温为30℃；检测波长为282nm。理论板数按莲心碱峰计算应不低于5 000。

对照品溶液的制备　取莲心碱高氯酸盐对照品适量，精密称定，加甲醇制成每1ml含莲心碱50μg的溶液，即得（莲心碱重量＝莲心碱高氯酸盐重量／1.358 7）。

供试品溶液的制备　取本品适量，研细，取约0.5g，精密称定，精密加入甲醇25ml，称定重量，超声处理（功率250W，频率40kHz）45分钟，取出，放冷，再称定重量，用甲醇补足减失的重量，摇匀，滤过，取续滤液，即得。

测定法　分别精密吸取对照品溶液与供试品溶液各2μl，注入液相色谱仪，测定。以莲心碱高氯酸盐对照品为参照，以莲心碱相应的峰为S峰，分别计算异莲心碱、甲基莲心碱的相对保留时间，其相对保留时间应在规定值的±10%之内（若相对保留时间超过10%，则应以相应的被替代的对照品验证为准）。相对保留时间及校正因子见下表。

待测成分	相对保留时间	校正因子
莲心碱	1.00	1.00
异莲心碱	1.10	1.06
甲基莲心碱	1.27	1.05

本品每1g含莲心碱（$C_{37}H_{42}N_2O_6$）、异莲心碱（$C_{37}H_{42}N_2O_6$）和甲基莲心碱（$C_{38}H_{44}N_2O_6$）的总量应为10.0～18.0mg。

【规格】　每1g配方颗粒相当于饮片3.1g

【贮藏】　密封。

莲子配方颗粒

Lianzi Peifangkeli

【来源】 本品为睡莲科植物莲 *Nelumbo nucifera* Gaertn. 的干燥成熟种子经炮制并按标准汤剂的主要质量指标加工制成的配方颗粒。

【制法】 取莲子饮片4 000g，加水煎煮，滤过，滤液浓缩成清膏（干浸膏出膏率为14%～25%），加入辅料适量，干燥（或干燥，粉碎），再加入辅料适量，混匀，制粒，制成1 000g，即得。

【性状】 本品为浅灰红色至棕红色的颗粒；气微，味微甘。

【鉴别】 取本品适量，研细，取2g，加甲醇20ml，超声处理30分钟，滤过，滤液蒸干，残渣加甲醇1ml使溶解，作为供试品溶液。另取莲子对照药材3g，加三氯甲烷30ml，超声处理30分钟，滤过，滤液蒸干，残渣加乙酸乙酯1ml使溶解，作为对照药材溶液。照薄层色谱法（《中国药典》2020年版通则0502）试验，吸取供试品溶液10μl、对照药材溶液2μl，分别点于同一硅胶G薄层板上，以正己烷-丙酮（7∶2）为展开剂，展开，取出，晾干，喷以5%香草醛的10%硫酸乙醇溶液，在105℃加热至斑点显色清晰。供试品色谱中，在与对照药材色谱相应的位置上，显相同颜色的斑点。

【特征图谱】 照高效液相色谱法（《中国药典》2020年版通则0512）测定。

色谱条件与系统适用性试验 以十八烷基硅烷键合硅胶为填充剂（柱长为100mm，内径为2.1mm，粒径为1.8μm）；以乙腈为流动相A，以1mmol/L醋酸铵溶液（含0.1%醋酸）为流动相B，按下表中的规定进行梯度洗脱；流速为每分钟0.3ml；柱温为20℃；检测波长为260nm。理论板数按腺苷峰计算应不低于3 000。

时间（分钟）	流动相A（%）	流动相B（%）
0～2	2→3	98→97
2～6	3→4	97→96
6～9	4→9	96→91
9～13	9→10	91→90
13～19	10→18	90→82
19～25	18	82

参照物溶液的制备 取莲子对照药材1g，加30%甲醇50ml，超声处理（功率250W，频率40kHz）30分钟，放冷，摇匀，离心，取上清液25ml，蒸干，残渣加30%甲醇使溶解，并转移至10ml量瓶中，用30%甲醇稀释至刻度，摇匀，滤过，取续滤液，作为对照药材参照物溶液。另取腺苷对照品适量，加水制成每1ml含20μg的溶液，作为对照品参照物溶液。再取色氨酸对照品适量，加甲醇制成每1ml含90μg的溶液，作为对照品参照物溶液。

供试品溶液的制备 取本品适量，研细，取0.3g，加30%甲醇50ml，超声处理（功率250W，频率40kHz）30分钟，放冷，摇匀，离心，取上清液25ml，蒸干，残渣加30%甲醇使溶解，并转移至10ml量瓶中，用30%甲醇稀释至刻度，摇匀，滤过，取续滤液，即得。

测定法 分别精密吸取参照物溶液与供试品溶液各3μl，注入液相色谱仪，测定，即得。

供试品色谱中应呈现5个特征峰，并应与对照药材参照物色谱中的5个特征峰保留时间相对应，其中峰1、峰2应分别与相应对照品参照物峰保留时间相对应。与色氨酸参照物峰相对应的峰为S峰，计算峰3~峰5与S峰的相对保留时间，其相对保留时间应在规定值的±10%之内，规定值为：1.24（峰3）、1.42（峰4）、2.41（峰5）。

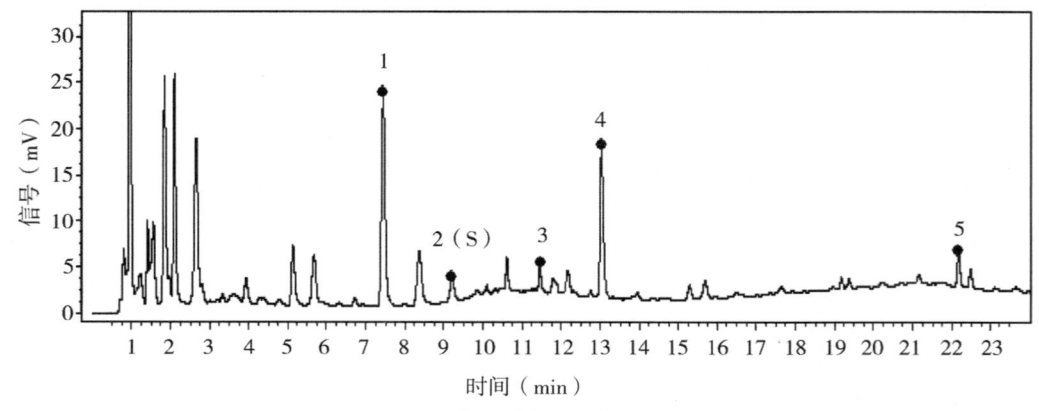

对照特征图谱

峰1：腺苷；峰2（S）：色氨酸
参考色谱柱：HSS T3，2.1mm×100mm，1.8μm

【**检查**】 **黄曲霉毒素** 照真菌毒素测定法（《中国药典》2020年版通则2351）测定。

本品每1 000g含黄曲霉毒素B$_1$不得过5μg；含黄曲霉毒素G$_2$、黄曲霉毒素G$_1$、黄曲霉毒素B$_2$和黄曲霉毒素B$_1$的总量不得过10μg。

其他 应符合颗粒剂项下有关的各项规定（《中国药典》2020年版通则0104）。

【**浸出物**】 取本品适量，研细，取约2g，精密称定，精密加入乙醇100ml，照醇溶性浸出物测定法（《中国药典》2020年版通则2201）项下的热浸法测定，不得少于13.0%。

【**含量测定**】 照高效液相色谱法（《中国药典》2020年版通则0512）测定。

色谱条件与系统适用性试验 以两性离子型亲水相互作用硅胶为填充剂（参考色谱柱：Poroshell 120

HILIC-Z,柱长为100mm,内径为2.1mm,粒径为2.7μm);以乙腈-水(73:27)为流动相;流速为每分钟0.3ml;蒸发光散射检测器检测。理论板数按水苏糖峰计算应不低于2 000。

对照品溶液的制备 取蔗糖对照品、棉子糖对照品、水苏糖对照品适量,精密称定,加30%甲醇制成每1ml含蔗糖0.5mg、棉子糖0.5mg、水苏糖1.0mg的混合溶液,即得。

供试品溶液的制备 取本品适量,研细,取约0.1g,精密称定,置具塞锥形瓶中,精密加入70%甲醇25ml,称定重量,超声处理(功率250W,频率40kHz)30分钟,放冷,再称定重量,用70%甲醇补足减失的重量,摇匀,离心,滤过,取续滤液,即得。

测定法 分别精密吸取对照品溶液0.5μl、1.5μl,供试品溶液1μl,注入液相色谱仪,测定,以外标两点法对数方程计算,即得。

本品每1g含蔗糖($C_{12}H_{22}O_{11}$)、棉子糖($C_{18}H_{32}O_{16}$)和水苏糖($C_{24}H_{42}O_{21}$)的总量应为200.0~650.0mg。

【规格】 每1g配方颗粒相当于饮片4g

【贮藏】 密封。

莲须配方颗粒

Lianxu Peifangkeli

【来源】 本品为睡莲科植物莲 *Nelumbo nucifera* Gaertn. 的干燥雄蕊经炮制并按标准汤剂的主要质量指标加工制成的配方颗粒。

【制法】 取莲须饮片2 200g，加水煎煮，滤过，滤液浓缩成清膏（干浸膏出膏率为23%～45%），加入辅料适量，干燥（或干燥，粉碎），再加入辅料适量，混匀，制粒，制成1 000g，即得。

【性状】 本品为红棕色至深黄棕色的颗粒；气微，味涩。

【鉴别】 取本品适量，研细，取2g，加甲醇30ml，超声处理30分钟，滤过，滤液蒸干，残渣加水20ml使溶解，用乙酸乙酯振摇提取2次，每次20ml，合并乙酸乙酯液，蒸干，残渣加甲醇1ml使溶解，作为供试品溶液。另取莲须对照药材2g，煎煮30分钟，滤过，蒸干，残渣加甲醇30ml，同法制成对照药材溶液。再取槲皮素对照品、山柰酚对照品，加甲醇制成每1ml各含0.5mg的混合溶液，作为对照品溶液。照薄层色谱法（《中国药典》2020年版通则0502）试验，吸取供试品溶液与对照药材溶液各6μl、对照品溶液2μl，分别点于同一硅胶G薄层板上，以甲苯-甲酸乙酯-甲酸（10∶8∶1）为展开剂，展开，取出，晾干，喷以3%三氯化铝乙醇溶液，热风吹干，置紫外灯光（365nm）下检视。供试品色谱中，在与对照药材色谱和对照品色谱相应的位置上，显相同颜色的荧光斑点。

【特征图谱】 照高效液相色谱法（《中国药典》2020年版通则0512）测定。

色谱条件与系统适用性试验 同〔含量测定〕项。

参照物溶液的制备 取莲须对照药材0.5g，加水25ml，煎煮30分钟，放冷，摇匀，滤过，取续滤液，作为对照药材参照物溶液。另取芦丁对照品、异槲皮苷对照品适量，加70%甲醇制成每1ml含芦丁50μg、异槲皮苷10μg的混合溶液，作为对照品参照物溶液。

供试品溶液的制备 同〔含量测定〕项。

测定法 分别精密吸取参照物溶液与供试品溶液各3μl，注入液相色谱仪，测定，即得。

供试品色谱中应呈现6个特征峰，并应与对照药材参照物色谱中的6个特征峰保留时间相对应，其中峰1、峰3应分别与相应对照品参照物峰保留时间相对应。与异槲皮苷对照品参照物峰相对应的峰为S峰，计算峰2、峰4～峰6与S峰的相对保留时间，其相对保留时间应在规定值的±10%之内，规定值为：0.98（峰2）、1.15（峰4）、1.23（峰5）、1.27（峰6）。

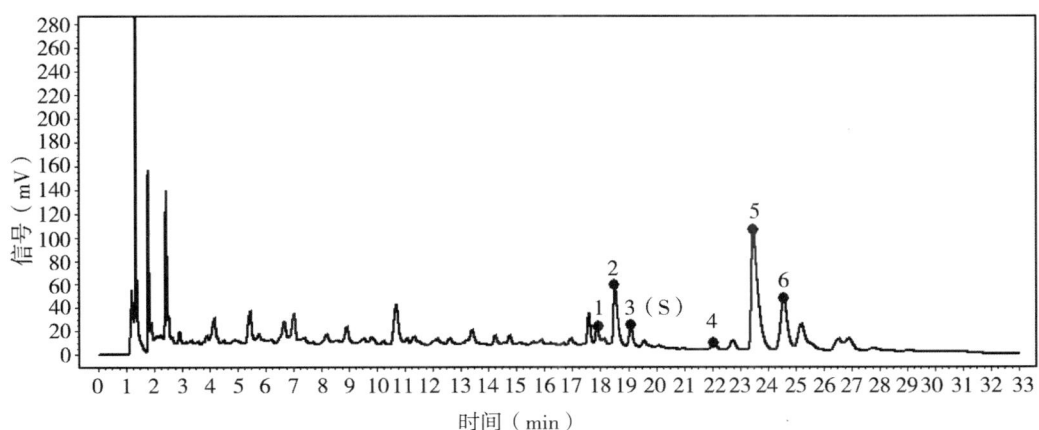

对照特征图谱

峰1：芦丁；峰3（S）：异槲皮苷

参考色谱柱：HSS T3，2.1mm×100mm，1.8μm

【检查】 应符合颗粒剂项下有关的各项规定（《中国药典》2020年版通则0104）。

【浸出物】 取本品适量，研细，取约2g，精密称定，精密加入乙醇100ml，照醇溶性浸出物测定法（《中国药典》2020年版通则2201）项下的热浸法测定，不得少于40.0%。

【含量测定】 照高效液相色谱法（《中国药典》2020年版通则0512）测定。

色谱条件与系统适用性试验 以十八烷基硅烷键合硅胶为填充剂（柱长为100mm，内径为2.1mm，粒径为1.8μm）；以乙腈为流动相A，以0.2%冰醋酸溶液为流动相B，按下表中的规定进行梯度洗脱；流速为每分钟0.2ml；柱温为30℃；检测波长为300nm。理论板数按异槲皮苷峰计算应不低于5 000。

时间（分钟）	流动相A（%）	流动相B（%）
0～15	10→18	90→82
15～28	18	82

对照品溶液的制备 取异槲皮苷对照品适量，精密称定，加70%甲醇制成每1ml含5μg的溶液，摇匀，即得。

供试品溶液的制备 取本品适量，研细，取约1g，精密称定，置具塞锥形瓶中，精密加入70%甲醇15ml，称定重量，超声处理（功率250W，频率40kHz）30分钟，放冷，再称定重量，用70%甲醇补足减失重量，摇匀，滤过，取续滤液，即得。

测定法 分别精密吸取对照品溶液与供试品溶液各2μl，注入液相色谱仪，测定，即得。

本品每1g含异槲皮苷（$C_{21}H_{20}O_{12}$）应为0.01～0.35mg。

【规格】 每1g配方颗粒相当于饮片2.2g

【贮藏】 密封。

凌霄花（美洲凌霄）配方颗粒

Lingxiaohua（Meizhoulingxiao）Peifangkeli

【来源】 本品为紫葳科植物美洲凌霄 *Campsis radicans*（L.）Seem. 的干燥花经炮制并按标准汤剂的主要质量指标加工制成的配方颗粒。

【制法】 取凌霄花（美洲凌霄）饮片1 500g，加水煎煮，滤过，滤液浓缩成清膏（干浸膏出膏率为33.4%～46.7%），加入辅料适量，干燥（或干燥，粉碎），再加入辅料适量，混匀，制粒，制成1 000g，即得。

【性状】 本品为棕黄色至棕色的颗粒；气微，味微苦。

【鉴别】 取本品适量，研细，取0.3g，加乙醇20ml，超声处理30分钟，滤过，滤液蒸干，残渣加甲醇0.5ml使溶解，作为供试品溶液。另取凌霄花（美洲凌霄）对照药材1g，加水50ml，煎煮30分钟，滤过，滤液蒸干，残渣加乙醇20ml，同法制成对照药材溶液。照薄层色谱法（《中国药典》2020年版通则0502）试验，吸取上述两种溶液各5μl，分别点于同一硅胶G薄层板上，以三氯甲烷-甲醇（9∶1）为展开剂，展开，取出，晾干，喷以2%香草醛硫酸乙醇溶液（1→10），在105℃加热至斑点显色清晰。供试品色谱中，在与对照药材色谱相应的位置上，显相同颜色的斑点。

【特征图谱】 照高效液相色谱法（《中国药典》2020年版通则0512）测定。

色谱条件与系统适用性试验 以十八烷基硅烷键合硅胶为填充剂（柱长为100mm，内径为2.1mm，粒径为1.8μm）；以乙腈为流动相A，以0.1%冰醋酸溶液为流动相B，按下表中的规定进行梯度洗脱；流速为每分钟0.3ml；柱温为30℃；检测波长为329nm。理论板数按毛蕊花糖苷峰计算应不低于5 000。

时间（分钟）	流动相A（%）	流动相B（%）
0～2	5→11	95→89
2～4	11→13	89→87
4～16	13→18	87→82
16～21	18→40	82→60
21～24	40→60	60→40

参照物溶液的制备 取凌霄花（美洲凌霄）对照药材1g，加水25ml，加热回流1小时，放冷，摇匀，滤过，取续滤液，作为对照药材参照物溶液。另取〔含量测定〕项下的对照品溶液，作为对照品参照物溶液。

供试品溶液的制备 同〔含量测定〕项。

测定法 分别精密吸取参照物溶液与供试品溶液各1μl，注入液相色谱仪，测定，即得。

供试品色谱中应呈现5个特征峰，并应与对照药材参照物色谱中的5个特征峰保留时间相对应，其中峰4、峰5应分别与相应对照品参照物峰保留时间相对应。与毛蕊花糖苷参照物峰相对应的峰为S峰，计算峰2、峰3与S峰的相对保留时间，其相对保留时间应在规定值的±10%之内，规定值为：0.49（峰2）、0.63（峰3）。

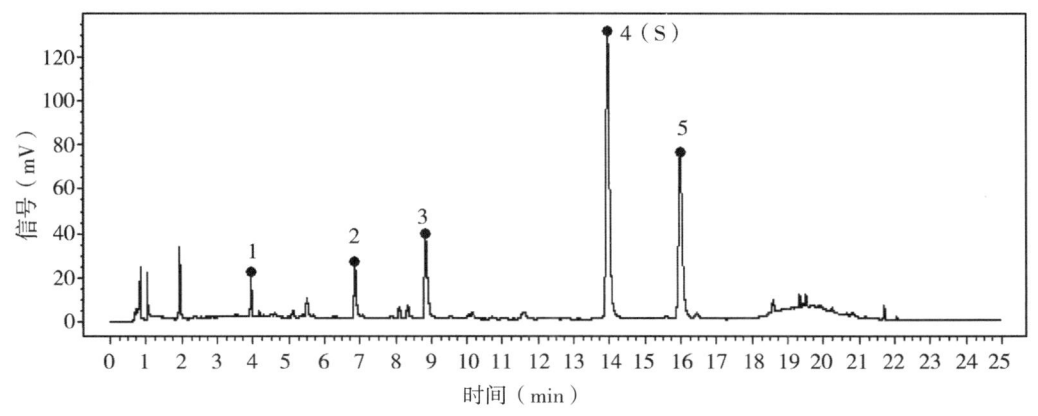

对照特征图谱

峰1：肉苁蓉苷F；峰4（S）：毛蕊花糖苷；峰5：异毛蕊花糖苷
参考色谱柱：Eclipse Plus C18，2.1mm×100mm，1.8μm

【检查】 应符合颗粒剂项下有关的各项规定（《中国药典》2020年版通则0104）。

【浸出物】 取本品适量，研细，取约2g，精密称定，精密加入乙醇100ml，照醇溶性浸出物测定法（《中国药典》2020年版通则2201）项下的热浸法测定，不得少于20.0%。

【含量测定】 照高效液相色谱法（《中国药典》2020年版通则0512）测定。

色谱条件与系统适用性试验 以十八烷基硅烷键合硅胶为填充剂（柱长为100mm，内径为2.1mm，粒径为1.8μm）；以乙腈-0.1%冰醋酸溶液（16∶84）为流动相；检测波长为329nm。理论板数按毛蕊花糖苷峰计算应不低于5 000。

对照品溶液的制备 取毛蕊花糖苷对照品、异毛蕊花糖苷对照品适量，精密称定，加甲醇制成每1ml含毛蕊花糖苷0.15mg、异毛蕊花糖苷0.11mg的混合溶液，即得。

供试品溶液的制备 取本品适量，研细，取约0.5g，精密称定，置具塞锥形瓶中，精密加入70%甲醇25ml，称定重量，超声处理（功率250W，频率40kHz）30分钟，放冷，再称定重量，用70%甲醇补足减失的重量，摇匀，滤过，取续滤液，即得。

测定法 分别精密吸取对照品溶液与供试品溶液各1μl，注入液相色谱仪，测定，即得。

本品每1g含毛蕊花糖苷（$C_{29}H_{36}O_{15}$）和异毛蕊花糖苷（$C_{29}H_{36}O_{15}$）的总量应为5.0～25.0mg。

【规格】 每1g配方颗粒相当于饮片1.5g

【贮藏】 密封。

高良姜配方颗粒

Gaoliangjiang Peifangkeli

【来源】 本品为姜科植物高良姜 *Alpinia officinarum* Hance 的干燥根茎经炮制并按标准汤剂的主要质量指标加工制成的配方颗粒。

【制法】 取高良姜饮片5 500g，加水煎煮，收集挥发油适量（以β-环糊精适量包合，备用），滤过，滤液浓缩成清膏（干浸膏出膏率为10%~18%），加入辅料适量，干燥（或干燥，粉碎），再加入辅料适量，加入挥发油包合物，混匀，制粒，制成1 000g，即得；或取清膏，加入辅料适量，加入挥发油包合物，干燥（或干燥，粉碎），再加入辅料适量，混匀，制粒，制成1 000g，即得。

【性状】 本品为浅棕色至红棕色的颗粒；气香，味辛辣。

【鉴别】 取本品适量，研细，取1g，加乙醚30ml，水浴回流30分钟，滤过，滤液挥干，残渣加乙酸乙酯1ml使溶解，作为供试品溶液。另取高良姜对照药材1g，加乙醚30ml，同法制成对照药材溶液。照薄层色谱法（《中国药典》2020年版通则0502）试验，吸取上述两种溶液各5μl，分别点于同一硅胶G薄层板上，以环己烷-乙酸乙酯（1:1）为展开剂，展开，取出，晾干，喷以5%香草醛硫酸溶液，在105℃加热至斑点显色清晰。供试品色谱中，在与对照药材色谱相应的位置上，显相同颜色的斑点。

【指纹图谱】 照高效液相色谱法（《中国药典》2020年版通则0512）测定。

色谱条件与系统适用性试验 以十八烷基硅烷键合硅胶为填充剂（柱长为100mm，内径为2.1mm，粒径为1.8μm）；以乙腈为流动相A，以0.1%磷酸溶液为流动相B，按下表中的规定进行梯度洗脱；流速为每分钟0.3ml；柱温为30℃；检测波长为215nm。理论板数按高良姜素峰计算应不低于5 000。

时间（分钟）	流动相A（%）	流动相B（%）
0~4	9→10	91→90
4~6	10→12	90→88
6~15	12→20	88→80
15~20	20→30	80→70

续表

时间（分钟）	流动相A（%）	流动相B（%）
20～30	30→50	70→50
30～32	50→70	50→30
32～35	70→100	30→0

参照物溶液的制备　取高良姜对照药材1g，加水25ml，加热回流1小时，放冷，摇匀，滤过，取续滤液，作为对照药材参照物溶液。另取高良姜素对照品适量，加甲醇制成每1ml含30μg的溶液，作为对照品参照物溶液。

供试品溶液的制备　取本品适量，研细，取0.5g，加70%甲醇25ml，超声处理（功率250W，频率40kHz）1小时，放冷，摇匀，滤过，取续滤液，即得。

测定法　分别精密吸取参照物溶液与供试品溶液各1μl，注入液相色谱仪，测定，即得。

供试品色谱中应呈现12个与对照药材参照物色谱中保留时间相对应的色谱峰。按中药色谱指纹图谱相似度评价系统计算，供试品指纹图谱与对照指纹图谱的相似度不得低于0.90。

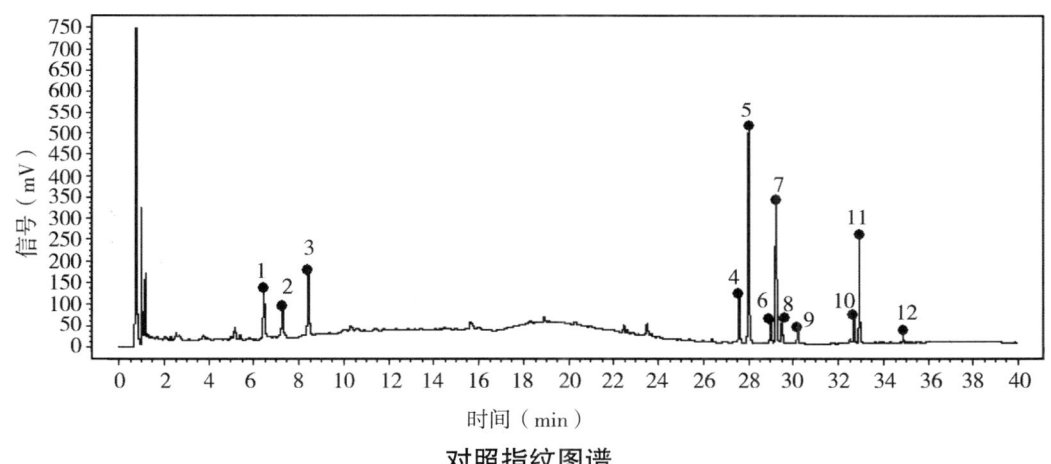

对照指纹图谱

峰2：原矢车菊素B2；峰3：表儿茶素；峰6：乔松素；峰7：高良姜素；峰9：高良姜素–3–甲醚
参考色谱柱：Eclipse Plus C18，2.1mm×100mm，1.8μm

【检查】　应符合颗粒剂项下有关的各项规定（《中国药典》2020年版通则0104）。

【浸出物】　取本品适量，研细，取约2g，精密称定，精密加入乙醇100ml，照醇溶性浸出物测定法（《中国药典》2020年版通则2201）项下的热浸法测定，不得少于20.0%。

【含量测定】　**挥发油**　照挥发油测定法（《中国药典》2020年版通则2204）测定。

本品含挥发油应为0.06%～0.40%（ml/g）。

高良姜素　照高效液相色谱法（《中国药典》2020年版通则0512）测定。

色谱条件与系统适用性试验　以十八烷基硅烷键合硅胶为填充剂（柱长为100mm，内径为2.1mm，粒径为1.9μm）；以甲醇–0.2%磷酸溶液（55∶45）为流动相；流速为每分钟0.3ml；柱温为30℃；检测波长为266nm。理论板数按高良姜素峰计算应不低于6 000。

对照品溶液的制备 取高良姜素对照品适量，精密称定，加甲醇制成每1ml含30μg的溶液，即得。

供试品溶液的制备 取本品适量，研细，取约0.2g，精密称定，置具塞锥形瓶中，精密加入甲醇25ml，称定重量，超声处理（功率250W，频率40kHz）30分钟，放冷，再称定重量，用甲醇补足减失的重量，摇匀，滤过，取续滤液，即得。

测定法 分别精密吸取对照品溶液与供试品溶液各1μl，注入液相色谱仪，测定，即得。

本品每1g含高良姜素（$C_{15}H_{10}O_5$）应为2.0～7.0mg。

【规格】 每1g配方颗粒相当于饮片5.5g

【贮藏】 密封。

粉萆薢配方颗粒

Fenbixie Peifangkeli

【来源】 本品为薯蓣科植物粉背薯蓣 *Dioscorea hypoglauca* Palibin 的干燥根茎经炮制并按标准汤剂的主要质量指标加工制成的配方颗粒。

【制法】 取粉萆薢饮片6 000g，加水煎煮，滤过，滤液浓缩成清膏（干浸膏出膏率为9%～16%），加入辅料适量，干燥（或干燥，粉碎），再加入辅料适量，混匀，制粒，制成1 000g，即得。

【性状】 本品为黄色至棕黄色的颗粒；气微，味微苦。

【鉴别】 取本品适量，研细，取0.5g，加甲醇20ml，超声处理30分钟，滤过，滤液蒸干，残渣加水10ml使溶解，用水饱和正丁醇振摇提取2次，每次10ml，合并正丁醇液，蒸干，残渣加甲醇1ml使溶解，作为供试品溶液。另取粉萆薢对照药材0.5g，加甲醇25ml，超声处理30分钟，滤过，滤液蒸干，残渣加甲醇2ml使溶解，作为对照药材溶液。照薄层色谱法（《中国药典》2020年版通则0502）试验，吸取供试品溶液2～5μl、对照药材溶液2μl，分别点于同一硅胶G薄层板上，以三氯甲烷–甲醇–水（13：7：2）10℃以下放置的下层溶液为展开剂，展开，取出，晾干，喷以10%硫酸乙醇溶液，在105℃加热至斑点显色清晰，分别置日光和紫外光灯（365nm）下检视，供试品色谱中，在与对照药材色谱相应的位置上，显相同颜色的斑点或荧光斑点。

【特征图谱】 照高效液相色谱法（《中国药典》2020年版通则0512）测定。

色谱条件与系统适用性试验 同〔含量测定〕项。

参照物溶液的制备 取粉萆薢对照药材1g，加70%乙醇25ml，超声处理（功率250W，频率40kHz）30分钟，放冷，离心，滤过，取续滤液，作为对照药材参照物溶液。另取〔含量测定〕项下的对照品溶液，作为对照品参照物溶液。

供试品溶液的制备 同〔含量测定〕项。

测定法 分别精密吸取参照物溶液与供试品溶液各1μl，注入液相色谱仪，测定，即得。

供试品色谱中应呈现4个特征峰，并应与对照药材参照物色谱中的4个特征峰保留时间相对应，其中峰2、峰4应分别与相应对照品参照物峰保留时间相对应。与原薯蓣皂苷对照品参照物峰相对应的峰为

S峰，计算峰1、峰3与S峰的相对保留时间，其相对保留时间应在规定值的±10%之内，规定值为：0.93（峰1）、1.14（峰3）。

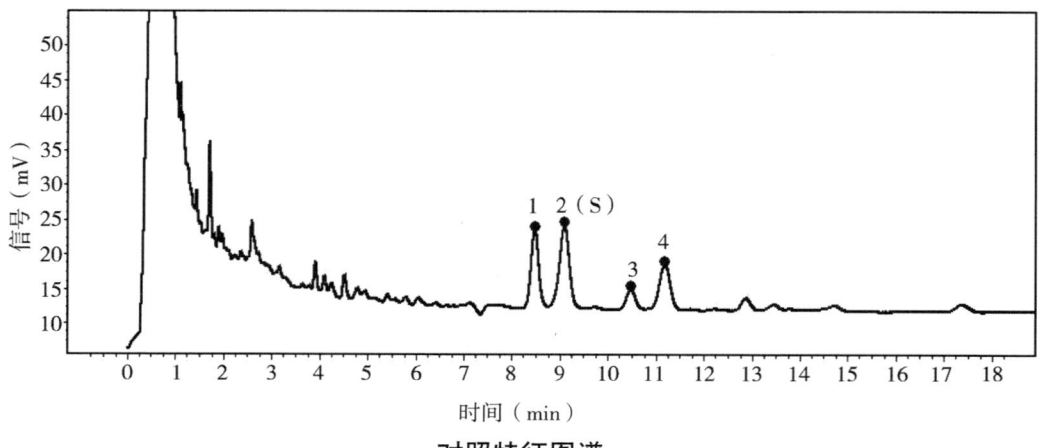

对照特征图谱

峰2（S）：原薯蓣皂苷；峰4：原纤细薯蓣皂苷

参考色谱柱：SB-Aq RRHD，2.1mm×100mm，1.8μm

【检查】 应符合颗粒剂项下有关的各项规定（《中国药典》2020年版通则0104）。

【浸出物】 取本品适量，研细，取约2g，精密称定，精密加入乙醇100ml，照醇溶性浸出物测定法（《中国药典》2020年版通则2201）项下的热浸法测定，不得少于25.0%。

【含量测定】 照高效液相色谱法（《中国药典》2020年版通则0512）测定。

色谱条件与系统适用性试验 以十八烷基硅烷键合硅胶为填充剂（柱长为100mm，内径为2.1mm，粒径为1.8μm）；以乙腈-水（23∶77）为流动相；流速为每分钟0.35ml；柱温为40℃；检测波长为203nm。理论板数按原薯蓣皂苷峰计算应不低于6 000。

对照品溶液的制备 取原薯蓣皂苷对照品、原纤细薯蓣皂苷对照品适量，精密称定，加30%乙醇制成每1ml含原薯蓣皂苷0.3mg、原纤细薯蓣皂苷0.15mg的混合溶液，即得。

供试品溶液的制备 取本品适量，研细，取约0.6g，精密称定，置具塞锥形瓶中，精密加入30%乙醇25ml，称定重量，超声处理（功率250W，频率40kHz）30分钟，放冷，再称定重量，用30%乙醇补足减失的重量，摇匀，离心，滤过，取续滤液，即得。

测定法 分别精密吸取对照品溶液与供试品溶液各1μl，注入液相色谱仪，测定，即得。

本品每1g含原薯蓣皂苷（$C_{51}H_{84}O_{22}$）和原纤细薯蓣皂苷（$C_{51}H_{84}O_{23}$）的总量应为6.0～30.0mg。

【规格】 每1g配方颗粒相当于饮片6g

【贮藏】 密封。

酒大黄（唐古特大黄）配方颗粒

Jiudahuang（Tanggutedahuang）Peifangkeli

【来源】 本品为蓼科植物唐古特大黄 *Rheum tanguticum* Maxim. ex Balf. 的干燥根和根茎经炮制并按标准汤剂的主要质量指标加工制成的配方颗粒。

【制法】 取酒大黄（唐古特大黄）饮片4 000g，加水煎煮，滤过，滤液浓缩成清膏（干浸膏出膏率为12.5%～25.0%），加入辅料适量，干燥（或干燥，粉碎），再加入辅料适量，混匀，制粒，制成1 000g，即得。

【性状】 本品为棕黄色至深棕色的颗粒；气微，味苦、微涩。

【鉴别】 取本品适量，研细，取0.1g，加甲醇20ml，超声处理20分钟，滤过，取滤液5ml，蒸干，加水10ml使溶解，再加盐酸1ml，加热回流30分钟，放冷，用乙醚振摇提取2次，每次20ml，合并乙醚液，蒸干，残渣加三氯甲烷1ml使溶解，作为供试品溶液。另取大黄（唐古特大黄）对照药材0.1g，同法制成对照药材溶液。再取芦荟大黄素对照品、大黄酸对照品、大黄素对照品、大黄素甲醚对照品、大黄酚对照品，加甲醇制成每1ml各含1mg的混合溶液，作为对照品溶液。照薄层色谱法（《中国药典》2020年版通则0502）试验，吸取供试品溶液与对照药材溶液各5μl、对照品溶液2μl，分别点于同一硅胶H薄层板上，以石油醚（30～60℃）–甲酸乙酯–甲酸（15∶5∶1）的上层溶液为展开剂，在0～10℃展开，取出，晾干，置紫外光灯（365nm）下检视。供试品色谱中，在与对照药材色谱和对照品色谱相应的位置上，显五个相同的橙黄色荧光主斑点。

【指纹图谱】 照高效液相色谱法（《中国药典》2020年版通则0512）测定。

色谱条件与系统适用性试验 以十八烷基硅烷键合硅胶为填充剂（柱长为150mm，内径为2.1mm，粒径为1.6μm）；以乙腈为流动相A，以0.1%磷酸溶液为流动相B，按下表中的规定进行梯度洗脱；流速为每分钟0.3ml；柱温为25℃；检测波长为260nm。理论板数按大黄素峰计算应不低于3 000。

时间（分钟）	流动相A（%）	流动相B（%）
0～1	2→11	98→89
1～3	11	89
3～6	11→15	89→85
6～8	15	85
8～9	15→18	85→82
9～12	18→19	82→81
12～14	19→25	81→75
14～20	25→27	75→73
20～25	27→40	73→60
25～28	40→100	60→0
28～35	100	0

参照物溶液的制备　取大黄（唐古特大黄）对照药材0.5g，加水25ml，加热回流1小时，放冷，摇匀，滤过，取续滤液，作为对照药材参照物溶液。另取大黄素对照品适量，加甲醇制成每1ml含50μg的溶液，作为对照品参照物溶液。

供试品溶液的制备　同〔含量测定〕游离蒽醌项。

测定法　分别精密吸取参照物溶液与供试品溶液各1μl，注入液相色谱仪，测定，即得。

供试品色谱中应呈现9个与对照药材参照物色谱中保留时间相对应的色谱峰。按中药色谱指纹图谱相似度评价系统计算，供试品指纹图谱与对照指纹图谱的相似度不得低于0.90。

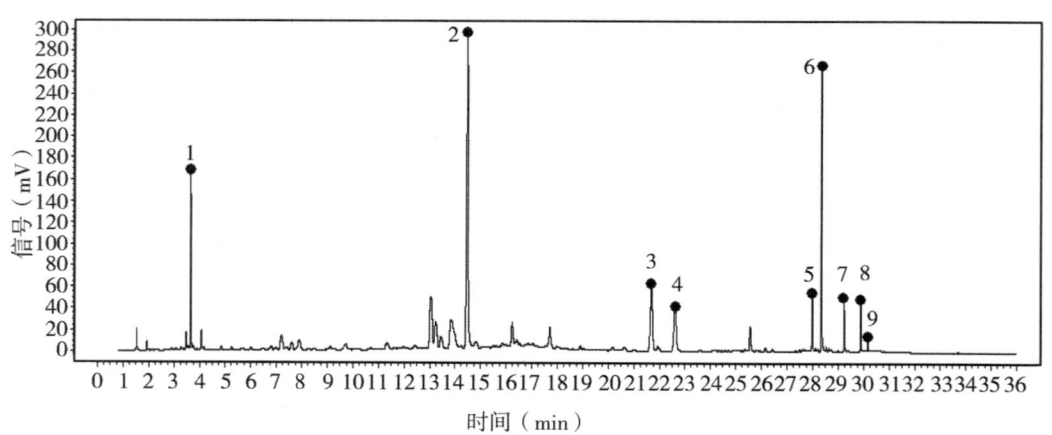

对照指纹图谱

峰1：没食子酸；峰2：大黄酸-8-*O*-*β*-D-葡萄糖苷；峰3：决明酮-8-*O*-*β*-D-葡萄糖苷；

峰4：大黄素-8-*O*-*β*-D-葡萄糖苷；峰5：芦荟大黄素；峰6：大黄酸；

峰7：大黄素；峰8：大黄酚；峰9：大黄素甲醚

参考色谱柱：CORTECS T3，2.1mm×150mm，1.6μm

【检查】 土大黄苷 取本品适量，研细，取0.2g，加甲醇10ml，超声处理20分钟，滤过，取滤液1ml，用甲醇稀释至10ml，作为供试品溶液。另取土大黄苷对照品，加甲醇制成每1ml含10μg的溶液，作为对照品溶液（临用新制）。照薄层色谱法（《中国药典》2020年版通则0502）试验，吸取上述两种溶液各5μl，分别点于同一聚酰胺薄膜上，以甲苯-甲酸乙酯-丙酮-甲醇-甲酸（30：5：5：20：0.1）为展开剂，展开，取出，晾干，置紫外光灯（365nm）下检视。供试品色谱中，在与对照品色谱相应的位置上，不得显相同的亮蓝色荧光斑点。

其他 应符合颗粒剂项下有关的各项规定（《中国药典》2020年版通则0104）。

【浸出物】 取本品适量，研细，取约2g，精密称定，精密加入乙醇100ml，照醇溶性浸出物测定法（《中国药典》2020年版通则2201）项下的热浸法测定，不得少于30.0%。

【含量测定】 总蒽醌 照高效液相色谱法（《中国药典》2020年版通则0512）测定。

色谱条件与系统适用性试验 以十八烷基硅烷键合硅胶为填充剂（柱长为100mm，内径为2.1mm，粒径为1.8μm）；以甲醇-乙腈（1：4）的混合溶液为流动相A，以0.1%磷酸溶液为流动相B，按下表中的规定进行梯度洗脱；流速为每分钟0.3ml；柱温为30℃；检测波长为254nm。理论板数按大黄素峰计算应不低于3 000。

时间（分钟）	流动相A（%）	流动相B（%）
0～15	52→75	48→25

对照品溶液的制备 取芦荟大黄素对照品、大黄酸对照品、大黄素对照品、大黄酚对照品、大黄素甲醚对照品适量，精密称定，加甲醇制成每1ml含芦荟大黄素16μg、大黄酸40μg、大黄素15μg、大黄酚12μg、大黄素甲醚6μg的混合溶液，即得。

供试品溶液的制备 取本品适量，研细，取约0.2g，精密称定，置具塞锥形瓶中，精密加入甲醇50ml，称定重量，超声处理（功率250W，频率40kHz）1小时，放冷，再称定重量，用甲醇补足减失的重量，摇匀，滤过。精密量取续滤液5ml，挥去溶剂，残渣加8%盐酸溶液10ml，超声处理（功率250W，频率40kHz）2分钟，再加三氯甲烷10ml，加热回流1小时，放冷，置分液漏斗中，用少量三氯甲烷洗涤容器，并入分液漏斗中，分取三氯甲烷层，酸液再用三氯甲烷提取3次，每次10ml，合并三氯甲烷液，减压回收溶剂至干，残渣加甲醇使溶解，并转移至10ml量瓶中，用甲醇稀释至刻度，摇匀，滤过，取续滤液，即得。

测定法 分别精密吸取对照品溶液1～2μl、供试品溶液2μl，注入液相色谱仪，测定，即得。

本品每1g含总蒽醌以芦荟大黄素（$C_{15}H_{10}O_5$）、大黄酸（$C_{15}H_8O_6$）、大黄素（$C_{15}H_{10}O_5$）、大黄酚（$C_{15}H_{10}O_4$）和大黄素甲醚（$C_{16}H_{12}O_5$）的总量计，应为16.0～36.0mg。

游离蒽醌 照高效液相色谱法（《中国药典》2020年版通则0512）测定。

色谱条件与系统适用性试验 同〔含量测定〕总蒽醌项。

对照品溶液的制备 同〔含量测定〕总蒽醌项。

供试品溶液的制备 取本品适量，研细，取约0.2g，精密称定，置具塞锥形瓶中，精密加入甲醇25ml，称定重量，超声处理（功率250W，频率40kHz）30分钟，放冷，再称定重量，用甲醇补足减失的重量，摇匀，滤过，取续滤液，即得。

测定法 分别精密吸取对照品溶液1～2μl、供试品溶液2μl，注入液相色谱仪，测定，即得。

本品每1g含游离蒽醌以芦荟大黄素（$C_{15}H_{10}O_5$）、大黄酸（$C_{15}H_8O_6$）、大黄素（$C_{15}H_{10}O_5$）、大黄酚（$C_{15}H_{10}O_4$）和大黄素甲醚（$C_{16}H_{12}O_5$）的总量计，应为2.0～20.0mg。

【规格】 每1g配方颗粒相当于饮片4g

【贮藏】 密封。

酒黄精（多花黄精）配方颗粒

Jiuhuangjing（Duohuahuangjing）Peifangkeli

【来源】 本品为百合科植物多花黄精 *Polygonatum cyrtonema* Hua 的干燥根茎经炮制并按标准汤剂的主要质量指标加工制成的配方颗粒。

【制法】 取酒黄精（多花黄精）饮片1 200g，加水煎煮，滤过，滤液浓缩成清膏（干浸膏出膏率为42%～58%），加入辅料适量，干燥（或干燥，粉碎），再加入辅料适量，混匀，制粒，制成1 000g，即得。

【性状】 本品为黄棕色至棕色的颗粒；气微，味甜。

【鉴别】 取本品适量，研细，取1g，加乙醇20ml，超声处理30分钟，滤过，滤液蒸干，残渣加水10ml使溶解，用水饱和正丁醇振摇提取2次，每次20ml，合并正丁醇液，蒸干，残渣加甲醇1ml使溶解，作为供试品溶液。另取黄精（多花黄精）对照药材2g，加水50ml，煎煮30分钟，滤过，滤液蒸干，残渣加乙醇20ml，同法制成对照药材溶液。照薄层色谱法（《中国药典》2020年版通则0502）试验，吸取上述两种溶液各10μl，分别点于同一硅胶G薄层板上，以三氯甲烷–甲醇–冰醋酸（8∶4∶1）为展开剂，展开，取出，晾干，喷以5%磷钼酸乙醇溶液，在105℃加热至斑点显色清晰。供试品色谱中，在与对照药材色谱相应的位置上，显相同颜色的斑点。

【特征图谱】 照高效液相色谱法（《中国药典》2020年版通则0512）测定。

色谱条件与系统适用性试验 以十八烷基硅烷键合硅胶为填充剂（柱长为100mm，内径为2.1mm，粒径为1.8μm）；以乙腈为流动相A，以0.1%磷酸溶液为流动相B，按下表中的规定进行梯度洗脱；流速为每分钟0.2ml；柱温为15℃；检测波长为260nm。理论板数按5-羟甲基糠醛峰计算应不低于5 000。

时间（分钟）	流动相A（%）	流动相B（%）
0～1	0	100
1～8	0→5	100→95
8～16	5→12	95→88
16～25	12→25	88→75
25～30	25	75

参照物溶液的制备　取酒黄精（多花黄精）对照饮片1g，加水20ml，加热回流30分钟，放冷，摇匀，滤过，滤液蒸干，残渣加30%甲醇使溶解，并转移至5ml量瓶中，用30%甲醇稀释至刻度，摇匀，滤过，取续滤液，作为对照饮片参照物溶液。另取尿苷对照品适量，置棕色量瓶中，加水制成每1ml含50μg的溶液，作为对照品参照物溶液。再取5-羟甲基糠醛对照品适量，加甲醇制成每1ml含0.2mg的溶液，作为对照品参照物溶液。

供试品溶液的制备　取本品适量，研细，取0.4g，加30%甲醇20ml，超声处理（功率250W，频率40kHz）30分钟，放冷，摇匀，滤过，滤液蒸干，残渣加30%甲醇使溶解，并转移至5ml量瓶中，用30%甲醇稀释至刻度，摇匀，滤过，取续滤液，即得。

测定法　分别精密吸取供试品溶液与参照物溶液各1μl，注入液相色谱仪，测定，即得。

供试品色谱中应呈现4个特征峰，并应与对照饮片参照物色谱中的4个特征峰保留时间相对应，其中峰1、峰3应分别与相应对照品参照物峰保留时间相对应。与5-羟甲基糠醛参照物峰相对应的峰为S峰，计算峰2、峰4与S峰的相对保留时间，其相对保留时间应在规定值的±10%之内，规定值为：0.75（峰2）、1.10（峰4）。

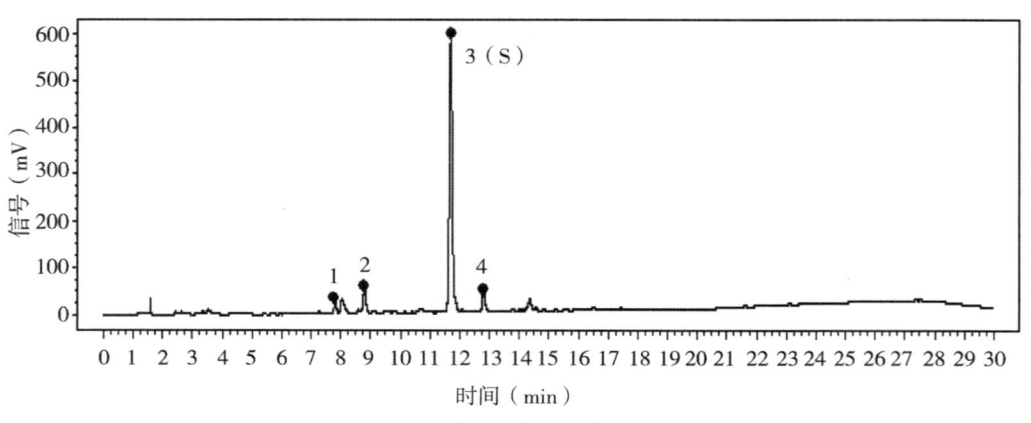

对照特征图谱

峰1：尿苷；峰3（S）：5-羟甲基糠醛

参考色谱柱：HSS T3，2.1mm×100mm，1.8μm

【检查】　**重金属及有害元素**　照铅、镉、砷、汞、铜测定法（《中国药典》2020年版通则2321原子吸收分光光度法或电感耦合等离子体质谱法）测定，铅不得过5mg/kg；镉不得过1mg/kg；砷不得过2mg/kg；汞不得过0.2mg/kg；铜不得过20mg/kg。

其他　应符合颗粒剂项下有关的各项规定（《中国药典》2020年版通则0104）。

【浸出物】　取本品适量，研细，取约2g，精密称定，精密加入乙醇100ml，照醇溶性浸出物测定法（《中国药典》2020年版通则2201）项下的热浸法测定，不得少于25.0%。

【含量测定】　照高效液相色谱法（《中国药典》2020年版通则0512）测定。

色谱条件与系统适用性试验　以两性离子型亲水相互作用硅胶为填充剂（柱长为100mm，内径为2.1

mm，粒径为2.7μm）；以乙腈溶液为流动相A，以5mmol/L醋酸铵溶液为流动相B，按下表中的规定进行梯度洗脱；流速为每分钟0.3ml；柱温为35℃；蒸发光散射检测器检测。理论板数按果糖峰计算应不低于2 500。

时间（分钟）	流动相A（%）	流动相B（%）
0~1	95	5
1~3	95→90	5→10
3~10	90→80	10→20

对照品溶液的制备　取果糖对照品适量，精密称定，加甲醇制成每1ml含1mg的溶液，摇匀，即得。

供试品溶液的制备　取本品适量，研细，取约0.2g，精密称定，置具塞锥形瓶中，精密加入70%甲醇25ml，称定重量，超声处理（功率250W，频率40kHz）45分钟，放冷，再称定重量，用70%甲醇补足减失的重量，摇匀，滤过，取续滤液，即得。

测定法　分别精密吸取对照品溶液1μl、3μl，供试品溶液2μl，注入液相色谱仪，测定，以外标两点法对数方程计算，即得。

本品每1g含果糖（$C_6H_{12}O_6$）应为200.0~380.0mg。

【规格】　每1g配方颗粒相当于饮片1.2g

【贮藏】　密封。

娑罗子（天师栗）配方颗粒

Suoluozi（Tianshili）Peifangkeli

【来源】 本品为七叶树科植物天师栗 *Aesculus wilsonii* Rehd. 的干燥成熟种子经炮制并按标准汤剂的主要质量指标加工制成的配方颗粒。

【制法】 取娑罗子（天师栗）饮片3 800g，加水煎煮，滤过，滤液浓缩成清膏（干浸膏出膏率为13.2%～21.3%），加入辅料适量，干燥（或干燥，粉碎），再加入辅料适量，混匀，制粒，制成1 000g，即得。

【性状】 本品为浅黄色至棕色的颗粒；气微，味苦而后甜。

【鉴别】 取本品，照〔含量测定〕项下的方法试验，供试品色谱中应呈现与七叶皂苷钠对照品4个主峰保留时间相同的色谱峰（对照品色谱中的4个主成分峰，按时间顺序分别为七叶皂苷A、七叶皂苷B、七叶皂苷C、七叶皂苷D）。

【特征图谱】 照高效液相色谱法（《中国药典》2020年版通则0512）测定。

色谱条件与系统适用性试验 同〔含量测定〕项。

参照物溶液的制备 取娑罗子对照药材1g，加石油醚（30～60℃）80ml，超声处理（功率250W，频率40kHz）30分钟，放冷，滤过，弃去滤液，滤渣连同滤纸挥干溶剂后，加70%甲醇50ml，超声处理（功率250W，频率40kHz）1小时，放冷，摇匀，滤过，取续滤液25ml，于80℃水浴上浓缩至适量，转移至10ml量瓶中，用70%甲醇稀释至刻度，摇匀，滤过，取续滤液，作为对照药材参照物溶液。另取〔含量测定〕项下的对照品溶液，作为对照品参照物溶液。

供试品溶液的制备 同〔含量测定〕项。

测定法 分别精密吸取参照物溶液与供试品溶液各1μl，注入液相色谱仪，测定，即得。

供试品色谱中应呈现5个特征峰，并应与对照药材参照物色谱中的5个特征峰保留时间相对应，其中峰1、峰2、峰3、峰5应分别与相应对照品参照物峰保留时间相对应。与七叶皂苷C参照物峰相对应的峰为S峰，计算峰4与S峰的相对保留时间，其相对保留时间应在规定值的±10%之内，规定值为：1.03（峰4）。

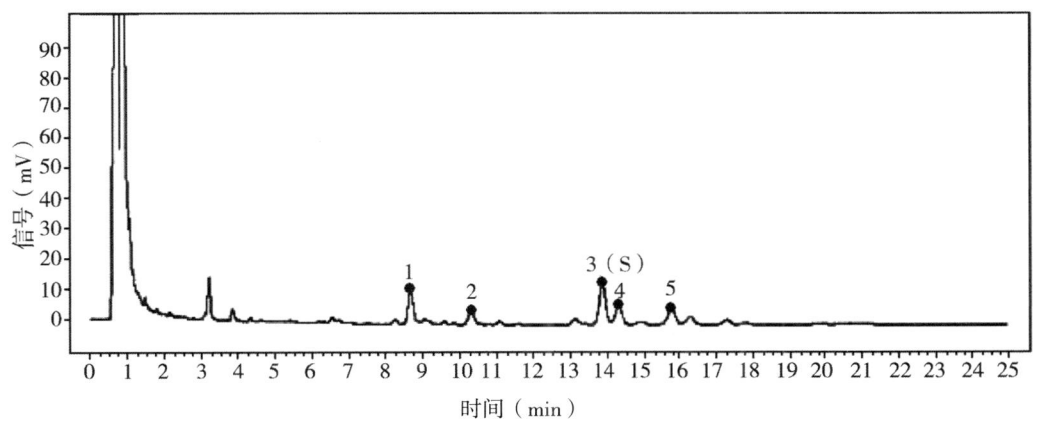

对照特征图谱

峰1：七叶皂苷A；峰2：七叶皂苷B；峰3（S）：七叶皂苷C；峰5：七叶皂苷D

参考色谱柱：CORTECS T3，2.1mm×100mm，1.6μm

【检查】　应符合颗粒剂项下有关的各项规定（《中国药典》2020年版通则0104）。

【浸出物】　取本品适量，研细，取约2g，精密称定，精密加入乙醇100ml，照醇溶性浸出物测定法（《中国药典》2020年版通则2201）项下的热浸法测定，不得少于25.0%。

【含量测定】　照高效液相色谱法（《中国药典》2020年版通则0512）测定。

色谱条件与系统适用性试验　以十八烷基硅烷键合硅胶为填充剂（柱长为100mm，内径为2.1mm，粒径为1.6μm）；以乙腈（含10%异丙醇）–水（36∶64）的混合溶液为流动相A，以乙腈（含10%异丙醇）–水–磷酸（36∶64∶0.1）的混合溶液为流动相B，按下表中的规定进行梯度洗脱；流速为每分钟0.3ml；柱温为25℃；检测波长为220nm。理论板数按七叶皂苷C峰计算应不低于5 000。

时间（分钟）	流动相A（%）	流动相B（%）
0～5	0→95	100→5
5～24	95	5

对照品溶液的制备　取七叶皂苷钠对照品适量，精密称定，加甲醇制成每1ml含0.3mg的溶液，即得。

供试品溶液的制备　取本品适量，研细，取约0.4g，精密称定，置具塞锥形瓶中，精密加入70%甲醇25ml，称定重量，超声处理（功率250W，频率40kHz）30分钟，放冷，再称定重量，用70%甲醇补足减失的重量，摇匀，滤过，取续滤液，即得。

测定法　分别精密吸取对照品溶液与供试品溶液各1μl，注入液相色谱仪，测定，即得。

本品每1g含七叶皂苷A（$C_{55}H_{86}O_{24}$）、七叶皂苷B（$C_{55}H_{86}O_{24}$）、七叶皂苷C（$C_{54}H_{84}O_{23}$）和七叶皂苷D（$C_{54}H_{84}O_{23}$）的总量应为10.0～50.0mg。

【规格】　每1g配方颗粒相当于饮片3.8g

【贮藏】　密封。

烫水蛭（蚂蟥）配方颗粒

Tangshuizhi（Mahuang）Peifangkeli

【来源】 本品为水蛭科动物蚂蟥 *Whitmania pigra* Whitman 的干燥全体经炮制并按标准汤剂的主要质量指标加工制成的配方颗粒。

【制法】 取烫水蛭（蚂蟥）饮片4 000g，加水煎煮，滤过，滤液浓缩成清膏（干浸膏出膏率为12%～20%），加入辅料适量，干燥（或干燥，粉碎），再加入辅料适量，混匀，制粒，制成1 000g，即得。

【性状】 本品为灰黄色至浅棕褐色的颗粒；气微腥，味淡。

【鉴别】 取本品适量，研细，取1g，加乙醇30ml，超声处理30分钟，滤过，滤液蒸干，残渣加乙醇1ml使溶解，作为供试品溶液。另取水蛭（蚂蟥）对照药材1g，加水25ml，煎煮30分钟，滤过，滤液蒸干，残渣加乙醇30ml，同法制成对照药材溶液。再取缬氨酸对照品、丙氨酸对照品，加水制成每1ml各含0.5mg的混合溶液，作为对照品溶液。照薄层色谱法（《中国药典》2020年版通则0502）试验，吸取供试品溶液2μl、对照药材溶液8μl、对照品溶液3μl，分别点于同一硅胶G薄层板上，以水饱和正丁醇-冰醋酸（4∶1）为展开剂，展开，取出，晾干，喷以茚三酮试液，在105℃加热至斑点显色清晰。供试品色谱中，在与对照药材色谱和对照品色谱相应的位置上，显相同颜色的斑点。

【特征图谱】 照高效液相色谱法（《中国药典》2020年版通则0512）测定。

色谱条件与系统适用性试验 以十八烷基硅烷键合硅胶为填充剂（柱长为250mm，内径为4.6mm，粒径为5μm）；以乙腈-0.2%磷酸溶液（0.5∶99.5）为流动相；流速为每分钟0.8ml；柱温为25℃；检测波长为270nm。理论板数按次黄嘌呤峰计算应不低于5 000。

参照物溶液的制备 取水蛭（蚂蟥）对照药材1.5g，加水20ml，加热回流1小时，放冷，离心处理（转速为每分钟10 000转）10分钟，取上清液，滤过，取续滤液，作为对照药材参照物溶液。另取次黄嘌呤对照品、尿嘧啶对照品适量，加10%甲醇制成每1ml各含0.2mg的混合溶液，作为对照品参照物溶液。

供试品溶液制备 取本品适量，研细，取0.3g，加水10ml，超声处理（功率250W，频率53kHz）10分钟，放冷，离心处理（转速为每分钟10 000转）10分钟，取出，取上清液，滤过，取续滤液，即得。

测定法 分别精密吸取参照物溶液与供试品溶液各10μl，注入液相色谱仪，测定，即得。

供试品色谱中应呈现5个特征峰，并应与对照药材参照物色谱中的5个特征峰保留时间相对应，其中峰2、峰3应分别与相应对照品参照物峰保留时间相对应。与次黄嘌呤参照物峰相对应的峰为S峰，计算峰1、峰4、峰5与S峰的相对保留时间，其相对保留时间应在规定值的±10%之内，规定值为：0.51（峰1）、1.41（峰4）、1.82（峰5）。

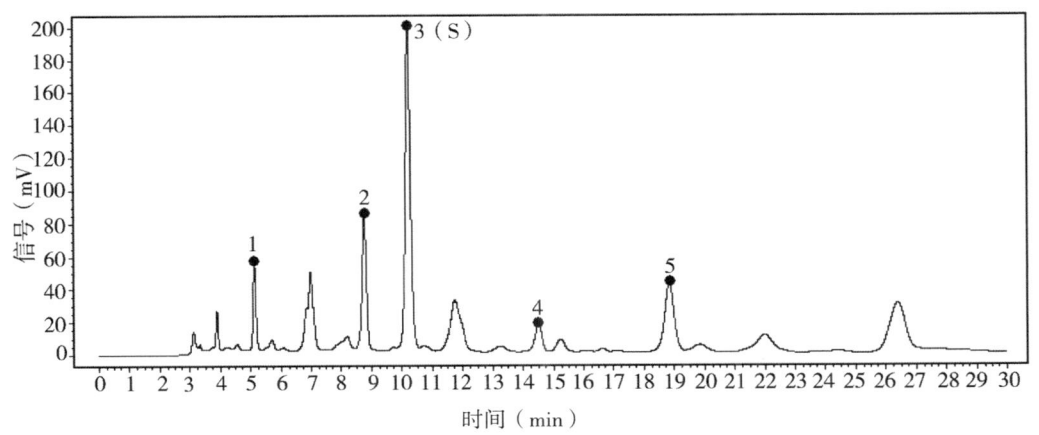

对照特征图谱

峰2：尿嘧啶；峰3（S）：次黄嘌呤

参考色谱柱：Platisil ODS C18，4.6mm×250mm，5μm

【检查】 酸碱度 取本品适量，研细，取0.25g，加0.9%氯化钠溶液10ml，充分搅拌，浸提30分钟，并时时振摇，离心，取上清液，照pH值测定法（《中国药典》2020年版通则0631）测定，应为5.0～7.5。

重金属及其有害元素 照铅、镉、砷、汞、铜测定法（《中国药典》2020年版通则2321原子吸收分光光度法或电感耦合等离子体质谱法）测定，铅不得过10mg/kg；镉不得过1mg/kg；砷不得过20mg/kg；汞不得过1mg/kg。

黄曲霉毒素 照真菌毒素测定法（《中国药典》2020年版通则2351）测定。

本品每1 000g含黄曲霉毒素B_1不得过5μg，含黄曲霉毒素G_2、黄曲霉毒素G_1、黄曲霉毒素B_2和黄曲霉毒素B_1的总量不得过10μg。

其他 应符合颗粒剂项下有关的各项规定（《中国药典》2020年版通则0104）。

【浸出物】 取本品适量，研细，取约2g，精密称定，精密加入乙醇100ml，照醇溶性浸出物测定法（《中国药典》2020年版通则2201）项下的热浸法测定，不得少于9.0%。

【含量测定】 取本品适量，研细，取约0.45g，精密称定，精密加入0.9%氯化钠溶液5ml，充分搅拌，浸提30分钟，并时时振摇，离心，精密量取上清液100μl，置试管（8mm×38mm）中，加入含0.5%（牛）纤维蛋白原（以凝固物计）的三羟甲基氨基甲烷盐酸缓冲液（临用新制，取0.2mol/L三羟基氨基甲烷溶液25ml与0.1mol/L盐酸溶液40ml，加水至100ml，调节pH值至7.4）200μl，摇匀，置水浴中（37±0.5℃）温浸5分钟，滴加（每4分钟滴加1次，每次2μl，边滴加边轻轻摇匀）每1ml中含10单位的凝血酶溶液（临用新制，取凝血酶试剂，加生理盐水制成每1ml含凝血酶10个单位的溶液）至凝固，记录消耗凝血酶溶液的体积，按下式计算：

$$U=\frac{C_1V_1}{C_2V_2}$$

式中　U 为每1g含凝血酶活性单位，U/g；

C_1 为凝血酶溶液的浓度，U/ml；

C_2 为供试品溶液的浓度，g/ml；

V_1 为消耗凝血酶溶液的体积，μl；

V_2 为供试品溶液的加入量，μl。

中和一个单位的凝血酶的量，为一个抗凝血酶活性单位。

本品每1g含抗凝血酶活性应为4.0~13.5U。

【规格】　每1g配方颗粒相当于饮片4g

【贮藏】　密封。

烫狗脊配方颗粒

Tanggouji Peifangkeli

【来源】 本品为蚌壳蕨科植物金毛狗脊 *Cibotium barometz*（L.）J. Sm. 的干燥根茎经炮制并按标准汤剂的主要质量指标加工制成的配方颗粒。

【制法】 取烫狗脊饮片6 600g，加水煎煮，滤过，滤液浓缩成清膏（干浸膏出膏率为10%～15%），加入辅料适量，干燥（或干燥、粉碎），再加入辅料适量，混匀，制粒，制成1 000g，即得。

【性状】 本品为棕黄色至棕色的颗粒；无臭，味淡、微涩。

【鉴别】 取本品适量，研细，取1g，加乙醇50ml，超声处理30分钟，滤过，滤液蒸干，残渣加甲醇2ml使溶解，作为供试品溶液。另取原儿茶酸对照品、原儿茶醛对照品，加甲醇制成每1ml各含0.5mg的混合溶液，作为对照品溶液。照薄层色谱法（《中国药典》2020年版通则0502）试验，吸取供试品溶液2～4μl、对照品溶液2μl，分别点于同一硅胶G薄层板上，以三氯甲烷-乙酸乙酯-甲醇-甲酸（12：2：1：0.8）为展开剂，展开，取出，晾干，喷以2%三氯化铁溶液-1%铁氰化钾溶液（1：1）的混合溶液（临用新制），放置至斑点显色清晰。供试品色谱中，在与对照品色谱相应的位置上，显相同颜色的斑点。

【特征图谱】 照高效液相色谱法（《中国药典》2020年版通则0512）测定。

色谱条件与系统适用性试验 以十八烷基硅烷键合硅胶为填充剂（柱长为100mm，内径为2.1mm，粒径为1.8μm）；以乙腈为流动相A，以0.2%磷酸溶液为流动相B，按下表中的规定进行梯度洗脱；流速为每分钟0.35ml；柱温35℃；检测波长为310nm；理论板数按原儿茶酸峰计算应不低于5 000。

时间（分钟）	流动相A（%）	流动相B（%）
0～5	1	99
5～15	1→3	99→97
15～35	3→5	97→95
35～50	5→20	95→80

参照物溶液的制备 取5-羟甲基糠醛对照品、原儿茶醛对照品、咖啡酸对照品适量，加甲醇-1%冰醋酸溶液（70：30）的混合溶液制成每1ml含5-羟甲基糠醛0.3mg、原儿茶醛5μg、咖啡酸10μg的混合溶液，作为对照品参照物溶液；另取〔含量测定〕项下的对照品溶液，作为对照品参照物溶液。

供试品溶液的制备 同〔含量测定〕项。

测定法 分别精密吸取参照物溶液与供试品溶液各2μl，注入液相色谱仪，测定，即得。

供试品特征图谱中应呈现4个特征峰，并应分别与相应对照品参照物色谱峰保留时间相对应。

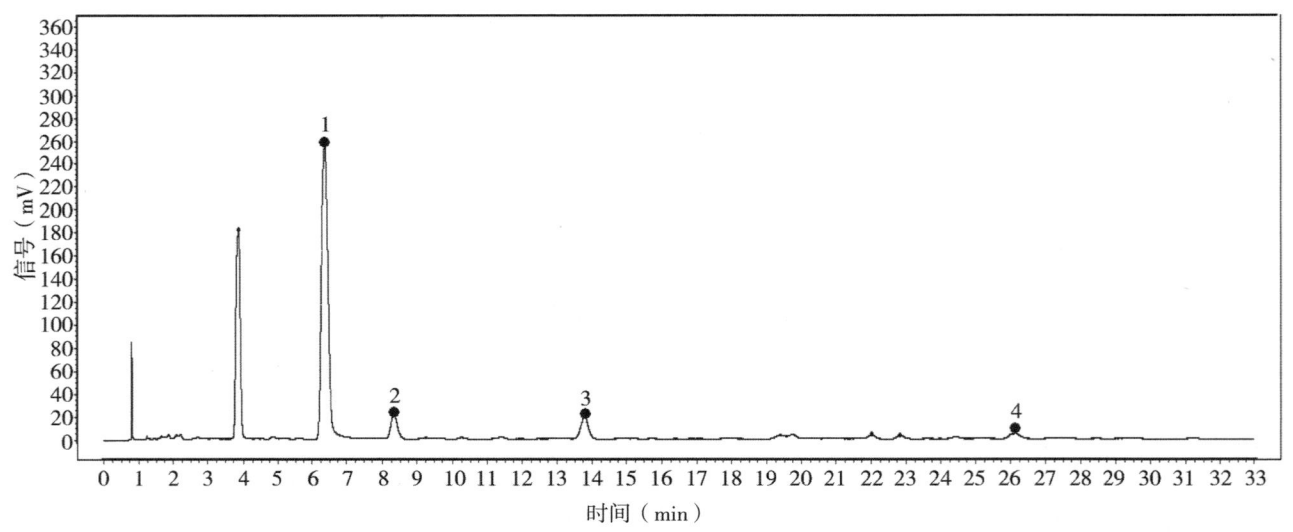

对照特征图谱

峰1：5-羟甲基糠醛；峰2：原儿茶酸；峰3：原儿茶醛；峰4：咖啡酸

参考色谱柱：HSS T3，2.1mm×100mm，1.8μm

【检查】 应符合颗粒剂项下有关的各项规定（《中国药典》2020年版通则0104）。

【浸出物】 取本品适量，研细，取约2g，精密称定，精密加入乙醇50ml，照醇溶性浸出物测定法（《中国药典》2020年版通则2201）项下的热浸法测定，不得少于25.0%。

【含量测定】 照高效液相色谱法（《中国药典》2020年版通则0512）测定。

色谱条件与系统适用性试验 以十八烷基硅烷键合硅胶为填充剂（柱长为100mm，内径为2.1mm，粒径为1.8μm）；以甲醇-0.2%磷酸溶液（3：97）为流动相；流速为每分钟0.35ml；柱温为35℃；检测波长为260nm。理论板数按原儿茶酸峰计算应不低于5 000。

对照品溶液的制备 取原儿茶酸对照品适量，精密称定，加甲醇-1%冰醋酸溶液（70：30）的混合溶液制成每1ml含80μg的溶液，即得。

供试品溶液的制备 取本品适量，研细，取约0.4g，精密称定，置具塞锥形瓶中，精密加入甲醇-1%冰醋酸溶液（70：30）的混合溶液25ml，称定重量，超声处理（功率250W，频率40kHz）30分钟，放冷，再称定重量，用甲醇-1%冰醋酸溶液（70：30）的混合溶液补足减失的重量，摇匀，滤过，取续滤液，即得。

测定法 分别精密吸取对照品溶液与供试品溶液各2μl，注入液相色谱仪，测定，即得。

本品每1g含原儿茶酸（$C_7H_6O_4$）应在1.3～6.0mg。

【规格】 每1g配方颗粒相当于饮片6.6g

【贮藏】 密封。

麸炒枳实（甜橙）配方颗粒

Fuchaozhishi（Tiancheng）Peifangkeli

【来源】 本品为芸香科植物甜橙 *Citrus sinensis* Osbeck 的干燥幼果经炮制并按标准汤剂的主要质量指标加工制成的配方颗粒。

【制法】 取麸炒枳实（甜橙）饮片4 000g，加水煎煮，滤过，滤液浓缩成清膏（干浸膏出膏率为13%～25%），加入辅料适量，干燥（或干燥，粉碎），再加入辅料适量，混匀，制粒，制成1 000g，即得。

【性状】 本品为棕黄色至棕褐色的颗粒；气微，味微苦、微酸。

【鉴别】 取本品适量，研细，取0.2g，加乙醇10ml，超声处理20分钟，滤过，滤液蒸干，残渣加乙醇0.5ml使溶解，作为供试品溶液。另取辛弗林对照品，加甲醇制成每1ml含0.5mg的溶液，作为对照品溶液。照薄层色谱法（《中国药典》2020年版通则0502）试验，吸取上述两种溶液各2～5μl，分别点于同一硅胶G薄层板上，以正丁醇–冰醋酸–水（4：1：5）的上层溶液为展开剂，展开，取出，晾干，喷以0.5%茚三酮乙醇溶液，在105℃加热至斑点显色清晰。供试品色谱中，在与对照品色谱相应的位置上，显相同颜色的斑点。

【特征图谱】 照高效液相色谱法（《中国药典》2020年版通则0512）测定。

色谱条件与系统适用性试验 以十八烷基硅烷键合硅胶为填充剂（柱长为100mm，内径为2.1mm，粒径为1.8μm）；以甲醇为流动相A，以0.1%甲酸溶液为流动相B，按下表中的规定进行梯度洗脱；流速为每分钟0.25ml；柱温为25℃；检测波长为320nm。理论板数按橙皮苷峰计算应不低于5 000。

时间（分钟）	流动相A（%）	流动相B（%）
0～13	28→60	72→40
13～15	60→77	40→23
15～19	77→95	23→5
19～21	95	5

参照物溶液的制备 取橙皮苷对照品、川陈皮素对照品、橘皮素对照品适量，加70%甲醇制成每1ml含橙皮苷30μg、川陈皮素30μg、橘皮素20μg的混合溶液，作为对照品参照物溶液。

供试品溶液的制备 取本品适量，研细，取0.5g，加50%甲醇25ml，超声处理（功率250W，频率

40kHz）30分钟，放冷，摇匀，滤过，取续滤液，即得。

测定法　分别精密吸取参照物溶液与供试品溶液各2μl，注入液相色谱仪，测定，即得。

供试品色谱中应呈现9个特征峰，其中峰4、峰8、峰9应分别与相应对照品参照物峰保留时间相对应。与橙皮苷参照物峰相对应的峰为S1峰，计算峰3、峰5与S1峰的相对保留时间，其相对保留时间应在规定值的±10%之内，规定值为：0.77（峰3）、1.27（峰5）；与川陈皮素参照物峰相对应的峰为S2峰，计算峰6、峰7与S2峰的相对保留时间，其相对保留时间应在规定值的±10%之内，规定值为：0.91（峰6）、0.99（峰7）。

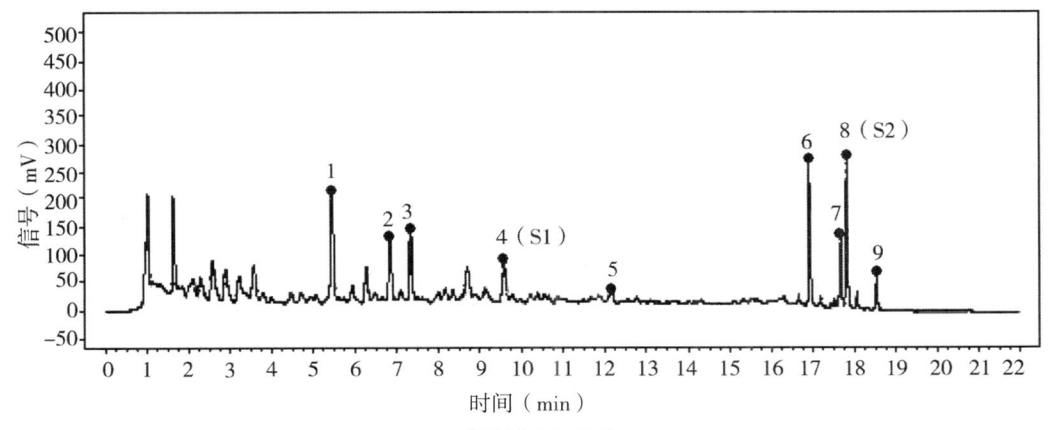

对照特征图谱

峰4（S1）：橙皮苷；峰8：川陈皮素（S2）；峰9：橘皮素

参考色谱柱：HSS T3，2.1mm×100mm，1.8μm

【检查】　应符合颗粒剂项下有关的各项规定（《中国药典》2020年版通则0104）。

【浸出物】　取本品适量，研细，取约2g，精密称定，精密加入乙醇100ml，照醇溶性浸出物测定法（《中国药典》2020年版通则2201）项下的热浸法测定，不得少于25.0%。

【含量测定】　照高效液相色谱法（《中国药典》2020年版通则0512）测定。

色谱条件与系统适用性试验　以十八烷基硅烷键合硅胶为填充剂（柱长为150mm，内径为2.1mm，粒径为1.6μm）；以甲醇-磷酸二氢钾溶液（取磷酸二氢钾0.6g，十二烷基磺酸钠1.0g，冰醋酸1ml，加水溶解并稀释至1 000ml）（50：50）为流动相；流速为每分钟0.3ml；柱温为30℃；检测波长为275nm。理论板数按辛弗林峰计算应不低于2 000。

对照品溶液的制备　取辛弗林对照品适量，精密称定，加水制成每1ml含50μg的溶液，即得。

供试品溶液的制备　取本品适量，研细，取约0.2g，精密称定，置具塞锥形瓶中，精密加入70%甲醇50ml，称定重量，超声处理（功率250W，频率40kHz）30分钟，放冷，再称定重量，用70%甲醇补足减失的重量，摇匀，滤过，取续滤液，即得。

测定法　分别精密吸取对照品溶液与供试品溶液各2μl，注入液相色谱仪，测定，即得。

本品每1g含辛弗林（$C_9H_{13}NO_2$）应为8.0～20.0mg。

【规格】　每1g配方颗粒相当于饮片4g

【贮藏】　密封。

麸炒椿皮配方颗粒

Fuchaochunpi Peifangkeli

【来源】 本品为苦木科植物臭椿 *Ailanthus altissima*（Mill.）Swingle 的干燥根皮或干皮经炮制并按标准汤剂的主要质量指标加工制成的配方颗粒。

【制法】 取麸炒椿皮饮片8 000g，加水煎煮，滤过，滤液浓缩成清膏（干浸膏出膏率为6.3%～9.5%），加入辅料适量，干燥（或干燥，粉碎），再加入辅料适量，混匀，制粒，制成1 000g，即得。

【性状】 本品为浅黄色至浅棕色的颗粒；气微，味苦。

【鉴别】 取本品适量，研细，取0.5g，加乙醇20ml，超声处理30分钟，滤过，滤液蒸干，残渣加乙醇1ml使溶解，作为供试品溶液。另取椿皮对照药材2g，加水50ml，加热回流30分钟，滤过，滤液蒸干，残渣加乙醇20ml，同法制成对照药材溶液。照薄层色谱法（《中国药典》2020年版通则 0502）试验，吸取上述两种溶液各5μl，分别点于同一硅胶G薄层板上，以三氯甲烷-乙酸乙酯-丙酮-甲酸（5∶2∶0.5∶0.1）为展开剂，展开，取出，晾干，置紫外光灯（365nm）下检视。供试品色谱中，在与对照药材色谱相应的位置上，显相同颜色的荧光斑点。

【特征图谱】 照高效液相色谱法（《中国药典》2020年版通则0512）测定。

色谱条件与系统适用性试验 以十八烷基硅烷键合硅胶为填充剂（柱长为100mm，内径为2.1mm，粒径为1.6μm）；以乙腈为流动相A，以0.1%甲酸溶液为流动相B，按下表中的规定进行梯度洗脱；流速为每分钟0.3ml；柱温为30℃；检测波长为254nm。理论板数按臭椿酮计算应不低于5 000。

时间（分钟）	流动相A（%）	流动相B（%）
0～3	1	99
3～15	1→7	99→93
15～21	7→8	93→92
21～34	8→14	92→86
34～48	14→28	86→72
48～52	28→45	72→55
52～55	45→70	55→30
55～57	70→80	30→20

参照物溶液的制备 取椿皮对照药材1g，加水25ml，加热回流1小时，放冷，摇匀，滤过，取续滤液，作为对照药材参照物溶液。另取〔含量测定〕项的对照品溶液，作为对照品参照物溶液。

供试品溶液的制备 同〔含量测定〕项。

测定法 分别精密吸取参照物溶液与供试品溶液各1μl，注入液相色谱仪，测定，即得。

供试品色谱中应呈现4个特征峰，并应与对照药材参照物色谱中的4个特征峰保留时间相对应，其中峰4应与对照品参照物峰保留时间相对应。与臭椿酮参照物峰相对应的峰为S峰，计算其余各特征峰与S峰的相对保留时间，其相对保留时间应在规定值的±10%之内，规定值为：0.67（峰1）、0.74（峰2）、0.77（峰3）。

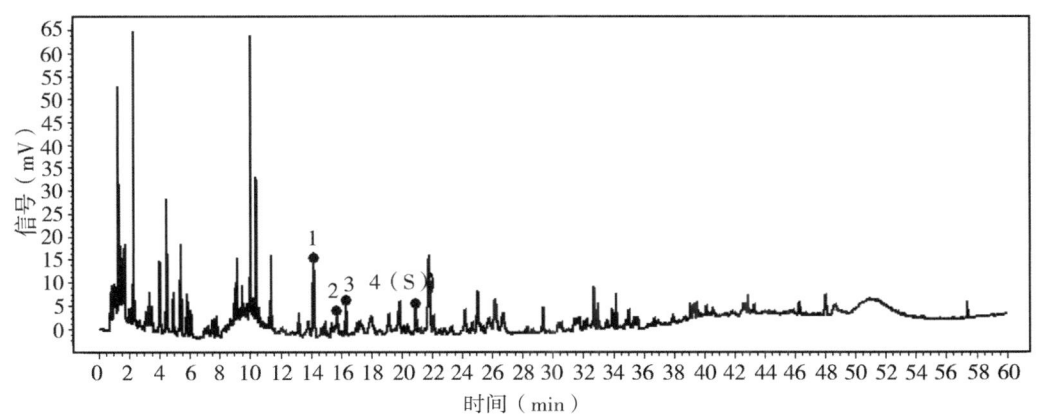

对照特征图谱

峰4（S）：臭椿酮

参考色谱柱：CORTECS T3，2.1mm×100mm，1.6μm

【**检查**】 应符合颗粒剂项下有关的各项规定（《中国药典》2020年版通则0104）。

【**浸出物**】 取本品适量，研细，取约2g，精密称定，精密加入乙醇100ml，照醇溶性浸出物测定法（《中国药典》2020年版通则2201）项下的热浸法测定，不得少于15.0%。

【**含量测定**】 照高效液相色谱法（《中国药典》2020年版通则0512）测定。

色谱条件与系统适用性试验 以十八烷基硅烷键合硅胶为填充剂（柱长为100mm，内径为2.1mm，粒径为1.6μm）；以乙腈–0.1%磷酸溶液（7∶93）为流动相；流速为每分钟0.3ml；柱温为30℃；检测波长为245nm。理论板数按臭椿酮峰计算应不低于5 000。

对照品溶液的制备 取臭椿酮对照品适量，精密称定，加水制成每1ml含30μg的溶液，即得。

供试品溶液的制备 取本品适量，研细，取约1g，精密称定，置具塞锥形瓶中，精密加入水25ml，称定重量，超声处理（功率250W，频率40kHz）30分钟，放冷，再称定重量，用水补足减失的重量，摇匀，滤过，取续滤液，即得。

测定法 分别精密吸取对照品溶液与供试品溶液各1μl，注入液相色谱仪，测定，即得。

本品每1g含臭椿酮（$C_{20}H_{24}O_7$）应为0.06～2.50mg。

【**规格**】 每1g配方颗粒相当于饮片8g

【**贮藏**】 密封。

菝葜配方颗粒

Baqia Peifangkeli

【来源】 本品为百合科植物菝葜 *Smilax china* L. 的干燥根茎经炮制并按标准汤剂的主要质量指标加工制成的配方颗粒。

【制法】 取菝葜饮片7 500g，加水煎煮，滤过，滤液浓缩成清膏（干浸膏出膏率为6.7%～11.3%），加入辅料适量，干燥（或干燥，粉碎），再加入辅料适量，混匀，制粒，制成1 000g，即得。

【性状】 本品为浅红棕色至深棕色的颗粒；气微，味微苦、涩。

【鉴别】 （1）取本品适量，研细，取1g，加乙醇50ml，超声处理30分钟，滤过，滤液加盐酸5ml，加热回流2小时，放冷，用40%氢氧化钠溶液调节至中性，回收乙醇，残渣加水40ml使溶解，用二氯甲烷振摇提取2次（40ml，30ml），合并二氯甲烷液，蒸干，残渣加甲醇1ml使溶解，作为供试品溶液。另取菝葜对照药材2g，加乙醇50ml，同法制成对照药材溶液。再取薯蓣皂苷元对照品，加甲醇制成每1ml含0.5mg的溶液，作为对照品溶液。照薄层色谱法（《中国药典》2020年版通则0502）试验，吸取供试品溶液与对照品溶液各10μl、对照药材溶液10～20μl，分别点于同一硅胶G薄层板上，以环己烷–乙酸乙酯（4∶1）为展开剂，展开，取出，晾干，喷以10%硫酸乙醇溶液，在105℃加热至斑点显色清晰。供试品色谱中，在与对照药材色谱和对照品色谱相应的位置上，显相同颜色的斑点。

（2）取本品适量，研细，取1g，加盐酸5ml和甲醇25ml，加热回流1小时，放冷，滤过，取滤液2ml，蒸干，残渣加甲醇1ml使溶解，作为供试品溶液。另取菝葜对照药材1g，同法制成对照药材溶液。照薄层色谱法（《中国药典》2020年版通则0502）试验，吸取上述两种溶液各5μl，分别点于同一硅胶G薄层板上，以甲苯–乙酸乙酯–甲酸（5∶5∶0.2）为展开剂，展开，取出，晾干，在105℃下加热约5分钟，再喷以1%三氯化铁–1%铁氰化钾（1∶1）的混合溶液（新配制，临用前混合）。供试品色谱中，在与对照药材色谱相应的位置上，显相同颜色的斑点。

【特征图谱】 照高效液相色谱法（《中国药典》2020年版通则0512）测定。

色谱条件与系统适用性试验 以亲水改性的十八烷基硅烷键合硅胶为填充剂（柱长为100mm，内径为2.1mm，粒径为1.8μm）；以乙腈为流动相A，以0.1%磷酸溶液为流动相B，按下表中的规定进行梯度洗脱；流速为每分钟0.35ml；柱温为40℃；检测波长为290nm。理论板数按白藜芦醇峰计算应不低于5 000。

时间（分钟）	流动相A（%）	流动相B（%）
0~5	6	94
5~12	6→8	94→92
12~16	8→15	92→85
16~20	15	85
20~30	15→21	85→79
30~32	21→40	79→60
32~34	40→60	60→40

参照物溶液的制备 取菝葜对照药材1g，加水25ml，煎煮1小时，放冷，摇匀，滤过，取续滤液，作为对照药材参照物溶液。另取绿原酸对照品适量，加水制成每1ml含50μg的溶液，作为对照品参照物溶液。再取白藜芦醇对照品适量，加甲醇制成每1ml含50μg的溶液，作为对照品参照物溶液。

供试品溶液的制备 取本品适量，研细，取0.5g，加70%甲醇25ml，超声处理（功率250W，频率40kHz）30分钟，放冷，摇匀，滤过，取续滤液，即得。

测定法 分别精密吸取参照物溶液与供试品溶液各1μl，注入液相色谱仪，测定，即得。

供试品色谱中应呈现5个特征峰，并应与对照药材参照物色谱中的5个特征峰保留时间相对应，其中峰3、峰5应分别与相应对照品参照物峰保留时间相对应。与绿原酸参照物峰相对应的峰为S1峰，计算峰2与S1峰的相对保留时间，其相对保留时间应在规定值的±10%之内，规定值为：0.90（峰2）；与白藜芦醇参照物峰相对应的峰为S2峰，计算峰4与S2峰的相对保留时间，其相对保留时间应在规定值的±10%之内，规定值为：0.96（峰4）。

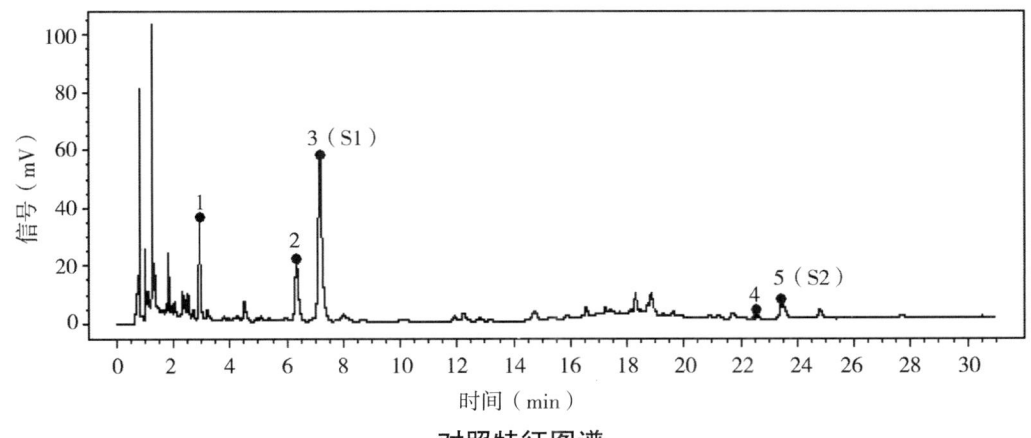

对照特征图谱

峰1：新绿原酸；峰2：隐绿原酸；峰3（S1）：绿原酸；峰4：黄杞苷；峰5（S2）：白藜芦醇

参考色谱柱：SB Aq C18，2.1mm×100mm，1.8μm

【检查】 应符合颗粒剂项下有关的各项规定（《中国药典》2020年版通则0104）。

【浸出物】 取本品适量，研细，取约2g，精密称定，精密加入乙醇100ml，照醇溶性浸出物测定法（《中国药典》2020年版通则2201）项下的热浸法测定，不得少于16.0%。

【含量测定】 照高效液相色谱法（《中国药典》2020年版通则0512）测定。

色谱条件与系统适用性试验 以十八烷基硅烷键合硅胶为填充剂（柱长为100mm，内径为2.1mm，粒径为1.8μm）；以乙腈–水（90：10）为流动相；流速为每分钟0.25ml；柱温为25℃；检测波长为203nm。理论板数按薯蓣皂苷元峰计算应不低于5 000。

对照品溶液的制备 取薯蓣皂苷元对照品适量，精密称定，加乙腈制成每1ml含30μg的溶液，即得。

供试品溶液的制备 取本品适量，研细，取约0.2g，精密称定，置具塞锥形瓶中，精密加入甲醇25ml和盐酸4ml，称定重量，加热回流2小时，放冷，再称定重量，用甲醇补足减失的重量，摇匀，滤过，精密量取续滤液15ml，用石油醚（60～90℃）振摇提取3次，每次15ml，合并提取液，回收溶剂至干，残渣加乙腈使溶解，并转移至5ml量瓶中，用乙腈稀释至刻度，摇匀，滤过，取续滤液，即得。

测定法 分别精密吸取对照品溶液与供试品溶液各2μl，注入液相色谱仪，测定，即得。

本品每1g含薯蓣皂苷元（$C_{27}H_{42}O_3$）应为0.5～2.0mg。

【规格】 每1g配方颗粒相当于饮片7.5g

【贮藏】 密封。

黄精（多花黄精）配方颗粒

Huangjing（Duohuahuangjing）Peifangkeli

【来源】 本品为百合科植物多花黄精 *Polygonatum cyrtonema* Hua 的干燥根茎经炮制并按标准汤剂的主要质量指标加工制成的配方颗粒。

【制法】 取黄精（多花黄精）饮片1 300g，加水煎煮，滤过，滤液浓缩成清膏（干浸膏出膏率为38.5%~56.9%），加入辅料适量，干燥（或干燥，粉碎），再加入辅料适量，混匀，制粒，制成1 000g，即得。

【性状】 本品为浅黄白色至黄棕色的颗粒；气微，味甜。

【鉴别】 取本品适量，研细，取1g，加乙醇20ml，超声处理30分钟，滤过，滤液蒸干，残渣加水10ml使溶解，用水饱和正丁醇振摇提取2次，每次20ml，合并正丁醇液，蒸干，残渣加甲醇1ml使溶解，作为供试品溶液。另取黄精（多花黄精）对照药材2g，加水50ml，煎煮30分钟，滤过，滤液蒸干，残渣加乙醇20ml，同法制成对照药材溶液。照薄层色谱法（《中国药典》2020年版通则0502）试验，吸取上述两种溶液各10μl，分别点于同一硅胶G薄层板上，以三氯甲烷-甲醇-冰醋酸（8∶4∶1）为展开剂，展开，取出，晾干，喷以5%磷钼酸乙醇溶液，在105℃加热至斑点显色清晰。供试品色谱中，在与对照药材色谱相应的位置上，显相同的蓝色斑点。

【特征图谱】 照高效液相色谱法（《中国药典》2020年版通则0512）测定。

色谱条件与系统适用性试验 以十八烷基硅烷键合硅胶为填充剂（柱长为100mm，内径为2.1mm，粒径为1.8μm）；以乙腈为流动相A，以0.1%磷酸溶液为流动相B，按下表中的规定进行梯度洗脱；流速为每分钟0.2ml；柱温为15℃；检测波长为208nm。理论板数按色氨酸峰计算应不低于5 000。

时间（分钟）	流动相A（%）	流动相B（%）
0~1	0	100
1~8	0→5	100→95
8~16	5→12	95→88
16~25	12→25	88→75
25~30	25	75

参照物溶液的制备 取黄精（多花黄精）对照药材1g，加水20ml，加热回流30分钟，放冷，滤过，滤液蒸干，残渣加30%甲醇使溶解，并转移至5ml量瓶中，用30%甲醇稀释至刻度，摇匀，滤过，取续滤液，作为对照药材参照物溶液。另取色氨酸对照品适量，加甲醇制成每1ml含90μg的溶液，作为对照品参照物溶液。

供试品溶液的制备 取本品适量，研细，取0.4g，加30%甲醇20ml，超声处理（功率250W，频率40kHz）30分钟，放冷，滤过，滤液蒸干，残渣加30%甲醇适量使溶解，并转移至5ml量瓶中，用30%甲醇稀释至刻度，摇匀，滤过，取续滤液，即得。

测定法 分别精密吸取参照物溶液1μl、供试品溶液3μl，注入液相色谱仪，测定，即得。

供试品色谱中应呈现5个特征峰，并应与对照药材参照物色谱中的5个特征峰保留时间相对应，其中峰4应与对照品参照物峰保留时间相对应。与色氨酸参照物峰相对应的峰为S峰，计算其余各特征峰与S峰的相对保留时间，其相对保留时间应在规定值的±10%之内，规定值为：0.54（峰1）、0.65（峰2）、0.86（峰3）、1.30（峰5）。

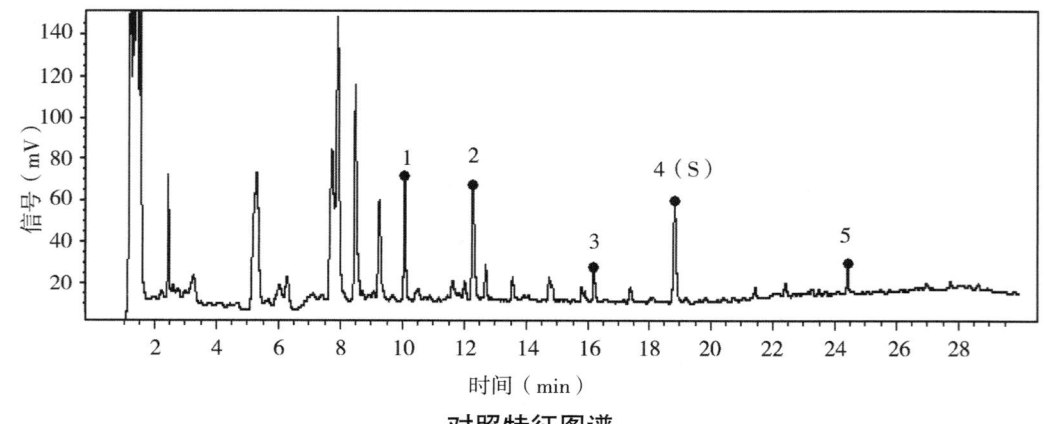

对照特征图谱

峰4（S）：色氨酸

参考色谱柱：HSS T3，2.1mm×100mm，1.8μm

【检查】 重金属及有害元素 照铅、镉、砷、汞、铜测定法（《中国药典》2020年版通则2321原子吸收分光光度法或电感耦合等离子体质谱法）测定，铅不得过5mg/kg；镉不得过1mg/kg；砷不得过2mg/kg；汞不得过0.2mg/kg；铜不得过20mg/kg。

其他 应符合颗粒剂项下有关的各项规定（《中国药典》2020年版通则0104）。

【浸出物】 取本品适量，研细，取约2g，精密称定，精密加入乙醇100ml，照醇溶性浸出物测定法（《中国药典》2020年版通则2201）项下的热浸法测定，不得少于7.0%。

【含量测定】 照高效液相色谱法（《中国药典》2020年版通则0512）测定。

色谱条件与系统适用性试验 以两性离子型亲水相互作用硅胶为填充剂（柱长为100mm，内径为2.1mm，粒径为2.7μm）；以乙腈为流动相A，以5mmol/L醋酸铵溶液为流动相B，按下表中的规定进行梯度洗脱；流速为每分钟0.3ml；柱温为35℃；蒸发光散射检测器检测。理论板数按果糖峰计算应不低于2 500。

时间（分钟）	流动相A（%）	流动相B（%）
0 ~ 1	95	5
1 ~ 3	95→90	5→10
3 ~ 10	90→80	10→20

对照品溶液的制备　取果糖对照品适量，精密称定，加甲醇制成每1ml含1mg的溶液，即得。

供试品溶液的制备　取本品适量，研细，取约0.2g，精密称定，置具塞锥形瓶中，精密加入70%甲醇25ml，称定重量，超声处理（功率250W，频率40kHz）45分钟，放冷，再称定重量，用70%甲醇补足减失重量，摇匀，滤过，取续滤液，即得。

测定法　分别精密吸取对照品溶液0.5μl、2μl，供试品溶液2μl，注入液相色谱仪，测定，以外标两点法对数方程计算，即得。

本品每1g含果糖（$C_6H_{12}O_6$）应为60.0 ~ 150.0mg。

【规格】　每1g配方颗粒相当于饮片1.3g

【贮藏】　密封。

银柴胡配方颗粒

Yinchaihu Peifangkeli

【来源】 本品为石竹科植物银柴胡 *Stellaria dichotoma* L. var. *lanceolata* Bge. 的干燥根经炮制并按标准汤剂的主要质量指标加工制成的配方颗粒。

【制法】 取银柴胡饮片1 700g，加水煎煮，滤过，滤液浓缩成清膏（干浸膏出膏率为29.5%～53.8%），加入辅料适量，干燥（或干燥，粉碎），再加入辅料适量，混匀，制粒，制成1 000g，即得。

【性状】 本品为黄白色至浅黄色的颗粒；气微，味微甜。

【鉴别】 取本品适量，研细，取1g，加水20ml使溶解，用乙酸乙酯振摇提取2次，每次20ml，合并乙酸乙酯液，蒸干，残渣加甲醇1ml使溶解，作为供试品溶液。另取银柴胡对照药材1g，加水80ml，煎煮30分钟，滤过，滤液浓缩至20ml，用乙酸乙酯振摇提取2次，同法制成对照药材溶液。照薄层色谱法（《中国药典》2020年版通则0502）试验，吸取上述两种溶液各10µl，分别点于同一硅胶G薄层板上，以甲苯-乙酸乙酯-甲酸（10：5：1）为展开剂，展开，取出，晾干，喷以10%硫酸乙醇溶液，在105℃加热数分钟，置紫外光灯（365nm）下检视。供试品色谱中，在与对照药材色谱相应的位置上，显相同颜色的荧光斑点。

【指纹图谱】 照高效液相色谱法（《中国药典》2020年版通则0512）测定。

色谱条件与系统适用性试验 以十八烷基硅烷键合硅胶为填充剂（柱长为100mm，内径为2.1mm，粒径为1.7µm）；以乙腈为流动相A，以0.08%磷酸溶液为流动相B，按下表中的规定进行梯度洗脱；流速为每分钟0.3ml；柱温为35℃；检测波长为230nm。理论板数按色氨酸峰计算应不低于5 000。

时间（分钟）	流动相A（%）	流动相B（%）
0～2	5→8	95→92
2～6	8→10	92→90
6～11	10→28	90→72
11～13	28→85	72→15
13～15	85	15

参照物溶液的制备　取银柴胡对照药材1g，加水80ml，加热回流30分钟，放冷，滤过，取续滤液，作为对照药材参照物溶液。另取〔含量测定〕项下的对照品溶液，作为对照品参照物溶液。

供试品溶液的制备　同〔含量测定〕项。

测定法　分别精密吸取参照物溶液与供试品溶液各1μl，注入液相色谱仪，测定，即得。

供试品色谱中应呈现8个与对照药材参照物色谱中保留时间相对应的色谱峰。按中药色谱指纹图谱相似度评价系统计算，供试品指纹图谱与对照指纹图谱的相似度不得低于0.90。

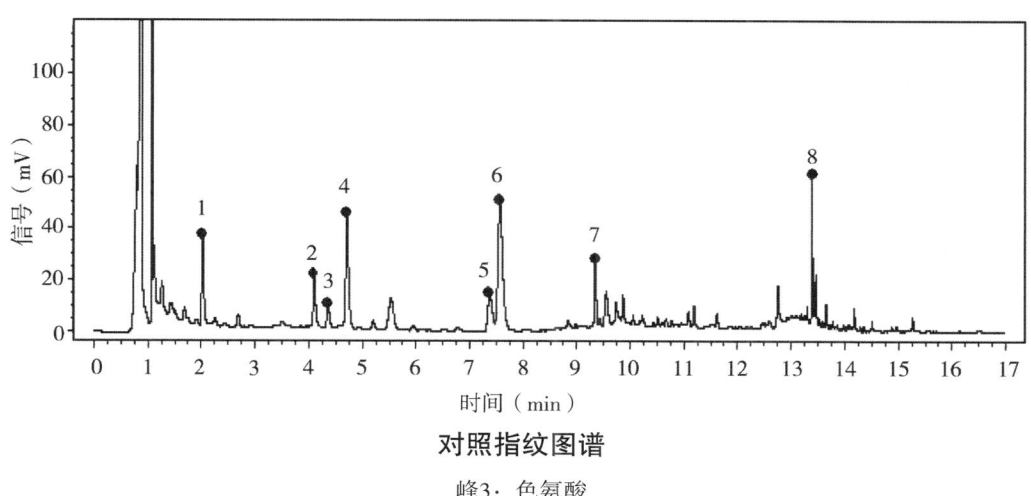

对照指纹图谱

峰3：色氨酸

参考色谱柱：BEH C18，2.1mm×100mm，1.7μm

【检查】　应符合颗粒剂项下有关的各项规定（《中国药典》2020年版通则0104）。

【浸出物】　取本品适量，研细，取约2g，精密称定，精密加入乙醇100ml，照醇溶性浸出物测定法（《中国药典》2020年版通则2201）项下的热浸法测定，不得少于10.0%。

【含量测定】　照高效液相色谱法（《中国药典》2020年版通则0512）测定。

色谱条件与系统适用性试验　以十八烷基硅烷键合硅胶为填充剂（柱长为100mm，内径为2.1mm，粒径为1.7μm）；以乙腈-水（2：98）为流动相；流速为每分钟0.30ml；柱温为30℃；检测波长为217nm。理论板数按色氨酸峰计算应不低于5 000。

对照品溶液的制备　取色氨酸对照品适量，精密称定，加30%甲醇制成每1ml含5μg的溶液，即得。

供试品溶液的制备　取本品适量，研细，取约0.5g，精密称定，置具塞锥形瓶中，精密加入50%甲醇15ml，称定重量，超声处理（功率250W，频率40kHz）30分钟，放冷，再称定重量，用50%甲醇补足减失的重量，摇匀，滤过，取续滤液，即得。

测定法　分别精密吸取对照品溶液与供试品溶液各1μl，注入液相色谱仪，测定，即得。

本品每1g含色氨酸（$C_{11}H_{12}N_2O_2$）应为0.05～0.60mg。

【规格】　每1g配方颗粒相当于饮片1.7g

【贮藏】　密封。

猪苓配方颗粒

Zhuling Peifangkeli

【来源】 本品为多孔菌科真菌猪苓 *Polyporus umbellatus*（Pers.）Fries 的干燥菌核经炮制并按标准汤剂的主要质量指标加工制成的配方颗粒。

【制法】 取猪苓饮片14 000g，加水煎煮，滤过，滤液浓缩成清膏（干浸膏出膏率为2.5%～4.1%），加入辅料适量，干燥（或干燥，粉碎），再加入辅料适量，混匀，制粒，制成1 000g，即得。

【性状】 本品为灰黄色至灰棕色的颗粒；气微，味淡。

【鉴别】 取本品适量，研细，取1g，加乙醇20ml，超声处理20分钟，滤过，滤液蒸干，残渣加乙酸乙酯–乙醇（3∶1）的混合溶液1ml使溶解，作为供试品溶液。另取猪苓对照药材2g，加水60ml，煎煮30分钟，滤过，滤液蒸干，残渣加乙醇20ml，同法制成对照药材溶液。照薄层色谱法（《中国药典》2020年版通则0502）试验，吸取上述两种溶液各10～20μl，分别点于同一硅胶G薄层板上，以石油醚（60～90℃）–乙酸乙酯（3∶1）为展开剂，展开，取出，晾干，置紫外光灯（365nm）下检视。供试品色谱中，在与对照药材色谱相应的位置上，显相同颜色的荧光斑点。

【特征图谱】 照高效液相色谱法（《中国药典》2020年版通则0512）测定。

色谱条件与系统适用性试验 以十八烷基硅烷键合硅胶为填充剂（柱长为100mm，内径为2.1mm，粒径为1.8μm）；以乙腈为流动相A，以0.1%磷酸溶液为流动相B，按下表中的规定进行梯度洗脱；流速为每分钟0.3ml；柱温为30℃；检测波长为242nm。理论板数按猪苓酮B峰计算应不低于5 000。

时间（分钟）	流动相A（%）	流动相B（%）
0～3	10→25	90→75
3～12	25→43	75→57
12～14	43→78	57→22
14～17	78→85	22→15
17～19	85	15

参照物溶液的制备　取猪苓对照药材2g，加50%甲醇50ml，加热回流1小时，放冷，摇匀，滤过，取续滤液20ml，蒸干，残渣加50%甲醇使溶解，并转移至2ml量瓶中，用50%甲醇稀释至刻度，摇匀，滤过，取续滤液，作为对照药材参照物溶液。另取〔含量测定〕项下的对照品溶液，作为对照品参照物溶液。

供试品溶液的制备　同〔含量测定〕项。

测定法　分别精密吸取参照物溶液1μl、供试品溶液2μl，注入液相色谱仪，测定，即得。

供试品色谱中应呈现4个特征峰，并应与对照药材参照物色谱中的4个特征峰保留时间相对应，其中峰3应与对照品参照物峰保留时间相对应。与猪苓酮B参照物峰相对应的峰为S峰，计算峰2、峰4与S峰的相对保留时间，其相对保留时间应在规定值的±10%之内，规定值为：0.72（峰2）、1.09（峰4）。

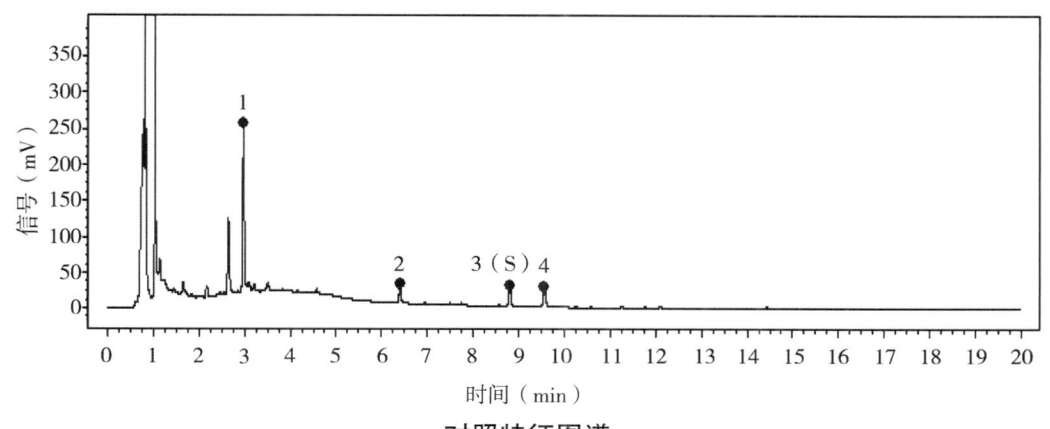

对照特征图谱

峰3（S）：猪苓酮B；峰4：猪苓酮A

参考色谱柱：Eclipse Plus C18，2.1mm×100mm，1.8μm

【检查】　应符合颗粒剂项下有关的各项规定（《中国药典》2020年版通则0104）。

【浸出物】　取本品适量，研细，取约2g，精密称定，精密加入乙醇100ml，照醇溶性浸出物测定法（《中国药典》2020年版通则2201）项下的热浸法测定，不得少于13.0%。

【含量测定】　照高效液相色谱法（《中国药典》2020年版通则0512）测定。

色谱条件与系统适用性试验　以十八烷基硅烷键合硅胶为填充剂（柱长为100mm，内径为2.1mm，粒径为1.8μm）；以乙腈-0.1%磷酸溶液（28∶72）为流动相；流速为每分钟0.35ml；柱温为30℃；检测波长为246nm。理论板数按猪苓酮B峰计算应不低于5 000。

对照品溶液的制备　取猪苓酮B对照品适量，精密称定，加甲醇制成每1ml含60μg的溶液，即得。

供试品溶液的制备　取本品适量，研细，取约0.5g，精密称定，置具塞锥形瓶中，精密加入30%甲醇20ml，称定重量，超声处理（功率250W，频率40kHz）30分钟，放冷，再称定重量，用30%甲醇补足减失的重量，摇匀，滤过，取续滤液，即得。

测定法　分别精密吸取对照品溶液1μl、供试品溶液2μl，注入液相色谱仪，测定，以猪苓酮B对照品为参照，以其相应的峰为S峰，计算猪苓酮A的相对保留时间，其相对保留时间应在规定值的±10%之内（若相对保留时间偏离超过10%，则应以相应的被替代对照品确证为准）。相对保留时间及校正因子（F）见下表：

待测成分（峰）	相对保留时间	校正因子（F）
猪苓酮A	1.34	0.81

以猪苓酮B的峰面积为对照，乘以校正因子，计算猪苓酮A、猪苓酮B的总量。

本品每1g含猪苓酮A（$C_{28}H_{46}O_6$）和猪苓酮B（$C_{28}H_{44}O_6$）的总量应为0.3～6.0mg。

【规格】 每1g配方颗粒相当于饮片14g

【贮藏】 密封。

粤PFKL20210210

猫爪草配方颗粒

Maozhaocao Peifangkeli

【**来源**】 本品为毛茛科植物小毛茛 *Ranunculus ternatus* Thunb. 的干燥块根经炮制并按标准汤剂的主要质量指标加工制成的配方颗粒。

【**制法**】 取猫爪草饮片2 200g，加水煎煮，滤过，滤液浓缩成清膏（干浸膏出膏率为22.5%~34.0%），加入辅料适量，干燥（或干燥，粉碎），再加入辅料适量，混匀，制粒，制成1 000g，即得。

【**性状**】 本品为浅黄色至黄棕色的颗粒；气微，味微甘、微苦。

【**鉴别**】 取本品适量，研细，取1g，加稀乙醇10ml，超声处理30分钟，摇匀，滤过，滤液作为供试品溶液。另取猫爪草对照药材1g，同法制成对照药材溶液。照薄层色谱法（《中国药典》2020年版通则0502）试验，吸取供试品溶液2~5μl、对照药材溶液5~8μl，分别点于同一硅胶G薄层板上，以正丁醇-无水乙醇-冰醋酸-水（8：2：2：3）为展开剂，展开，取出，晾干，喷以茚三酮试液，热风吹至斑点显色清晰。供试品色谱中，在与对照药材色谱相应的位置上，显相同颜色的主斑点。

【**特征图谱**】 照高效液相色谱法（《中国药典》2020年版通则0512）测定。

色谱条件与系统适用性试验 以十八烷基硅烷键合硅胶为填充剂（柱长为100mm，内径为2.1mm，粒径为1.8μm）；以乙腈为流动相A，以0.1%磷酸溶液为流动相B，按下表中的规定进行梯度洗脱；流速为每分钟0.3ml；柱温为40℃；检测波长为280nm。理论板数按尿苷峰计算应不低于1 000。

时间（分钟）	流动相A（%）	流动相B（%）
0~2	0	100
2~27	0→15	100→85

参照物溶液的制备 取猫爪草对照药材1g，加水25ml，煎煮30分钟，放冷，摇匀，滤过，取续滤液，作为对照药材参照物溶液。另取尿苷对照品、5-羟甲基糠醛对照品适量，加30%甲醇制成每1ml各含30μg的混合溶液，作为对照品参照物溶液。

供试品溶液的制备 同〔含量测定〕项。

测定法 分别精密吸取参照物溶液与供试品溶液各1μl，注入液相色谱仪，测定，即得。

供试品色谱中应呈现5个特征峰，并应与对照药材参照物色谱中的5个特征峰保留时间相对应，其中峰1、峰3应分别与相应对照品参照物色谱峰保留时间相对应。与5-羟甲基糠醛参照物峰相对应的峰为S峰，计算峰2、峰4、峰5与S峰的相对保留时间，其相对保留时间应在规定值的±10%之内，规定值为：0.70（峰2）、1.93（峰4）、2.48（峰5）。

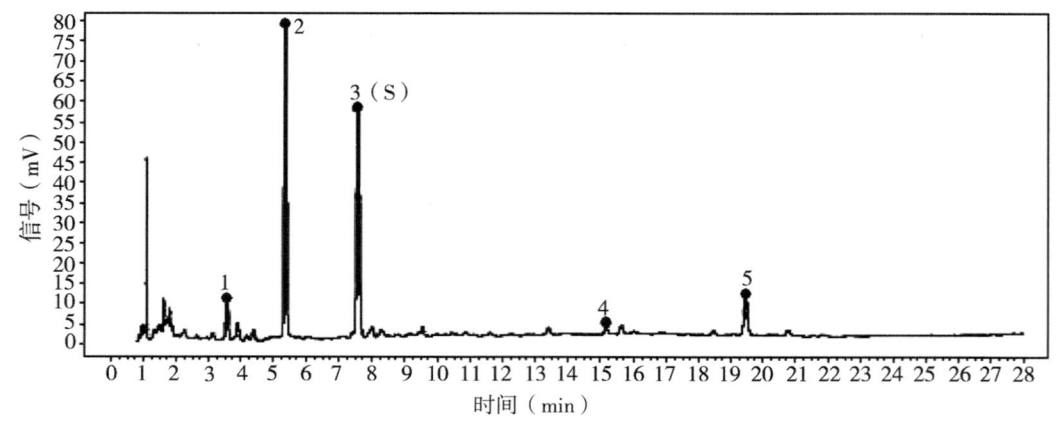

对照特征图谱

峰1：尿苷；峰3（S）：5-羟甲基糠醛

参考色谱柱：HSS T3，2.1mm×100mm，1.8μm

【检查】 应符合颗粒剂项下有关的各项规定（《中国药典》2020年版通则0104）。

【浸出物】 取本品适量，研细，取约2g，精密称定，精密加入乙醇100ml，照醇溶性浸出物测定法项下的热浸法（《中国药典》2020年版通则2201）测定，不得少于23.0%。

【含量测定】 照高效液相色谱法（《中国药典》2020年版通则0512）测定。

色谱条件与系统适用性试验 以十八烷基硅烷键合硅胶为填充剂（柱长为100mm，内径为2.1mm，粒径为1.8μm）；以乙腈为流动相A，以0.1%磷酸溶液为流动相B，按下表中的规定进行梯度洗脱；流速为每分钟0.3ml；柱温为40℃；检测波长为260nm。理论板数按尿苷峰计算应不低于1 000。

时间（分钟）	流动相A（%）	流动相B（%）
0～8	0	100
8～8.1	0→20	100→80
8.1～11	20	80

对照品溶液的制备 取尿苷对照品适量，精密称定，加30%甲醇制成每1ml含30μg的溶液，即得。

供试品溶液的制备 取本品适量，研细，取约0.5g，精密称定，置具塞锥形瓶中，精密加入30%甲醇15ml，称定重量，超声处理（功率250W，频率40kHz）30分钟，放冷，再称定重量，用30%甲醇补足减失的重量，摇匀，滤过，取续滤液，即得。

测定法 分别精密吸取对照品溶液与供试品溶液各1μl，注入液相色谱仪，测定，即得。

本品每1g含尿苷（$C_9H_{12}N_2O_6$）应为0.20～0.80mg。

【规格】 每1g配方颗粒相当于饮片2.2g

【贮藏】 密封。

麻黄根（草麻黄）配方颗粒

Mahuanggen（Caomahuang）Peifangkeli

【来源】 本品为麻黄科植物草麻黄 *Ephedra sinica* Stapf 的干燥根和根茎经炮制并按标准汤剂的主要质量指标加工制成的配方颗粒。

【制法】 取麻黄根（草麻黄）饮片5 700g，加水煎煮，滤过，滤液浓缩成清膏（干浸膏出膏率为8.8%~14.5%），加入辅料适量，干燥（或干燥，粉碎），再加入辅料适量，混匀，制粒，制成1 000g，即得。

【性状】 本品为棕红色至红棕色的颗粒；气微，味微苦。

【鉴别】 取本品适量，研细，取0.2g，加甲醇20ml，超声处理30分钟，滤过，滤液蒸干，残渣加甲醇1ml使溶解，作为供试品溶液。另取麻黄根（草麻黄）对照药材0.5g，加甲醇20ml，同法制成对照药材溶液。照薄层色谱法（《中国药典》2020年版通则0502）试验，吸取供试品溶液5μl、对照药材溶液2μl，分别点于同一硅胶G薄层板上，以三氯甲烷-甲醇-水（40：10：1）为展开剂，展开，取出，晾干，喷以1%香草醛硫酸溶液，在105℃加热至斑点显色清晰。供试品色谱中，在与对照药材色谱相应的位置上，显相同颜色的斑点。

【特征图谱】 照高效液相色谱法（《中国药典》2020年版通则0512）测定。

色谱条件与系统适用性试验 以十八烷基硅烷键合硅胶为填充剂（柱长为100mm，内径为2.1mm，粒径为1.7μm）；以乙腈为流动相A，以0.1%磷酸溶液为流动相B，按下表中的规定进行梯度洗脱；流速为每分钟0.3ml；柱温为30℃；检测波长为210nm。理论板数按表儿茶素峰计算应不低于5 000。

时间（分钟）	流动相A（%）	流动相B（%）
0~6	7→10	93→90
6~16	10→12	90→88
16~25	12	88
25~30	12→50	88→50
30~35	50	50

参照物溶液的制备　取麻黄根（草麻黄）对照药材1g，加水25ml，煎煮30分钟，放冷，滤过，滤液用水饱和正丁醇振摇提取3次，每次20ml，合并正丁醇液，蒸干，残渣加30%甲醇使溶解，并转移至10ml量瓶中，用30%甲醇稀释至刻度，摇匀，滤过，取续滤液，作为对照药材参照物溶液。另取表儿茶素对照品适量，加甲醇制成每1ml含25μg的溶液，作为对照品参照物溶液。再取〔含量测定〕项下的对照品溶液，作为对照品参照物溶液。

供试品溶液的制备　同〔含量测定〕项。

测定法　分别精密吸取参照物溶液与供试品溶液各1μl，注入液相色谱仪，测定，即得。

供试品色谱中应呈现4个特征峰，并应与对照药材参照物色谱中的4个特征峰保留时间相对应，其中峰3、峰4应分别与相应对照品参照物峰保留时间相对应。与表儿茶素参照物峰相对应的峰为S峰，计算峰1、峰2与S峰的相对保留时间，其相对保留时间应在规定值的±10%之内，规定值为：0.60（峰1）、0.82（峰2）。

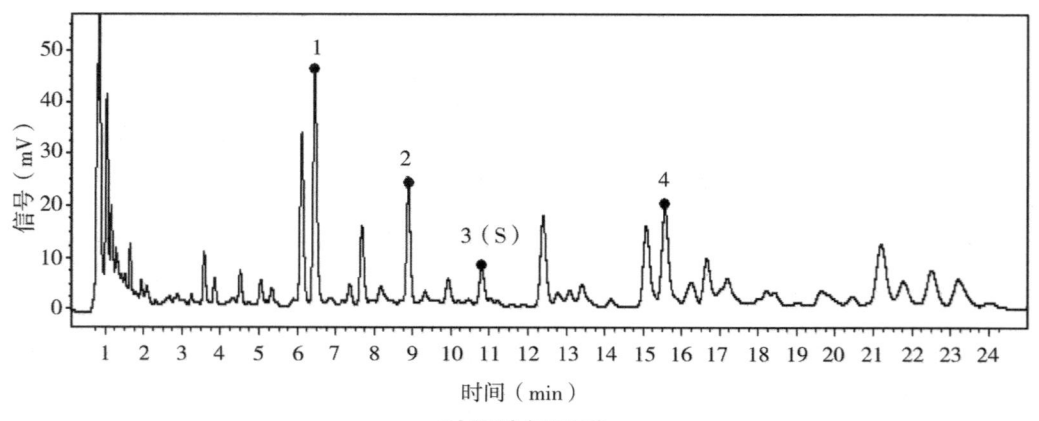

对照特征图谱

峰1：4-羟基苯甲酸；峰3（S）：表儿茶素；峰4：表阿夫儿茶精
参考色谱柱：BEH shield RP18，2.1mm×100mm，1.7μm

【检查】　应符合颗粒剂项下有关的各项规定（《中国药典》2020年版通则0104）。

【浸出物】　取本品适量，研细，取约2g，精密称定，精密加入乙醇100ml，照醇溶性浸出物测定法（《中国药典》2020年版通则2201）项下的热浸法测定，不得少于20.0%。

【含量测定】　照高效液相色谱法（《中国药典》2020年版通则0512）测定。

色谱条件与系统适用性试验　以十八烷基硅烷键合硅胶为填充剂（柱长为100mm，内径为2.1mm，粒径为1.8μm）；以乙腈-0.1%磷酸溶液（15∶85）为流动相；流速为每分钟0.3ml；柱温为25℃；检测波长为210nm。理论板数按表阿夫儿茶精峰计算应不低于5 000。

对照品溶液的制备　取表阿夫儿茶精对照品适量，精密称定，加30%甲醇制成每1ml含10μg的溶液，即得。

供试品溶液的制备　取本品适量，研细，取约1g，精密称定，置具塞锥形瓶中，精密加入水50ml，称定重量，超声处理（功率250W，频率40kHz）30分钟，放冷，再称定重量，用水补足减失的重量，摇匀，滤过，精密吸取续滤液25ml，用水饱和正丁醇振摇提取3次，每次20ml，合并正丁醇液，蒸干，残渣加30%甲醇使溶解，并转移至10ml容量瓶中，用30%甲醇稀释至刻度，摇匀，滤过，取续滤液，即得。

测定法　分别精密吸取对照品溶液与供试品溶液各1μl，注入液相色谱仪，测定，即得。

本品每1g含表阿夫儿茶精（$C_{15}H_{14}O_5$）应为0.10～0.50mg。

【规格】　每1g配方颗粒相当于饮片5.7g

【贮藏】　密封。

清半夏配方颗粒

Qingbanxia Peifangkeli

【来源】 本品为天南星科植物半夏 *Pinellia ternata*（Thunb.）Breit. 的干燥块茎的炮制加工品按标准汤剂的主要质量指标加工制成的配方颗粒。

【制法】 取清半夏饮片3 200g，加水煎煮，滤过，滤液浓缩成清膏（干浸膏出膏率为15.6% ~ 26.2%），加入辅料适量，干燥（或干燥，粉碎），再加入辅料适量，混匀，制粒，制成1 000g，即得。

【性状】 本品为白色至黄白色的颗粒；气微，味淡。

【鉴别】 取本品适量，研细，取2g，加甲醇20ml，加热回流30分钟，放冷，滤过，滤液挥至0.5ml，作为供试品溶液。另取半夏对照药材1g，同法制成对照药材溶液。再取精氨酸对照品、丙氨酸对照品、缬氨酸对照品、亮氨酸对照品，加70%甲醇制成每1ml各含1mg的混合溶液，作为对照品溶液。照薄层色谱法（《中国药典》2020年版通则0502）试验，吸取供试品溶液与对照药材溶液各5μl、对照品溶液1μl，分别点于同一硅胶G薄层板上，以正丁醇-冰醋酸-水（8:3:1）为展开剂，展开，取出，晾干，喷以茚三酮试液，在105℃加热至斑点显色清晰。供试品色谱中，在与对照药材色谱和对照品色谱相应的位置上，显相同颜色的斑点。

【特征图谱】 照高效液相色谱法（《中国药典》2020年版通则0512）测定。

色谱条件与系统适用性试验 以十八烷基硅烷键合硅胶为填充剂（柱长为100mm，内径为2.1mm，粒径为1.6μm）；以乙腈为流动相A，以0.1%磷酸溶液为流动相B，按下表中的规定进行梯度洗脱；流速为每分钟0.3ml；柱温为25℃；检测波长为270nm。理论板数按色氨酸峰计算应不低于5 000。

时间（分钟）	流动相A（%）	流动相B（%）
0 ~ 5	0	100
5 ~ 7	0→5	100→95
7 ~ 11	5→11	95→89
11 ~ 18	11→28	89→72

续表

时间（分钟）	流动相A（%）	流动相B（%）
18～25	28→40	72→60
25～30	40→60	60→40
30～32	60→0	40→100

参照物溶液的制备　取半夏对照药材2g，加水25ml，加热回流1小时，放冷，摇匀，滤过，取续滤液，作为对照药材参照物溶液。另取尿苷对照品、鸟苷对照品、色氨酸对照品适量，加水制成每1ml各含50μg的混合溶液，作为对照品参照物溶液。

供试品溶液的制备　取本品适量，研细，取2g，加30%甲醇20ml，超声处理（功率250W，频率40kHz）30分钟，放冷，摇匀，滤过，取续滤液，即得。

测定法　分别精密吸取参照物溶液与供试品溶液各1μl，注入液相色谱仪，测定，即得。

供试品色谱中应呈现7个特征峰，并应与对照药材参照物色谱中的7个特征峰保留时间相对应，其中峰1、峰2、峰5应分别与相应对照品参照物峰保留时间相对应。与色氨酸参照物峰相对应的峰为S峰，计算峰3、峰4、峰6、峰7与S峰的相对保留时间，其相对保留时间应在规定值的±10%之内，规定值为：0.64（峰3）、0.80（峰4）、1.30（峰6）、1.34（峰7）。

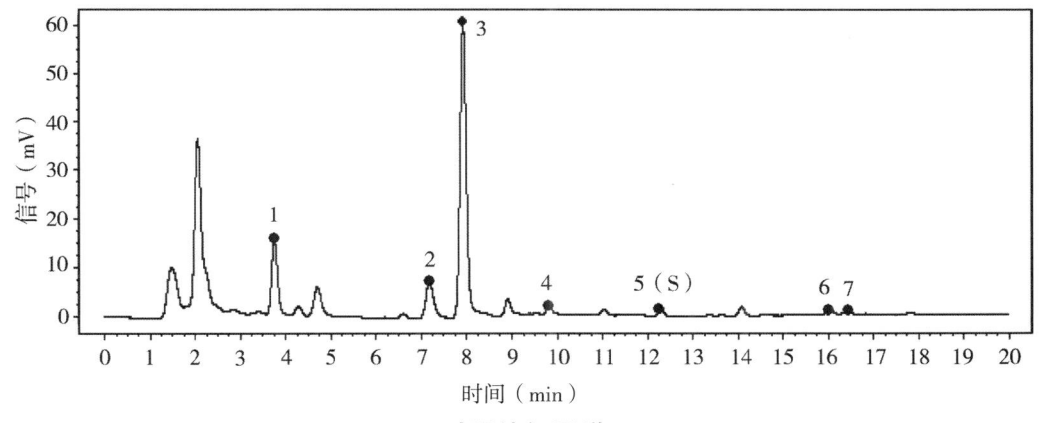

对照特征图谱

峰1：尿苷；峰2：鸟苷；峰5（S）：色氨酸

参考色谱柱：CORTECS T3，2.1mm×100mm，1.6μm

【检查】　溶化性　照颗粒剂溶化性检查法（《中国药典》2020年版通则0104）检查，加热水200ml，搅拌5分钟（必要时加热煮沸5分钟），立即观察，应全部溶化或轻微浑浊，不得有焦屑或异物。

水麦冬酸　照高效液相色谱法（《中国药典》2020年版通则0512）测定。

色谱条件与系统适用性试验　以十八烷基硅烷键合硅胶为填充剂（柱长为100mm，内径为2.1mm，粒径为1.6μm）；以乙腈为流动相A，以0.1%磷酸溶液为流动相B，按下表中的规定进行梯度洗脱；采用二极管阵列检测器；流速为每分钟0.3ml；柱温为25℃；检测波长为210nm。理论板数按水麦冬酸峰计算应不低于5 000。

时间（分钟）	流动相A（%）	流动相B（%）
0~9	1	99
9~10	1→10	99→90

对照品溶液的制备　取水麦冬酸对照品适量，加乙腈–0.1%磷酸溶液（1：99）的混合溶液制成每1ml含0.25μg的溶液，作为对照品溶液（临用新制）。

供试品溶液的制备　取本品适量，研细，取2g，加30%甲醇20ml，超声处理（功率250W，频率40kHz）30分钟，放冷，摇匀，滤过，取续滤液，即得。

测定法　分别精密吸取对照品溶液与供试品溶液各1μl，注入液相色谱仪，测定，即得。

结果判断　供试品色谱中，在与水麦冬酸对照品色谱峰保留时间相应的位置上，不得出现相同的色谱峰。若出现保留时间相同的色谱峰，则采用二极管阵列检测器比较相应色谱峰在190~400nm波长范围的紫外–可见吸收光谱，吸收光谱应不相同。

备注　必要时可采用高效液相色谱–质谱联用方法验证。建议采用甲醇–0.02%氨溶液（5：95）流动相系统。

其他　应符合颗粒剂项下有关的各项规定（《中国药典》2020年版通则0104）。

【规格】　每1g配方颗粒相当于饮片3.2g

【贮藏】　密封。

淡附片配方颗粒

Danfupian Peifangkeli

【来源】 本品为毛茛科植物乌头 *Aconitum carmichaelii* Debx. 的子根的加工品经炮制并按标准汤剂的主要质量指标加工制成的配方颗粒。

【制法】 取淡附片饮片8 300g，加水煎煮，滤过，滤液浓缩成清膏（干浸膏出膏率为6.1%～12.0%），加入辅料适量，干燥（或干燥，粉碎），再加入辅料适量，混匀，制粒，制成1 000g，即得。

【性状】 本品为浅黄白色至浅棕黄色的颗粒；气微，味微苦。

【鉴别】 取本品适量，研细，取4g，加氨试液7ml润湿，加乙醚 30ml，超声处理15分钟，滤过，滤液挥干，残渣加二氯甲烷0.5ml使溶解，作为供试品溶液。另取苯甲酰新乌头原碱对照品、苯甲酰乌头原碱对照品、苯甲酰次乌头原碱对照品，加异丙醇-二氯甲烷（1∶1）的混合溶液制成每1ml各含1mg的混合溶液，作为对照品溶液。照薄层色谱法（《中国药典》2020年版通则 0502）试验，吸取供试品溶液10μl、对照品溶液2μl，分别点于同一硅胶G薄层板上，以正己烷-乙酸乙酯-甲醇（6.4∶5∶1）为展开剂，置氨蒸气饱和20分钟的展开缸内，展开，取出，晾干，喷以稀碘化铋钾试液。供试品色谱中，在与对照品色谱相应的位置上，显相同颜色的斑点。

【特征图谱】 照高效液相色谱法-质谱法（《中国药典》2020年版通则0512和通则0431）测定。

色谱、质谱条件与系统适用性试验 以十八烷基硅烷键合硅胶为填充剂（柱长为100mm，内径为2.1mm，粒径为1.7μm）；以乙腈为流动相A，以0.1%甲酸溶液为流动相B，按下表中的规定进行梯度洗脱；流速为每分钟0.4ml；柱温为35℃；采用质谱检测器，电喷雾离子化（ESI）正离子模式下进行检测。理论板数按苯甲酰新乌头原碱峰计算应不低于3 000。

时间（分钟）	流动相A（%）	流动相B（%）
0～11	5→25	95→75
11～15	25→50	75→50
15～16	50→95	50→5
16～17	95	5

参照物溶液的制备 取大豆苷对照品适量,加50%甲醇制成每1ml含30μg的溶液,作为对照品参照物溶液。另取〔含量测定〕项下的对照品溶液作为对照品参照物溶液。

供试品溶液的制备 取本品适量,研细,取0.1g,加50%甲醇25ml,超声处理(功率250W,频率40kHz,水温在25℃以下)30分钟,放冷,摇匀,滤过,取续滤液,即得。

测定法 分别精密吸取参照物溶液与供试品溶液各1μl,注入液相色谱-质谱联用仪,测定,即得。

供试品色谱中应呈现10个特征峰,并应与对照特征图谱色谱中的10个特征峰质荷比(*m/z*)相对应,其中峰6、峰7、峰8、峰9应分别与相应对照品参照物峰保留时间相对应。与大豆苷参照物峰相对应的峰为S峰,计算峰5与S峰的相对保留时间,其相对保留时间应在规定值的±10%之内,规定值为:0.86(峰5)。

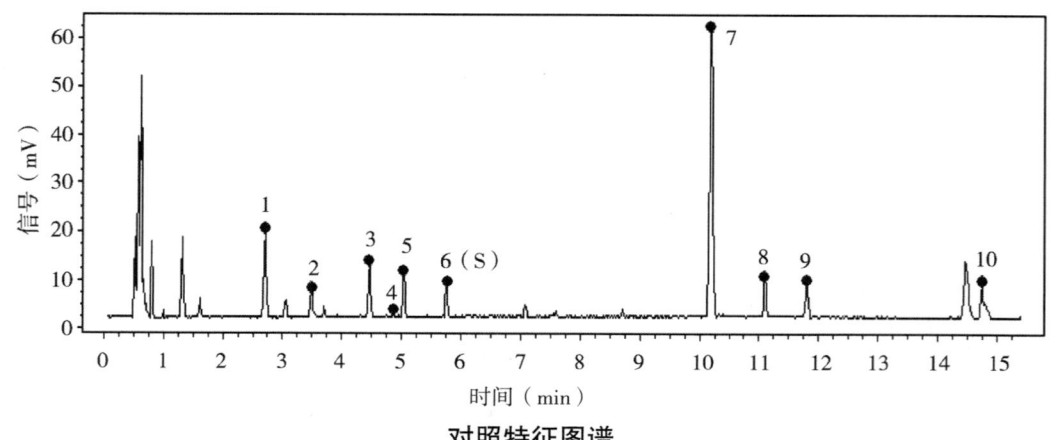

对照特征图谱

峰1:新乌头原碱(*m/z* 486);峰2:宋果灵(*m/z* 358);峰3:附子灵(*m/z* 454);

峰4:尼奥林(*m/z* 438);峰5:右旋异紫堇定(*m/z* 342);峰6(S):大豆苷(*m/z* 417);

峰7:苯甲酰新乌头原碱(*m/z* 590);峰8:苯甲酰乌头原碱(*m/z* 604);

峰9:苯甲酰次乌头原碱(*m/z* 574);峰10:甘草酸(*m/z* 823)

参考色谱柱:BEH C18,2.1mm×100mm,1.7μm

【检查】 双酯型生物碱 照高效液相色谱法-质谱法(《中国药典》2020年版通则0512和通则0431)测定。

色谱、质谱条件与系统适用性试验 同〔含量测定〕项。各监测离子对见下表。

化合物	定量离子对 *m/z*	定性离子对 *m/z*
新乌头碱	632.4→572.4	632.4→540.2
次乌头碱	616.3→556.3	616.3→338.2
乌头碱	646.3→586.3	646.3→368.2

对照品溶液的制备 取乌头双酯型生物碱对照提取物适量,精密称定,加异丙醇-二氯甲烷(1:1)的混合溶液制成每1ml各含5μg的混合贮备液。精密吸取混合贮备液适量,加50%甲醇制成每1ml各含50ng的混合溶液,即得。

供试品溶液的制备 同〔含量测定〕项。

测定法 分别精密吸取对照品溶液与供试品溶液各2μl，注入液相色谱–质谱联用仪，测定，即得。

本品每1g含双酯型生物碱以新乌头碱（$C_{33}H_{45}NO_{11}$）、次乌头碱（$C_{33}H_{45}NO_{10}$）和乌头碱（$C_{34}H_{47}NO_{11}$）的总量计，不得过0.20mg。

重金属及有害元素 照铅、镉、砷、汞、铜测定法（《中国药典》2020年版通则2321原子吸收分光光度法或电感耦合等离子体质谱法）测定，铅不得过5mg/kg；镉不得过1mg/kg；砷不得过2mg/kg；汞不得过0.2mg/kg；铜不得过20mg/kg。

其他 应符合颗粒剂项下有关的各项规定（《中国药典》2020年版通则0104）。

【含量测定】 照高效液相色谱法–质谱法（《中国药典》2020年版通则0512和通则0431）测定。

色谱、质谱条件与系统适用性试验 以十八烷基硅烷键合硅胶为填充剂（柱长为100mm，内径为2.1mm，粒径为1.7μm）；以甲醇为流动相A，以0.1%甲酸溶液为流动相B，按下表的规定进行梯度洗脱；流速为每分钟0.3ml；柱温为35℃。理论板数按苯甲酰新乌头原碱峰计算应不低于3 000。

时间（分钟）	流动相A（%）	流动相B（%）
0～1	5→30	95→70
1～2	30→33	70→67
2～3	33→45	67→55
3～10	45→48	55→52
10～10.1	48→90	52→10

采用三重四极杆质谱检测器，电喷雾离子化（ESI）正离子模式下多反应监测（MRM），各监测离子对见下表。

化合物	定量离子对 m/z	定性离子对 m/z
苯甲酰新乌头原碱	590.3→540.3	590.3→105.0
苯甲酰乌头原碱	604.3→554.3	604.3→105.0
苯甲酰次乌头原碱	574.3→542.3	574.3→105.0

对照品溶液的制备 取苯甲酰新乌头原碱对照品、苯甲酰乌头原碱对照品及苯甲酰次乌头原碱对照品适量，精密称定，加异丙醇–二氯甲烷（1∶1）的混合溶液制成每1ml各含10μg的混合贮备液。再精密吸取混合贮备液适量，加50%甲醇制成每1ml各含100ng的混合溶液，即得。

供试品溶液的制备 取本品适量，研细，取约0.1g，精密称定，置具塞锥形瓶中，精密加入50%甲醇25ml，称定重量，超声处理（功率250W，频率40kHz，水温在25℃以下）30分钟，再称定重量，用50%甲醇补足减失的重量，摇匀、滤过。精密量取续滤液1ml，置10ml量瓶中，用50%甲醇稀释至刻度，摇匀，滤过，取续滤液，即得。

测定法 分别精密吸取对照品溶液与供试品溶液各2μl，注入液相色谱–质谱联用仪，测定，即得。

本品每1g含苯甲酰新乌头原碱（$C_{31}H_{43}NO_{10}$）、苯甲酰乌头原碱（$C_{32}H_{45}NO_{10}$）和苯甲酰次乌头原碱（$C_{31}H_{43}NO_{9}$）的总量应为0.2～2.0 mg。

【规格】 每1g配方颗粒相当于饮片8.3g

【贮藏】 密封。

绵萆薢（绵萆薢）配方颗粒

Mianbixie（Mianbixie）Peifangkeli

【来源】 本品为薯蓣科植物绵萆薢 *Dioscorea spongiosa* J. Q. Xi，M. Mizuno et W. L. Zhao 的干燥根茎经炮制并按标准汤剂的主要质量指标加工制成的配方颗粒。

【制法】 取绵萆薢（绵萆薢）饮片4 300g，加水煎煮，滤过，滤液浓缩成清膏（干浸膏出膏率为13%～18%），加入辅料适量，干燥（或干燥，粉碎），再加入辅料适量，混匀，制粒，制成1 000g，即得。

【性状】 本品为淡黄色至黄棕色的颗粒；气微，味微苦。

【鉴别】 取本品适量，研细，取0.5g，加水25ml和盐酸2ml，加热回流15分钟，放冷，用乙酸乙酯振摇提取2次，每次20ml，合并乙酸乙酯液，蒸干，残渣加甲醇2ml使溶解，作为供试品溶液。另取绵萆薢（绵萆薢）对照药材0.5g，加水25ml和盐酸2ml，同法制成对照药材溶液。再取薯蓣皂苷元对照品，加甲醇制成每1ml含0.1mg的溶液，作为对照品溶液。照薄层色谱法（《中国药典》2020年版通则0502）试验，吸取供试品溶液3μl、对照药材溶液5μl、对照品溶液1μl，分别点于同一硅胶G薄层板上，以环己烷-乙酸乙酯（4∶3.5）为展开剂，展开，取出，晾干，喷以10%硫酸乙醇溶液，在105℃加热至斑点显色清晰，置紫外光灯（365nm）下检视。供试品色谱中，在与对照药材色谱和对照品色谱相应的位置上，显相同颜色的荧光斑点。

【特征图谱】 照高效液相色谱法（《中国药典》2020年版通则0512）测定。

色谱条件与系统适用性试验 以十八烷基硅烷键合硅胶为填充剂（柱长为150mm，内径为2.1mm，粒径为1.6μm）；以乙腈为流动相A，以0.1%磷酸溶液为流动相B，按下表中的规定进行梯度洗脱；流速为每分钟0.25ml；柱温为30℃；检测波长0～26分钟为218nm，26～38分钟为208nm。理论板数按色氨酸峰计算应不低于10 000。

时间（分钟）	流动相A（%）	流动相B（%）
0～5	1→3	99→97
5～13	3→8	97→92
13～26	8→27	92→73
26～34	27	73
34～38	27→66	73→34

参照物溶液的制备 取绵萆薢（绵萆薢）对照药材0.5g，加50%甲醇25ml，超声处理（功率250W，频率40kHz）30分钟，放冷，滤过，取续滤液，作为对照药材参照物溶液。另取色氨酸对照品适量，加甲醇制成每1ml含20μg的溶液，作为对照品参照物溶液。

供试品溶液的制备 取本品适量，研细，取0.5g，加50%甲醇25ml，超声处理（功率250W，频率40kHz）30分钟，放冷，滤过，取续滤液，即得。

测定法 分别精密吸取参照物溶液与供试品溶液各1μl，注入液相色谱仪，测定，即得。

供试品色谱中应呈现6个特征峰，并应与对照药材参照物色谱中的6个特征峰保留时间相对应，其中峰4应与对照品参照物峰保留时间相对应。与色氨酸参照物峰相对应的峰为S峰，计算其余各特征峰与S峰的相对保留时间，其相对保留时间应在规定值的±10%之内，规定值为：0.35（峰1）、0.72（峰2）、0.90（峰3）、1.55（峰5）、2.12（峰6）。

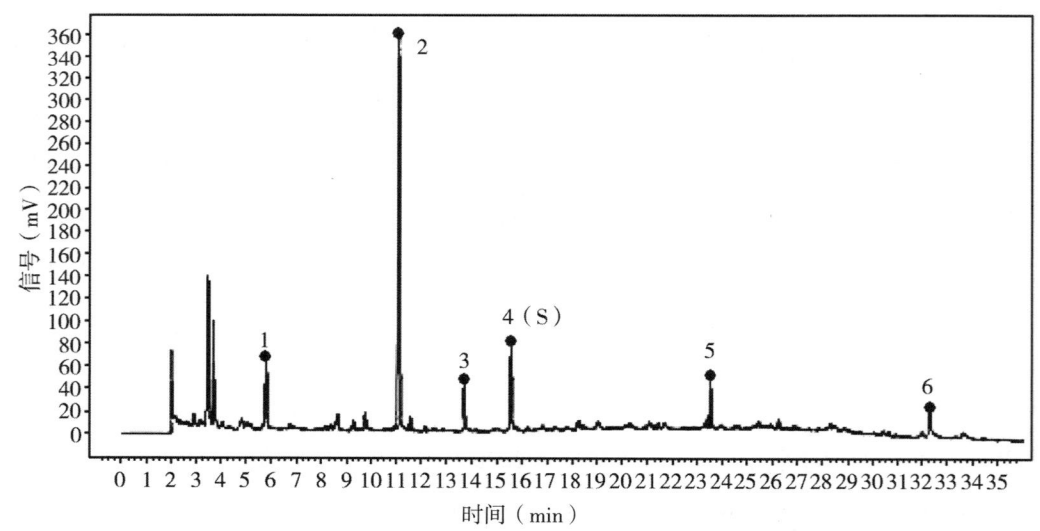

对照特征图谱

峰4（S）：色氨酸；峰6：原薯蓣皂苷

参考色谱柱：CORTECS T3，2.1mm×150mm，1.6μm

【检查】 应符合颗粒剂项下有关的各项规定（《中国药典》2020年版通则0104）。

【浸出物】 取本品适量，研细，取约2g，精密称定，精密加入乙醇50ml，照醇溶性浸出物测定法（《中国药典》2020年版通则2201）项下的热浸法测定，不得少于15.0%。

【含量测定】 照高效液相色谱法（《中国药典》2020年版通则0512）测定。

色谱条件与系统适用性试验 以十八烷基硅烷键合硅胶为填充剂（柱长为100mm，内径为2.1mm，粒径为1.7μm）；以乙腈–0.05%磷酸溶液（22：78）为流动相；流速为每分钟0.3ml；柱温为30℃；检测波长为208nm。理论板数按原薯蓣皂苷峰计算应不低于6 000。

对照品溶液的制备 取原薯蓣皂苷对照品适量，精密称定，加甲醇制成每1ml含0.2mg的溶液，即得。

供试品溶液的制备 取本品适量，研细，取约0.3g，精密称定，置具塞锥形瓶中，精密加入70%乙醇25ml，称定重量，超声处理（功率250W，频率40kHz）30分钟，放冷，再称定重量，用70%乙醇补足减失的重量，摇匀，滤过，取续滤液，即得。

测定法 分别精密吸取对照品溶液与供试品溶液各1μl，注入液相色谱仪，测定，即得。

本品每1g含原薯蓣皂苷（$C_{51}H_{84}O_{22}$）应为8.0～23.5mg。

【规格】 每1g配方颗粒相当于饮片4.3g

【贮藏】 密封。

葶苈子（播娘蒿）配方颗粒

Tinglizi（Bonianghao）Peifangkeli

【来源】　本品为十字花科植物播娘蒿 *Descurainia sophia*（L.）Webb. ex Prantl. 的干燥成熟种子经炮制并按标准汤剂的主要质量指标加工制成的配方颗粒。

【制法】　取葶苈子（播娘蒿）饮片6 000g，加水煎煮，滤过，滤液浓缩成清膏（干浸膏出膏率为8.4%～11.7%），加入辅料适量，干燥（或干燥，粉碎），再加入辅料适量，混匀，制粒，制成1 000g，即得。

【性状】　本品为浅黄色至棕黄色的颗粒；气微，味苦、微辛辣。

【鉴别】　取本品适量，研细，取0.2g，加甲醇20ml，超声处理20分钟，滤过，滤液蒸干，残渣加甲醇1ml使溶解，作为供试品溶液。另取葶苈子（播娘蒿）对照药材2g，加甲醇20ml，同法制成对照药材溶液。再取槲皮素–3–O–β–D–葡萄糖–7–O–β–D–龙胆双糖苷对照品，加30%甲醇制成每1ml含0.1mg的溶液，作为对照品溶液。照薄层色谱法（《中国药典》2020年版通则0502）试验，吸取供试品溶液与对照品溶液各1μl、对照药材溶液1～2μl，分别点于同一聚酰胺薄膜上，以乙酸乙酯–甲醇–水（7：2：1）为展开剂，展开，取出，晾干，喷以2%三氯化铝溶液，热风吹干，置紫外光灯（365nm）下检视。供试品色谱中，在与对照药材色谱和对照品色谱相应的位置上，显相同颜色的荧光斑点。

【特征图谱】　照高效液相色谱法（《中国药典》2020年版通则0512）测定。

色谱条件与系统适用性试验　以十八烷基硅烷键合硅胶为填充剂（柱长为100mm，内径为2.1mm，粒径为1.7μm）；以乙腈为流动相A，以0.1%醋酸溶液为流动相B，按下表中的规定进行梯度洗脱；流速为每分钟0.3ml；柱温为35℃；检测波长为265nm。理论板数按槲皮素–3–O–β–D–葡萄糖–7–O–β–D–龙胆双糖苷峰计算应不低于5 000。

时间（分钟）	流动相A（%）	流动相B（%）
0～5	1→12	99→88
5～15	12→13	88→87

续表

时间（分钟）	流动相A（%）	流动相B（%）
15 ~ 17	13→17	87→83
17 ~ 19	17→21	83→79
19 ~ 24	21→24	79→76
24 ~ 26	24→45	76→55
26 ~ 28	45→95	55→5
28 ~ 32	95	5

参照物溶液的制备 取葶苈子（播娘蒿）对照药材1g，加水25ml，加热回流1小时，放冷，摇匀，滤过，取续滤液，作为对照药材参照物溶液。另取色氨酸对照品、槲皮素–3–*O*–*β*–D–葡萄糖–7–*O*–*β*–D–龙胆双糖苷对照品、异槲皮苷对照品、异鼠李素–3–*O*–*β*–D–葡萄糖苷对照品适量，加70%甲醇制成每1ml含色氨酸0.1mg、槲皮素–3–*O*–*β*–D–葡萄糖–7–*O*–*β*–D–龙胆双糖苷0.1mg、异槲皮苷0.1mg、异鼠李素–3–*O*–*β*–D–葡萄糖苷0.12mg的混合溶液，作为对照品参照物溶液。

供试品溶液的制备 取本品适量，研细，取0.2g，加70%甲醇25ml，超声处理（功率250W，频率40kHz）1小时，放冷，摇匀，滤过，取续滤液，即得。

测定法 分别精密吸取参照物溶液与供试品溶液各1μl，注入液相色谱仪，测定，即得。

供试品色谱中应呈现6个特征峰，并应与对照药材参照物色谱中的6个特征峰保留时间相对应，其中峰1、峰3、峰5、峰6应分别与相应对照品参照物峰保留时间相对应。与槲皮素–3–*O*–*β*–D–葡萄糖–7–*O*–*β*–D–龙胆双糖苷参照物峰相对应的峰为S峰，计算峰2、峰4与S峰的相对保留时间，其相对保留时间应在规定值的 ± 10%之内，规定值为：0.84（峰2）、1.20（峰4）。

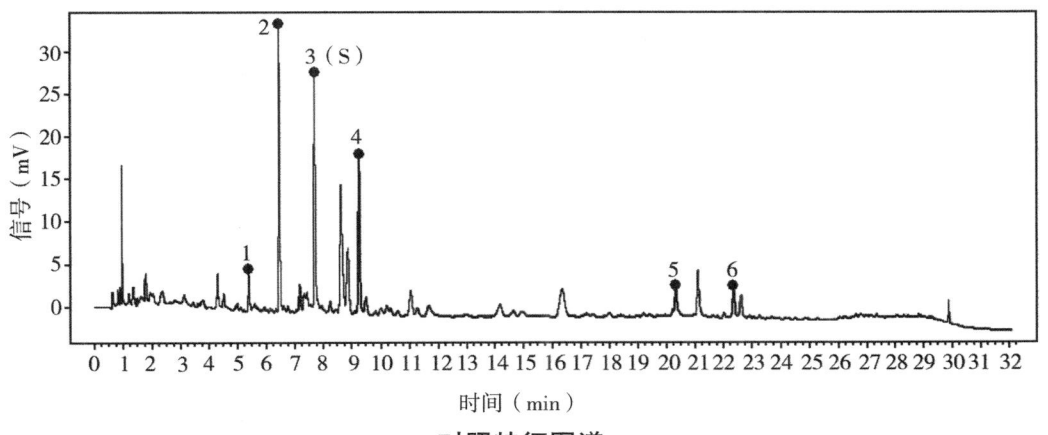

对照特征图谱

峰1：色氨酸；峰2：芥子碱；峰3（S）：槲皮素–3–*O*–*β*–D–葡萄糖–7–*O*–*β*–D–龙胆双糖苷；

峰5：异槲皮苷；峰6：异鼠李素–3–*O*–*β*–D–葡萄糖苷

参考色谱柱：CSH C18，2.1mm × 100mm，1.7μm

【检查】 应符合颗粒剂项下有关的各项规定（《中国药典》2020年版通则0104）。

【浸出物】 取本品适量，研细，取约2g，精密称定，精密加入乙醇100ml，照醇溶性浸出物测定法（《中国药典》2020年版通则2201）项下的热浸法测定，不得少于20.0%。

【含量测定】 照高效液相色谱法（《中国药典》2020年版通则0512）测定。

色谱条件与系统适用性试验 以十八烷基硅烷键合硅胶为填充剂（柱长为100mm，内径为2.1mm，粒径为1.8μm）；以乙腈为流动相A，以0.1%醋酸溶液为流动相B，按下表中的规定进行梯度洗脱；流速为每分钟0.3ml；柱温为30℃；检测波长为254nm。理论板数按槲皮素-3-O-β-D-葡萄糖-7-O-β-D-龙胆双糖苷峰计算应不低于5 800。

时间（分钟）	流动相A（%）	流动相B（%）
0～5	8	92
5～5.5	8→20	92→80
5.5～8	20	80

对照品溶液的制备 取槲皮素-3-O-β-D-葡萄糖-7-O-β-D-龙胆双糖苷对照品适量，精密称定，加70%甲醇制成每1ml含槲皮素-3-O-β-D-葡萄糖-7-O-β-D-龙胆双糖苷50μg的溶液，即得。

供试品溶液的制备 取本品适量，研细，取约0.3g，精密称定，置具塞锥形瓶中，精密加入70%甲醇25ml，称定重量，超声处理（功率250W，频率40kHz）30分钟，放冷，再称定重量，用70%甲醇补足减失的重量，摇匀，滤过，取续滤液，即得。

测定法 分别精密吸取对照品溶液与供试品溶液各1μl，注入液相色谱仪，测定，即得。

本品每1g含槲皮素-3-O-β-D-葡萄糖-7-O-β-D-龙胆双糖苷（$C_{33}H_{40}O_{22}$）应为1.5～6.0mg。

【规格】 每1g配方颗粒相当于饮片6g

【贮藏】 密封。

紫苏叶配方颗粒

Zisuye Peifangkeli

【来源】 本品为唇形科植物紫苏 *Perilla frutescens*（L.）Britt. 的干燥叶（或带嫩枝）经炮制并按标准汤剂的主要质量指标加工制成的配方颗粒。

【制法】 取紫苏叶饮片4 000g，加水煎煮，收集挥发油适量（以 *β*-环糊精适量包合，备用），滤过、滤液浓缩成清膏（干浸膏出膏率为14.1%～24.3%），加入辅料适量，干燥（或干燥，粉碎），再加入辅料适量，加入挥发油包合物，混匀，制粒，制成1 000g，即得；或取清膏，加入辅料适量，加入挥发油包合物，干燥（或干燥，粉碎），再加入辅料适量，混匀，制粒，制成1 000g，即得。

【性状】 本品为黄棕色至棕褐色的颗粒；气清香，味微苦。

【鉴别】 （1）取本品适量，研细，取0.5g，加甲醇25ml，超声处理30分钟，滤过，滤液蒸干，残渣加甲醇2ml使溶解，作为供试品溶液。另取紫苏叶对照药材1g，加水50ml，煎煮30分钟，滤过，滤液蒸干，残渣加甲醇25ml，同法制成对照药材溶液。照薄层色谱法（《中国药典》2020年版通则0502）试验，吸取上述两种溶液各5μl，分别点于同一硅胶G薄层板上，以乙酸乙酯-甲醇-甲酸-水（9∶0.5∶1∶0.5）为展开剂，展开，取出，晾干，喷以10%硫酸乙醇溶液，在105℃加热至斑点显色清晰，置紫外光灯（365nm）下检视。供试品色谱中，在与对照药材色谱相应的位置上，显相同颜色的荧光斑点。

（2）取〔含量测定〕项下的挥发油，加正己烷制成每1ml含10μl的溶液，作为供试品溶液。另取紫苏醛对照品，加正己烷制成每1ml含10μl的溶液，作为对照品溶液。照薄层色谱法（《中国药典》2020年版通则0502）试验，吸取供试品溶液5～20μl、对照品溶液2μl，分别点于同一硅胶G薄层板上，以正己烷-乙酸乙酯（15∶1）为展开剂，展开，取出，晾干，喷以二硝基苯肼乙醇试液。供试品色谱中，在与对照品色谱相应的位置上，显相同颜色的斑点。

【特征图谱】 照高效液相色谱法（《中国药典》2020年版通则0512）测定。

色谱条件与系统适用性试验 除检测波长为215nm，其余同〔含量测定〕野黄芩苷、迷迭香酸项。

参照物溶液的制备 取紫苏叶对照药材0.3g，加水25ml，加热回流30分钟，放冷，滤过，取续滤液，作为对照药材参照物溶液。另取〔含量测定〕野黄芩苷、迷迭香酸项下的对照品溶液，作为对照品参照物溶液。

供试品溶液的制备 同〔含量测定〕野黄芩苷、迷迭香酸项。

测定法 分别精密吸取参照物溶液与供试品溶液各1μl，注入液相色谱仪，测定，即得。

供试品色谱中应呈现4个特征峰，并应与对照药材参照物色谱中的4个特征峰保留时间相对应，其中峰3、峰4应分别与相应对照品参照物峰保留时间相对应。与野黄芩苷参照物峰相对应的峰为S峰，计算峰1、峰2与S峰的相对保留时间，其相对保留时间应在规定值的±10%之内，规定值为：0.48（峰1）、0.74（峰2）。

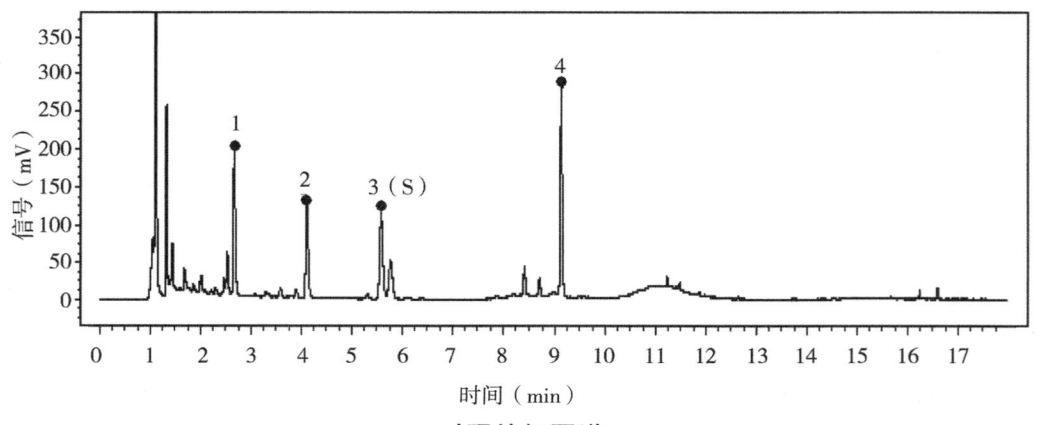

对照特征图谱

峰3（S）：野黄芩苷 峰4：迷迭香酸

参考色谱柱：CORTECS T3，2.1mm×150mm，1.6μm

【检查】 应符合颗粒剂项下有关的各项规定（《中国药典》2020年版通则0104）。

【浸出物】 取本品适量，研细，取约2g，精密称定，精密加入乙醇100ml，照醇溶性浸出物测定法（《中国药典》2020年版通则2201）项下的热浸法测定，不得少于12.0%。

【含量测定】 **挥发油** 照挥发油测定法（《中国药典》2020年版通则2204）测定。

本品含挥发油应为0.18%～0.35%（ml/g）。

野黄芩苷、迷迭香酸 照高效液相色谱法（《中国药典》2020年版通则0512）测定。

色谱条件与系统适用性试验 以十八烷基硅烷键合硅胶为填充剂（柱长为150mm，内径为2.1mm，粒径为1.6μm）；以乙腈为流动相A，以0.1%磷酸溶液为流动相B，按下表中的规定进行梯度洗脱；流速为每分钟0.3ml；柱温为40℃；检测波长为330nm。理论板数按迷迭香酸峰计算应不低于3 000。

时间（分钟）	流动相A（%）	流动相B（%）
0～4	17	83
4～5	17→15	83→85
5～6	15→23	85→77
6～8	23	77

续表

时间（分钟）	流动相A（%）	流动相B（%）
8 ~ 11	23→60	77→40
11 ~ 12	60	40
12 ~ 13	60→100	40→0

对照品溶液的制备　取野黄芩苷对照品、迷迭香酸对照品适量，精密称定，加70%甲醇制成每1ml含野黄芩苷50μg、迷迭香酸80μg的混合溶液，即得。

供试品溶液的制备　取本品适量，研细，取约0.1g，精密称定，置具塞锥形瓶中，精密加入70%甲醇20ml，称定重量，超声处理（功率250W，频率40kHz）30分钟，放冷，再称定重量，用70%甲醇补足减失重量，摇匀，滤过，取续滤液，即得。

测定法　分别精密吸取对照品溶液与供试品溶液各1μl，注入液相色谱仪，测定，即得。

本品每1g含野黄芩苷（$C_{21}H_{18}O_{12}$）应为1.50 ~ 10.00mg，含迷迭香酸（$C_{18}H_{16}O_8$）应为1.5 ~ 20.0mg。

【规格】　每1g配方颗粒相当于饮片4g

【贮藏】　密封。

黑顺片配方颗粒

Heishunpian Peifangkeli

【来源】 本品为毛茛科植物乌头 *Aconitum carmichaelii* Debx. 的子根的加工品经炮制并按标准汤剂的主要质量指标加工制成的配方颗粒。

【制法】 取黑顺片饮片10 000g，加水煎煮，滤过，滤液浓缩成清膏（干浸膏出膏率为4.8%～7.7%），加入辅料适量，干燥（或干燥，粉碎），再加入辅料适量，混匀，制粒，制成1 000g，即得。

【性状】 本品为浅黄白色至棕黄色的颗粒；气微，味淡。

【鉴别】 取本品适量，研细，取4g，加氨试液7ml润湿，加乙醚30ml，超声处理30分钟，滤过，滤液挥干，残渣加二氯甲烷0.5ml使溶解，作为供试品溶液。另取苯甲酰新乌头原碱对照品、苯甲酰乌头原碱对照品、苯甲酰次乌头原碱对照品，加异丙醇-二氯甲烷（1∶1）的混合溶液制成每1ml各含1mg的混合溶液，作为对照品溶液。照薄层色谱法（《中国药典》2020年版通则0502）试验，吸取供试品溶液5μl，对照品溶液2μl，分别点于同一硅胶G薄层板上，以正己烷-乙酸乙酯-甲醇（6.4∶5.6∶1）为展开剂，置氨蒸气饱和20分钟的展开缸内，展开，取出，晾干，喷以稀碘化铋钾试液。供试品色谱中，在与对照品色谱相应的位置上，显相同颜色的斑点。

【特征图谱】 照高效液相色谱法-质谱法（《中国药典》2020年版通则0512和通则0431）测定。

色谱、质谱条件与系统适用性试验 以十八烷基硅烷键合硅胶为填充剂（柱长为100mm，内径为2.1mm，粒径为1.7μm）；以乙腈为流动相A，以0.1%甲酸溶液为流动相B，按下表中的规定进行梯度洗脱；流速为每分钟0.4ml；柱温为35℃；采用质谱检测器，电喷雾离子化（ESI）正离子模式下进行检测。理论板数按苯甲酰新乌头原碱峰计算应不低于3 000。

时间（分钟）	流动相A（%）	流动相B（%）
0～11	5→25	95→75
11～15	25→50	75→50
15～16	50→95	50→5

参照物溶液的制备 取〔含量测定〕项下的对照品溶液，作为对照品参照物溶液。

供试品溶液的制备 取本品适量，研细，取0.1g，加50%甲醇25ml，超声处理（功率250W，频率40kHz，水温在25℃以下）30分钟，摇匀，滤过，取续滤液，即得。

测定法 分别精密吸取参照物溶液与供试品溶液各1μl，注入液相色谱-质谱联用仪，测定，即得。

供试品色谱图中应呈现9个特征峰，并应与对照特征图谱色谱中的9个特征峰质荷比（*m/z*）相对应，其中峰6、峰7、峰8应分别与相应对照品参照物峰保留时间相对应。与苯甲酰新乌头原碱参照物峰相对应的峰为S峰，计算峰9与S峰的相对保留时间，其保留时间应在规定值的±10%之内，规定值为：1.24（峰9）。

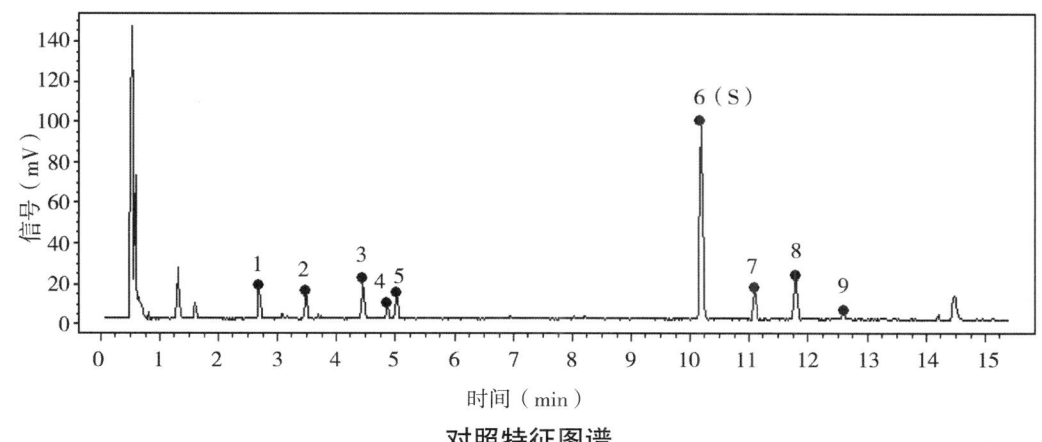

对照特征图谱

峰1：新乌头原碱（*m/z* 486）；峰2：宋果灵（*m/z* 358）；峰3：附子灵（*m/z* 454）；

峰4：尼奥林（*m/z* 438）；峰5：右旋异紫堇定（*m/z* 342）；峰6（S）：苯甲酰新乌头原碱（*m/z* 590）；

峰7：苯甲酰乌头原碱（*m/z* 604）；峰8：苯甲酰次乌头原碱（*m/z* 574）；

峰9：苯甲酰去氧乌头碱（*m/z* 588）

参考色谱柱：BEH C18，2.1mm×100mm，1.7μm

【检查】 双酯型生物碱 照高效液相色谱法–质谱法（《中国药典》2020年版通则0512和通则0431）测定。

色谱、质谱条件与系统适用性试验 同〔含量测定〕项。各监测离子对见下表。

化合物	定量离子对*m/z*	定性离子对*m/z*
新乌头碱	632.4→572.4	632.4→540.2
次乌头碱	616.3→556.3	616.3→338.2
乌头碱	646.3→586.3	646.3→368.2

对照品溶液的制备 取乌头双酯型生物碱对照提取物适量，精密称定，加异丙醇–二氯甲烷（1∶1）的混合溶液制成每1ml各含5μg的混合贮备液。精密吸取混合贮备液适量，加50%甲醇溶液制成每1ml各含50ng的混合溶液，即得。

供试品溶液的制备 同〔含量测定〕项。

测定法 分别精密吸取对照品溶液与供试品溶液各2μl，注入液相色谱-质谱联用仪，测定，即得。

本品每1g含双酯型生物碱以新乌头碱（$C_{33}H_{45}NO_{11}$）、次乌头碱（$C_{33}H_{45}NO_{10}$）和乌头碱（$C_{34}H_{47}NO_{11}$）

的总量计，不得过0.30mg。

其他 应符合颗粒剂项下有关的各项规定（《中国药典》2020年版通则0104）。

【浸出物】 取本品适量，研细，取约2g，精密称定，精密加入乙醇100ml，照醇溶性浸出物测定法（《中国药典》2020年版通则2201）项下的热浸法测定，不得少于14.0%。

【含量测定】 照高效液相色谱法–质谱法（《中国药典》2020年版通则0512和通则0431）测定。

色谱、质谱条件与系统适用性试验 以十八烷基硅烷键合硅胶为填充剂（柱长为100mm，内径为2.1mm，粒径为1.7μm）；以甲醇为流动相A，以0.1%甲酸溶液为流动相B，按下表的规定进行梯度洗脱；流速为每分钟0.3ml；柱温为35℃。理论板数按苯甲酰新乌头原碱峰计算应不低于3 000。

时间（分钟）	流动相A（%）	流动相B（%）
0 ~ 1	5→30	95→70
1 ~ 2	30→33	70→67
2 ~ 3	33→45	67→55
3 ~ 10	45→48	55→52
10 ~ 10.1	48→90	52→10

采用三重四极杆质谱检测器，电喷雾离子化（ESI）正离子模式下多反应监测（MRM），各监测离子对见下表。

化合物	定量离子对m/z	定性离子对m/z
苯甲酰新乌头原碱	590.3→540.3	590.3→105.0
苯甲酰乌头原碱	604.3→554.3	604.3→105.0
苯甲酰次乌头原碱	574.3→542.3	574.3→105.0

对照品溶液的制备 取苯甲酰新乌头原碱对照品、苯甲酰乌头原碱对照品及苯甲酰次乌头原碱对照品适量，精密称定，加异丙醇–二氯甲烷（1：1）的混合溶液制成每1ml各含10μg的混合贮备液。再精密吸取混合贮备液适量，加50%甲醇溶液制成每1ml各含100ng的混合溶液，即得。

供试品溶液的制备 取本品适量，研细，取约0.1g，精密称定，置具塞锥形瓶中，精密加入50%甲醇25ml，称定重量，超声处理（功率250W，频率40kHz，水温在25℃以下）30分钟，再称定重量，用50%甲醇补足减失的重量，摇匀、滤过。精密量取续滤液1ml，置10ml量瓶中，用50%甲醇稀释至刻度，摇匀，滤过，取续滤液，即得。

测定法 分别精密吸取对照品溶液与供试品溶液各2μl，注入液相色谱–质谱联用仪，测定，即得。

本品每1g含苯甲酰新乌头原碱（$C_{31}H_{43}NO_{10}$）、苯甲酰乌头原碱（$C_{32}H_{45}NO_{10}$）和苯甲酰次乌头原碱（$C_{31}H_{43}NO_{9}$）的总量应为0.5 ~ 5.0mg。

【规格】 每1g配方颗粒相当于饮片10g

【贮藏】 密封。

筋骨草配方颗粒

Jingucao Peifangkeli

【来源】 本品为唇形科植物筋骨草 *Ajuga decumbens* Thunb. 的干燥全草经炮制并按标准汤剂的主要质量指标加工制成的配方颗粒。

【制法】 取筋骨草饮片4 000g，加水煎煮，滤过，滤液浓缩成清膏（干浸膏出膏率为18%～25%），加入辅料适量，干燥（或干燥，粉碎），再加入辅料适量，混匀，制粒，制成1 000g，即得。

【性状】 本品为黄棕色至棕褐色的颗粒；气微，味苦。

【鉴别】 取本品适量，研细，取1g，加甲醇10ml，超声处理30分钟，滤过，滤液作为供试品溶液。另取乙酰哈巴苷对照品、哈巴苷对照品，分别加甲醇制成每1ml各含1mg的溶液，作为对照品溶液。照薄层色谱法（《中国药典》2020年版通则0502）试验，吸取上述三种溶液各2μl，分别点于同一硅胶G薄层板上，以乙酸乙酯-丙酮-甲酸-水（5:5:1:1）为展开剂，预饱和30分钟，展开，取出，晾干，喷以香草醛硫酸试液，在105℃加热至斑点显色清晰。供试品色谱中，在与对照品色谱相应的位置上，显相同颜色的斑点。

【特征图谱】 照高效液相色谱法（《中国药典》2020年版通则0512）测定。

色谱条件与系统适用性试验 以十八烷基硅烷键合硅胶为填充剂；以甲醇为流动相A，以0.1%磷酸溶液为流动相B，按下表中的规定进行梯度洗脱；柱温为25℃；检测波长为207nm。理论板数按乙酰哈巴苷峰计算应不低于2 000。

时间（分钟）	流动相A（%）	流动相B（%）
0～20	8→22	92→78
20～30	22→28	78→72
30～45	28→29	72→71
45～75	29→39	71→61
75～76	39→100	61→0
76～80	100	0

参照物溶液的制备 取哈巴苷对照品、乙酰哈巴苷对照品适量，加50%甲醇制成每1ml各含0.2mg的混合溶液，作为对照品参照物溶液。

供试品溶液的制备 取本品适量，研细，取0.4g，加50%甲醇25ml，超声处理（功率250W，频率40kHz）45分钟，放冷，摇匀，滤过，取续滤液，即得。

测定法 分别精密吸取参照物溶液与供试品溶液各10μl，注入液相色谱仪，测定，即得。

供试品色谱中应呈现8个特征峰，其中峰1、峰3应分别与相应对照品参照物峰保留时间相对应。与乙酰哈巴苷参照物峰相对应的峰为S峰，计算峰2、峰4～峰8与S峰的相对保留时间，其相对保留时间应在规定值的±10%之内，规定值为：0.74（峰2）、1.35（峰4）、1.66（峰5）、1.74（峰6）、1.81（峰7）、2.06（峰8）。

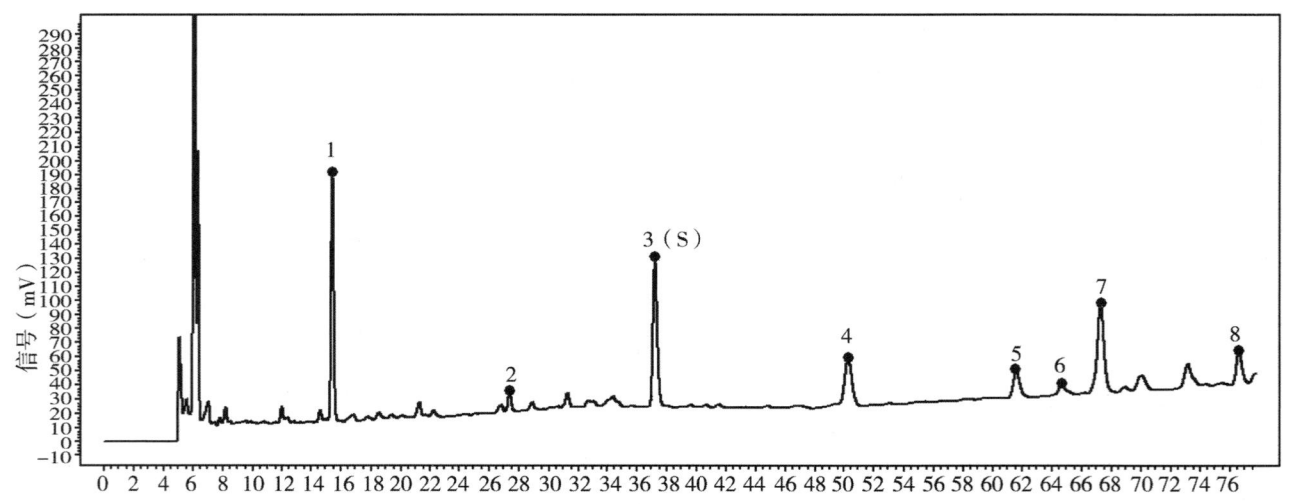

对照特征图谱

峰1：哈巴苷；峰3（S）：乙酰哈巴苷

参考色谱柱：Eclipse Plus C18，4.6mm×250mm，5μm

【检查】 应符合颗粒剂项下有关的各项规定（《中国药典》2020年版通则0104）。

【浸出物】 取本品适量，研细，取约2g，精密称定，精密加入乙醇100ml，照醇溶性浸出物测定法（《中国药典》2020年版通则2201）项下的热浸法测定，不得少于18.0%。

【含量测定】 照高效液相色谱法（《中国药典》2020年版通则0512）测定。

色谱条件与系统适用性试验 以十八烷基硅烷键合硅胶为填充剂；以乙腈-水（12：88）为流动相；检测波长为207nm。理论板数按乙酰哈巴苷峰计算应不低于2 000。

对照品溶液的制备 取乙酰哈巴苷对照品适量，精密称定，加甲醇制成每1ml含0.2mg的溶液，即得。

供试品溶液的制备 取本品适量，研细，取约0.2g，精密称定，置具塞锥形瓶中，精密加入50%甲醇25ml，称定重量，超声处理（功率250W，频率40kHz）30分钟，放冷，再称定重量，用50%甲醇补足减失

的重量，摇匀，滤过，取续滤液，即得。

测定法 分别精密吸取对照品溶液与供试品溶液各10μl，注入液相色谱仪，测定，即得。

本品每1g含乙酰哈巴苷（$C_{17}H_{26}O_{11}$）应为12.0～48.0mg。

【**规格**】 每1g配方颗粒相当于饮片4g

【**贮藏**】 密封。

椿皮配方颗粒

Chunpi Peifangkeli

【来源】 本品为苦木科植物臭椿 *Ailanthus altissima*（Mill.）Swingle 的干燥根皮或干皮经炮制并按标准汤剂的主要质量指标加工制成的配方颗粒。

【制法】 取椿皮饮片7 500g，加水煎煮，滤过，滤液浓缩成清膏（干浸膏出膏率为6.7%～10.3%），加入辅料适量，干燥（或干燥，粉碎），再加入辅料适量，混匀，制粒，制成1 000g，即得。

【性状】 本品为浅黄色至浅棕色的颗粒；气微，味苦。

【鉴别】 取本品适量，研细，取0.5g，加乙醇20ml，超声处理30分钟，滤过，滤液蒸干，残渣加乙醇1ml使溶解，作为供试品溶液。另取椿皮对照药材2g，加水50ml，加热回流30分钟，滤过，滤液蒸干，残渣加乙醇20ml，同法制成对照药材溶液。照薄层色谱法（《中国药典》2020年版通则 0502）试验，吸取上述两种溶液各5μl，分别点于同一硅胶G薄层板上，以三氯甲烷-乙酸乙酯-丙酮-甲酸（5：2：0.5：0.1）为展开剂，展开，取出，晾干，置紫外光灯（365nm）下检视。供试品色谱中，在与对照药材色谱相应的位置上，显相同颜色的荧光斑点。

【特征图谱】 照高效液相色谱法（《中国药典》2020年版通则0512）测定。

色谱条件与系统适用性试验 以十八烷基硅烷键合硅胶为填充剂（柱长为100mm，内径为2.1mm，粒径为1.6μm）；以乙腈为流动相A，以0.1%甲酸溶液为流动相B，按下表中的规定进行梯度洗脱；流速为每分钟0.3ml；柱温为30℃；检测波长为254nm。理论板数按臭椿酮计算应不低于5 000。

时间（分钟）	流动相A（%）	流动相B（%）
0～3	1	99
3～15	1→7	99→93
15～21	7→8	93→92
21～34	8→14	92→86
34～48	14→28	86→72

续表

时间（分钟）	流动相A（%）	流动相B（%）
48～52	28→45	72→55
52～55	45→70	55→30
55～57	70→80	30→20

参照物溶液的制备　取椿皮对照药材1g，置具塞锥形瓶中，加水25ml，加热回流1小时，放冷，摇匀，滤过，取续滤液，作为对照药材参照物溶液。另取〔含量测定〕项下的对照品溶液，作为对照品参照物溶液。

供试品溶液的制备　同〔含量测定〕项。

测定法　分别精密吸取参照物溶液与供试品溶液各1μl，注入液相色谱仪，测定，即得。

供试品色谱中应呈现4个特征峰，并应与对照药材参照物色谱中的4个特征峰保留时间相对应，其中峰4应与对照品参照物峰保留时间相对应。与臭椿酮参照物峰相对应的峰为S峰，计算其余各特征峰与S峰的相对保留时间，其相对保留时间应在规定值的±10%之内，规定值为：0.67（峰1）、0.74（峰2）、0.77（峰3）。

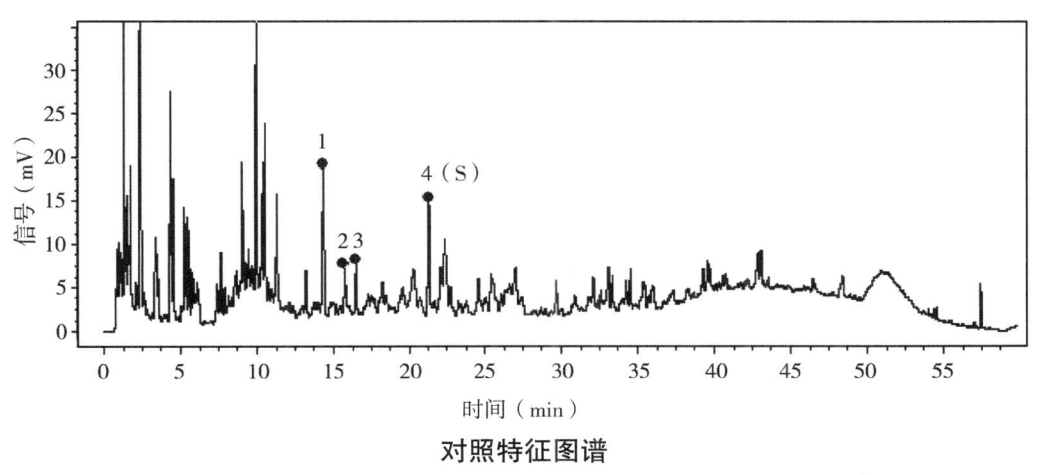

对照特征图谱

峰4（S）：臭椿酮

参考色谱柱：CORTECS T3，2.1mm×100mm，1.6μm

【检查】　应符合颗粒剂项下有关的各项规定（《中国药典》2020年版通则0104）。

【浸出物】　取本品适量，研细，取约2g，精密称定，精密加入乙醇100ml，照醇溶性浸出物测定法（《中国药典》2020年版通则2201）项下的热浸法测定，不得少于20.0%。

【含量测定】　照高效液相色谱法（《中国药典》2020年版通则0512）测定。

色谱条件与系统适用性试验　以十八烷基硅烷键合硅胶为填充剂（柱长为100mm，内径为2.1mm，粒径为1.6μm）；以乙腈-0.1%磷酸溶液（7：93）为流动相；流速为每分钟0.3ml；柱温为30℃；检测波长为245nm。理论板数按臭椿酮峰计算应不低于5 000。

对照品溶液的制备　取臭椿酮对照品适量，精密称定，加水制成每1ml含30μg的溶液，即得。

供试品溶液的制备　取本品适量，研细，取约1g，精密称定，置具塞锥形瓶中，精密加入水25ml，称定重量，超声处理（功率250W，频率40kHz）30分钟，放冷，再称定重量，用水补足减失的重量，摇匀，滤过，取续滤液，即得。

测定法　分别精密吸取对照品溶液与供试品溶液各1μl，注入液相色谱仪，测定，即得。

本品每1g含臭椿酮（$C_{20}H_{24}O_7$）应为0.2～2.5mg。

【规格】　每1g配方颗粒相当于饮片7.5g

【贮藏】　密封。

槐花（槐米）配方颗粒

Huaihua（Huaimi）Peifangkeli

【来源】 本品为豆科植物槐 *Sophora japonica* L. 的干燥花蕾经炮制并按标准汤剂主要质量指标加工制成的配方颗粒。

【制法】 取槐花（槐米）饮片2 700g，加水煎煮，滤过，滤液浓缩成清膏（干浸膏出膏率为22%～37%），加入辅料适量，干燥（或干燥，粉碎），再加入辅料适量，混匀，制粒，制成1 000g，即得。

【性状】 本品为棕黄色至黄棕色的颗粒；气微，味苦。

【鉴别】 取本品适量，研细，取0.2g，加甲醇5ml，振摇10分钟，滤过，滤液作为供试品溶液。另取槐米对照药材0.2g，同法制成对照药材溶液。再取芦丁对照品，加甲醇制成每1ml含4mg的溶液，作为对照品溶液。照薄层色谱法（《中国药典》2020年版通则0502）试验，吸取上述三种溶液各1～2μl，分别点于同一硅胶G薄层板上，以乙酸乙酯-甲酸-水（8∶1∶1）为展开剂，展开，取出，晾干，喷以三氯化铝试液，置紫外光灯（365nm）下检视。供试品色谱中，在与对照药材色谱和对照品色谱相应的位置上，显相同颜色的荧光斑点。

【特征图谱】 照高效液相色谱法（《中国药典》2020年版通则0512）测定。

色谱条件与系统适用性试验 同〔含量测定〕项。

参照物溶液的制备 取槐米对照药材0.1g，加入70%甲醇50ml，超声处理（功率250W，频率40kHz）30分钟，放冷，摇匀，滤过，取续滤液，作为对照药材参照物溶液。另取〔含量测定〕项下的对照品溶液，作为对照品参照物溶液。

供试品溶液的制备 同〔含量测定〕项。

测定法 分别精密吸取参照物溶液与供试品溶液各1～2μl，注入液相色谱仪，测定，即得。

供试品色谱中应呈现5个特征峰，并应与对照药材参照物色谱中的5个特征峰保留时间相对应，其中峰1～峰4应分别与相应对照品参照物峰保留时间相对应。与水仙苷参照物峰相对应的峰为S峰，计算峰5与S峰的相对保留时间，其相对保留时间应在规定值的±10%之内，规定值为：1.38（峰5）。

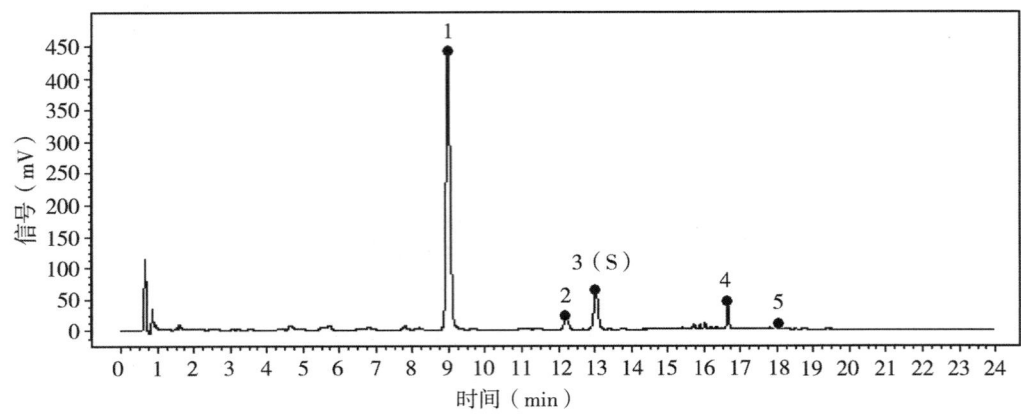

对照特征图谱

峰1：芦丁；峰2：山柰酚-3-*O*-芸香糖苷；峰3（S）：水仙苷；

峰4：槲皮素；峰5：异鼠李素

参考色谱柱：BEH C18，2.1mm×100mm，1.7μm

【检查】 应符合颗粒剂项下有关的各项规定（《中国药典》2020年版通则0104）。

【浸出物】 取本品适量，研细，取约2g，精密称定，精密加入乙醇100ml，照醇溶性浸出物测定法（《中国药典》2020年版通则2201）项下的热浸法测定，不得少于25.0%。

【含量测定】 照高效液相色谱法（《中国药典》2020年版通则0512）测定。

色谱条件与系统适用性试验 以十八烷基硅烷键合硅胶为填充剂（柱长为100mm，内径为2.1mm，粒径为1.7μm）；以乙腈为流动相A，以0.1%磷酸溶液为流动相B，按下表中的规定进行梯度洗脱；流速为每分钟0.35ml；柱温为25℃；检测波长为257nm。理论板数按水仙苷峰计算应不低于2 000。

时间（分钟）	流动相A（%）	流动相B（%）
0～12	11→17	89→83
12～18	17→49	83→51

对照品溶液的制备 取芦丁对照品、山柰酚-3-*O*-芸香糖苷对照品、水仙苷对照品、槲皮素对照品适量，精密称定，加甲醇制成每1ml含芦丁0.3mg、山柰酚-3-*O*-芸香糖苷20μg、水仙苷40μg、槲皮素10μg的混合溶液，即得。

供试品溶液的制备 取本品适量，研细，取约0.1g，精密称定，置具塞锥形瓶中，精密加入甲醇50ml，称定重量，超声处理（功率250W，频率40kHz）30分钟，放冷，再称定重量，用甲醇补足减失的重量，摇匀，滤过，取续滤液，即得。

测定法 分别精密吸取对照品溶液与供试品溶液各1～2μl，注入液相色谱仪，测定，即得。

本品每1g含芦丁（$C_{27}H_{30}O_{16}$）、山柰酚-3-*O*-芸香糖苷（$C_{27}H_{30}O_{15}$）、水仙苷（$C_{28}H_{32}O_{16}$）、槲皮素（$C_{15}H_{10}O_7$）的总量应为160.0～310.0mg。

【规格】 每1g配方颗粒相当于饮片2.7g

【贮藏】 密封。

路路通配方颗粒

Lulutong Peifangkeli

【来源】 本品为金缕梅科植物枫香树 *Liquidambar formosana* Hance 的干燥成熟果序经炮制并按标准汤剂的主要质量指标加工制成的配方颗粒。

【制法】 取路路通饮片10 000g，加水煎煮，滤过，滤液浓缩成清膏（干浸膏出膏率为2%~8%），加入辅料适量，干燥（或干燥，粉碎），再加入辅料适量，混匀，制粒，制成1 000g，即得。

【性状】 本品为棕色至棕褐色的颗粒；气微，味微苦。

【鉴别】 取本品适量，研细，取2g，加水20ml，微热使溶解，放冷，用乙酸乙酯振摇提取2次，每次20ml，合并乙酸乙酯液，蒸干，残渣加甲醇1ml使溶解，作为供试品溶液。另取路路通对照药材2g，加水50ml，煎煮30分钟，滤过，滤液浓缩至20ml，同法制成对照药材溶液。照薄层色谱法（《中国药典》2020年版通则0502）试验，吸取上述两种溶液各10μl，分别点于同一硅胶G薄层板上，以甲苯-乙酸乙酯-甲酸（20：2：1）5~10℃放置12小时的上层溶液为展开剂，展开，取出，晾干，喷以1%香草醛的10%硫酸乙醇溶液，80℃加热至斑点显色清晰。供试品色谱中，在与对照药材色谱相应的位置上，显相同颜色的斑点。

【特征图谱】 照高效液相色谱法（《中国药典》2020年版通则0512）测定。

色谱条件与系统适用性试验 以十八烷基硅烷键合硅胶为填充剂；以乙腈为流动相A，以0.1%甲酸溶液为流动相B，按下表中的规定进行梯度洗脱；检测波长为265nm。理论板数按没食子酸峰计算应不低于5 000。

时间（分钟）	流动相A（%）	流动相B（%）
0~5	0	100
5~10	0→2	100→98
10~25	2→3	98→97
25~65	3→30	97→70
65~75	30→35	70→65

续表

时间（分钟）	流动相A（％）	流动相B（％）
75 ~ 90	35→64	65→36
90 ~ 91	64→95	36→5

参照物溶液的制备　取路路通对照药材1g，加水100ml，煎煮30分钟，摇匀，滤过，滤液浓缩至20ml，作为对照药材参照物溶液。另取〔含量测定〕项下的对照品溶液，作为对照品参照物溶液。再取鞣花酸对照品、肉桂酸对照品适量，加甲醇制成每1ml各含0.1mg的混合溶液，作为对照品参照物溶液。

供试品溶液的制备　取本品适量，研细，取0.25g，加50%甲醇10ml，超声处理（功率250W，频率40kHz）30分钟，放冷，摇匀，滤过，取续滤液，即得。

测定法　分别精密吸取参照物溶液与供试品溶液各10μl，注入液相色谱仪，测定，即得。

供试品色谱中应呈现4个特征峰，并应与对照药材参照物色谱中的4个特征峰保留时间相对应，其中峰1、峰2、峰3应分别与相应对照品参照物峰保留时间相对应。与肉桂酸参照物峰相对应的峰为S峰，计算峰4与S峰的相对保留时间，其相对保留时间应在规定值的±10%之内，规定值为：1.03（峰4）。

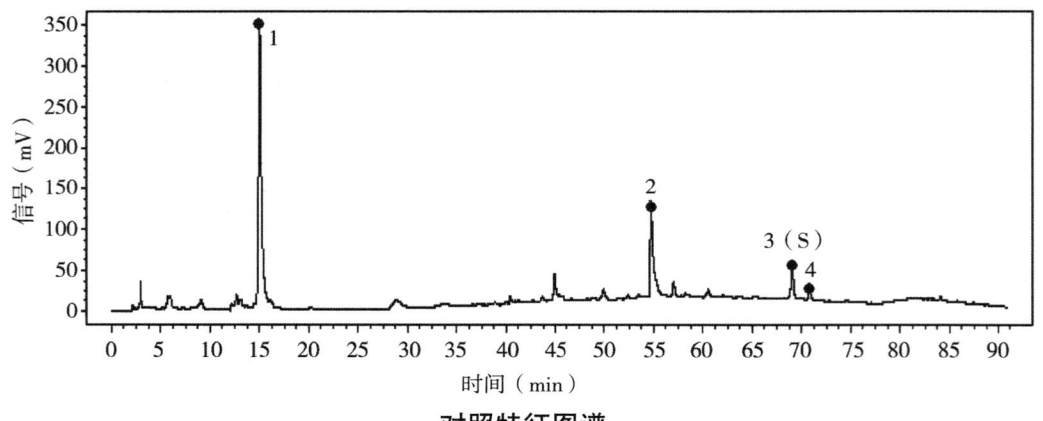

对照特征图谱

峰1：没食子酸；峰2：鞣花酸；峰3（S）：肉桂酸
参考色谱柱：HSS T3，4.6mm×250mm，5μm

【浸出物】　取本品适量，研细，取约2g，精密称定，精密加入乙醇100ml，照醇溶性浸出物测定法（《中国药典》2020年版通则2201）项下的热浸法测定，不得少于8.0%。

【检查】　应符合颗粒剂项下有关的各项规定（《中国药典》2020年版通则0104）。

【含量测定】　照高效液相色谱法（《中国药典》2020年版通则0512）测定。

色谱条件与系统适用性试验　以十八烷基硅烷键合硅胶为填充剂（柱长为100mm，内径为2.1mm，粒径为1.8μm）；以甲醇-0.1%磷酸溶液（15∶85）为流动相；流速为每分钟0.25ml；柱温为20℃；检测波长为270nm。理论板数按没食子酸峰计算应不低于5 000。

对照品溶液的制备　取没食子酸对照品适量，精密称定，加50%甲醇制成每1ml含30μg的溶液，即得。

供试品溶液的制备　取本品适量，研细，取约0.1g，精密称定，置具塞锥形瓶中，精密加入50%甲醇50ml，称定重量，加热回流30分钟，放冷，再称定重量，用50%甲醇补足减失的重量，摇匀，滤过，取续滤液，即得。

测定法　分别精密吸取对照品溶液与供试品溶液各1μl，注入液相色谱仪，测定，即得。

本品每1g含没食子酸（$C_7H_6O_5$）应为2.0～10.0mg。

【规格】　每1g配方颗粒相当于饮片10g

【贮藏】　密封。

蔓荆子（单叶蔓荆）配方颗粒

Manjingzi（Danyemanjing）Peifangkeli

【来源】 本品为马鞭草科植物单叶蔓荆 *Vitex trifolia* L. var. *simplicifolia* Cham. 的干燥成熟果实经炮制并按标准汤剂的主要质量指标加工制成的配方颗粒。

【制法】 取蔓荆子（单叶蔓荆）饮片5 500g，加水煎煮，滤过，滤液浓缩成清膏（干浸膏出膏率为9%～13%），加入辅料适量，干燥（或干燥，粉碎），再加入辅料适量，混匀，制粒，制成1 000g，即得。

【性状】 本品为浅棕褐色至黑褐色的颗粒；气微，味苦。

【鉴别】 取本品适量，研细，取1g，加70%乙醇15ml，超声处理30分钟。滤过，滤液蒸干，残渣加70%乙醇2ml使溶解，作为供试品溶液；另取蔓荆子（单叶蔓荆）对照药材2g，加70%乙醇15ml，同法制成对照药材溶液。再取蔓荆子黄素对照品，加甲醇制成每1ml含0.4mg的溶液，作为对照品溶液。照薄层色谱法（《中国药典》2020年版通则0502）试验，吸取供试品溶液1～2μl、对照药材溶液与对照品溶液各4μl，分别点于同一硅胶GF$_{254}$薄层板上，以环己烷-乙酸乙酯-甲醇-甲酸（8：5：0.3：0.1）为展开剂，预饱和30分钟，展开，取出，晾干，置紫外光灯（254nm）下检视。供试品色谱中，在与对照药材色谱和对照品色谱相应的位置上，显相同颜色的斑点。

【特征图谱】 照高效液相色谱法（《中国药典》2020年版通则0512）测定。

色谱条件与系统适用性试验 同〔含量测定〕项。

参照物溶液的制备 取蔓荆子（单叶蔓荆）对照药材2g，加甲醇20ml，超声处理（功率250W，频率40kHz）40分钟，放冷，滤过，取续滤液，作为对照药材参照物溶液。另取〔含量测定〕项下的对照品溶液，作为对照品参照物溶液。

供试品溶液的制备 同〔含量测定〕项。

测定法 分别精密吸取参照物溶液与供试品溶液各1μl，注入液相色谱仪，测定，即得。

供试品色谱中应呈现6个特征峰，并应与对照药材参照物色谱中的6个特征峰保留时间相对应，其中峰6应与对照品参照物峰保留时间相对应。与蔓荆子黄素参照物峰相对应的峰为S峰，计算其余各特征峰与S峰的相对保留时间，其相对保留时间应在规定值的±10%之内，规定值为：0.22（峰1）、0.27（峰2）、

0.30（峰3）、0.41（峰4）、0.45（峰5）。

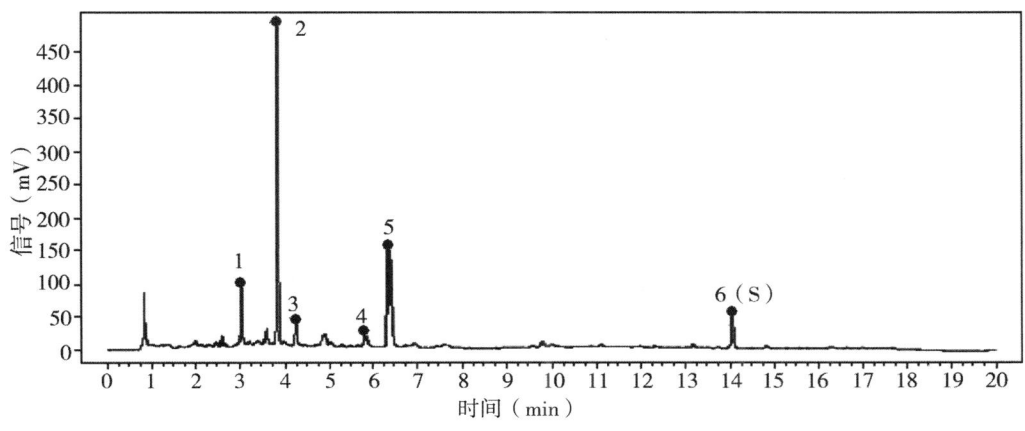

对照特征图谱

峰1：原儿茶酸；峰2：4-羟基苯甲酸；峰3：香草酸；

峰4：异荭草素；峰6（S）：蔓荆子黄素

参考色谱柱：BEH C18，2.1mm×100mm，1.7μm

【检查】 应符合颗粒剂项下有关的各项规定（《中国药典》2020年版通则0104）。

【浸出物】 取本品适量，研细，取约2g，精密称定，精密加入乙醇50ml，照醇溶性浸出物测定法（《中国药典》2020年版通则2201）项下的热浸法测定，不得少于14.0%。

【含量测定】 照高效液相色谱法（《中国药典》2020年版通则0512）测定。

色谱条件与系统适用性试验 以十八烷基硅烷键合硅胶为填充剂（柱长为100mm，内径为2.1mm，粒径为1.7μm）；以甲醇为流动相A，以0.2%磷酸溶液为流动相B，按下表中的规定进行梯度洗脱；流速为每分钟0.3ml；柱温为30℃；检测波长为258nm。理论板数按蔓荆子黄素峰计算应不低于10 000。

时间（分钟）	流动相A（%）	流动相B（%）
0～2	5→30	95→70
2～7	30→34	70→66
7～15	34→80	66→20

对照品溶液的制备 取蔓荆子黄素对照品适量，精密称定，加甲醇制成每1ml含30μg的溶液，即得。

供试品溶液的制备 取本品适量，研细，取约0.2g，精密称定，置具塞锥形瓶中，精密加入甲醇20ml，称定重量，超声处理（功率250W，频率40kHz）40分钟，放冷，再称定重量，用甲醇补足减失的重量，摇匀，滤过，取续滤液，即得。

测定法 分别精密吸取对照品溶液与供试品溶液各1μl，注入液相色谱仪，测定，即得。

本品每1g含蔓荆子黄素（$C_{19}H_{18}O_8$）应为1.0～2.5mg。

【规格】 每1g配方颗粒相当于饮片5.5g

【贮藏】 密封。

豨莶草（腺梗豨莶）配方颗粒

Xixiancao（Xiangengxixian）Peifangkeli

【来源】 本品为菊科植物腺梗豨莶 *Siegesbeckia pubescens* Makino 的干燥地上部分经炮制并按标准汤剂的主要质量指标加工制成的配方颗粒。

【制法】 取豨莶草（腺梗豨莶）饮片5 500g，加水煎煮，滤过，滤液浓缩成清膏（干浸膏出膏率为9.1%～15.2%），加入辅料适量，干燥（或干燥，粉碎），再加入辅料适量，混匀，制粒，制成1 000g，即得。

【性状】 本品为棕色至棕褐色的颗粒；气微，味苦。

【鉴别】 取本品适量，研细，取0.5g，加水10ml使溶解，用乙酸乙酯振摇提取3次，每次10ml，合并乙酸乙酯液，蒸干，残渣加甲醇1ml使溶解，作为供试品溶液。另取豨莶草（腺梗豨莶）对照药材1g，加水50ml，煎煮30分钟，滤过，滤液浓缩至10ml，同法制成对照药材溶液。再取奇壬醇对照品，加甲醇制成每1ml含0.2mg的溶液，作为对照品溶液。照薄层色谱法（《中国药典》2020年版通则0502）试验，吸取上述三种溶液各5μl，分别点于同一硅胶G薄层板上，以三氯甲烷-甲醇（4∶1）为展开剂，展开，取出，晾干，喷以5%香草醛硫酸溶液，在105℃加热至斑点显色清晰。供试品色谱中，在与对照药材色谱和对照品色谱相应的位置上，显相同颜色的斑点。

【特征图谱】 照高效液相色谱法（《中国药典》2020年版通则0512）测定。

色谱条件与系统适用性试验 以十八烷基硅烷键合硅胶为填充剂（柱长为100mm，内径为2.1mm，粒径为1.6μm）；以乙腈为流动相A，以0.1%甲酸溶液为流动相B，按下表中的规定进行梯度洗脱；流速为每分钟0.3ml；柱温为30℃；检测波长为330nm。理论板数按3,5-*O*-二咖啡酰奎宁酸峰计算应不低于5 000。

时间（分钟）	流动相A（%）	流动相B（%）
0～7	5→9	95→91
7～12	9→12	91→88

续表

时间（分钟）	流动相A（%）	流动相B（%）
12 ~ 22	12→16	88→84
22 ~ 42	16→25	84→75
42 ~ 48	25→32	75→68
48 ~ 50	32→50	68→50
50 ~ 52	50→80	50→20
52 ~ 59	80→85	20→15

参照物溶液的制备 取稀莶草（腺梗稀莶）对照药材1g，加水25ml，加热回流1小时，放冷，摇匀，滤过，取续滤液，作为对照药材参照物溶液。另取绿原酸对照品、咖啡酸对照品、3，5-*O*-二咖啡酰奎宁酸对照品、4，5-*O*-二咖啡酰奎宁酸对照品适量，加70%甲醇制成每1ml含绿原酸10μg、咖啡酸20μg、3，5-*O*-二咖啡酰奎宁酸10μg、4，5-*O*-二咖啡酰奎宁酸10μg的混合溶液，作为对照品参照物溶液。

供试品溶液的制备 同〔含量测定〕项。

测定法 分别精密吸取参照物溶液与供试品溶液各1μl，注入液相色谱仪，测定，即得。

供试品色谱中应呈现8个特征峰，并应与对照药材参照物色谱中的8个特征峰保留时间相对应，其中峰1、峰2、峰4、峰5应分别与相应对照品参照物峰保留时间相对应。与3，5-*O*-二咖啡酰奎宁酸参照物峰相对应的峰为S峰，计算峰3、峰6 ~ 峰8与S峰的相对保留时间，其相对保留时间应在规定值的 ± 10%之内，规定值为：0.76（峰3）、1.20（峰6）、1.24（峰7）、1.40（峰8）。

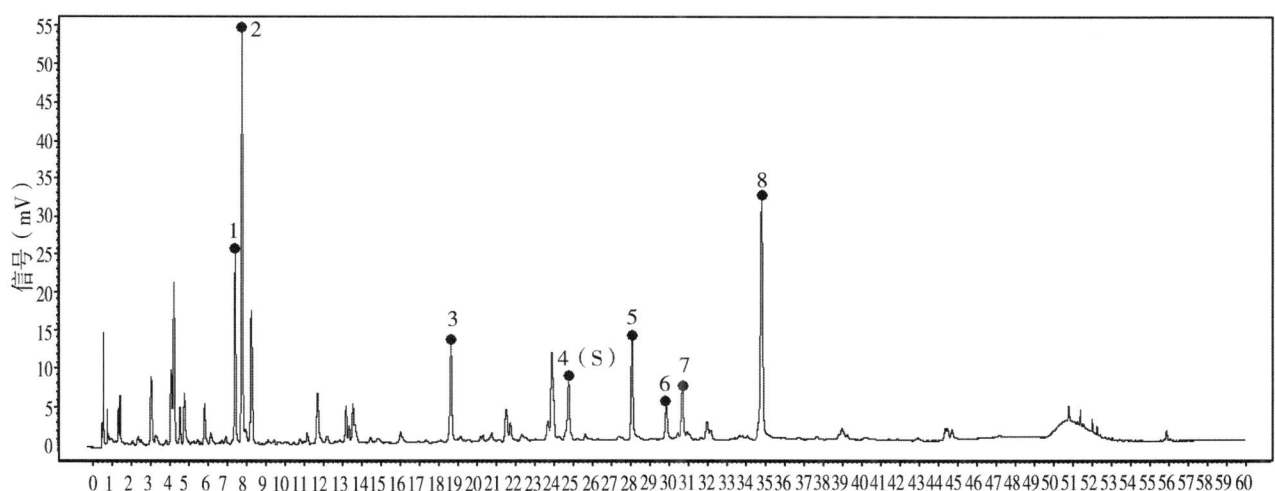

对照特征图谱

峰1：绿原酸；峰2：咖啡酸；

峰4（S）：3，5-*O*-二咖啡酰奎宁酸；峰5：4，5-*O*-二咖啡酰奎宁酸

参考色谱柱：CORTECS T3，2.1mm×100mm，1.6μm

【检查】 应符合颗粒剂项下有关的各项规定（《中国药典》2020年版通则0104）。

【浸出物】 取本品适量，研细，取约2g，精密称定，精密加入乙醇100ml，照醇溶性浸出物测定法（《中国药典》2020年版通则2201）项下的热浸法测定，不得少于18.0%。

【含量测定】 照高效液相色谱法（《中国药典》2020年版通则0512）测定。

色谱条件与系统适用性试验 以十八烷基硅烷键合硅胶为填充剂（柱长为100mm，内径为2.1mm，粒径为1.7μm）；以乙腈–水（24：76）为流动相；流速为每分钟0.3ml；柱温为30℃；检测波长为215nm。理论板数按奇壬醇峰计算应不低于5 000。

对照品溶液的制备 取奇壬醇对照品适量，精密称定，加70%甲醇制成每1ml含0.15mg的溶液，即得。

供试品溶液的制备 取本品适量，研细，取约0.5g，精密称定，置具塞锥形瓶中，精密加入70%甲醇25ml，称定重量，超声处理（功率250W，频率40kHz）30分钟，放冷，再称定重量，用70%甲醇补足减失的重量，摇匀，滤过，取续滤液，即得。

测定法 分别精密吸取对照品溶液与供试品溶液各1μl，注入液相色谱仪，测定，即得。

本品每1g含奇壬醇（$C_{20}H_{34}O_4$）应为3.0~12.0mg。

【规格】 每1g配方颗粒相当于饮片5.5g

【贮藏】 密封。

漏芦配方颗粒

Loulu Peifangkeli

【来源】 本品为菊科植物祁州漏芦 *Rhaponticum uniflorum*（L.）DC. 的干燥根经炮制并按标准汤剂的主要质量指标加工制成的配方颗粒。

【制法】 取漏芦饮片8 300g，加水煎煮，滤过，滤液浓缩成清膏（干浸膏出膏率为7%～12%），加入辅料适量，干燥（或干燥、粉碎），再加入辅料适量，混匀，制粒，制成1 000g，即得。

【性状】 本品为黄色至棕色的颗粒；气特异，味微苦。

【鉴别】 取本品适量，研细，取0.5g，加甲醇30ml，超声处理30分钟，滤过，滤液蒸干，残渣加甲醇1.5ml使溶解，作为供试品溶液。另取漏芦对照药材1g，加水20ml，煎煮30分钟，滤过，滤液蒸干，残渣加甲醇30ml，同法制成对照药材溶液。再取β-蜕皮甾酮对照品，加甲醇制成每1ml含1mg的溶液，作为对照品溶液。照薄层色谱法（《中国药典》2020年版通则0502）试验，吸取供试品溶液与对照品溶液各3μl、对照药材溶液5μl，分别点于同一硅胶GF$_{254}$板上，以甲苯-乙酸乙酯-乙醇（1∶8∶1.5）为展开剂，预饱和15分钟，展开，取出，晾干，喷以10%硫酸乙醇溶液，热风吹至斑点显色清晰，置紫外光灯（365nm）下检视。供试品色谱中，在与对照药材色谱和对照品色谱相应的位置上，显相同颜色的荧光斑点。

【特征图谱】 照高效液相色谱法（《中国药典》2020年版通则0512）测定。

色谱条件与系统适用性试验 除检测波长为220nm，其余同〔含量测定〕项。

参照物溶液的制备 取漏芦对照药材2g，加水30ml，加热回流35分钟，放冷，滤过，滤液蒸干，残渣加70%甲醇15ml，超声处理（功率250W，频率100kHz）40分钟，放冷，滤过，取续滤液，作为对照药材参照物溶液。另取〔含量测定〕项下的对照品溶液，作为对照品参照物溶液。

供试品溶液的制备 同〔含量测定〕项。

测定法 分别精密吸取参照物溶液与供试品溶液各1μl，注入液相色谱仪，测定，即得。

供试品色谱中应呈现6个特征峰，并应与对照药材参照物色谱中的6个特征峰保留时间相对应，其中峰3应与对照品参照物峰保留时间相对应。与β-蜕皮甾酮参照物峰相对应的峰为S峰，计算其余各特征峰与S峰的相对保留时间，其相对保留时间应在规定值的±10%之内，规定值为：0.55（峰1）、0.97（峰2）、

1.28（峰4）、1.62（峰5）、2.16（峰6）。

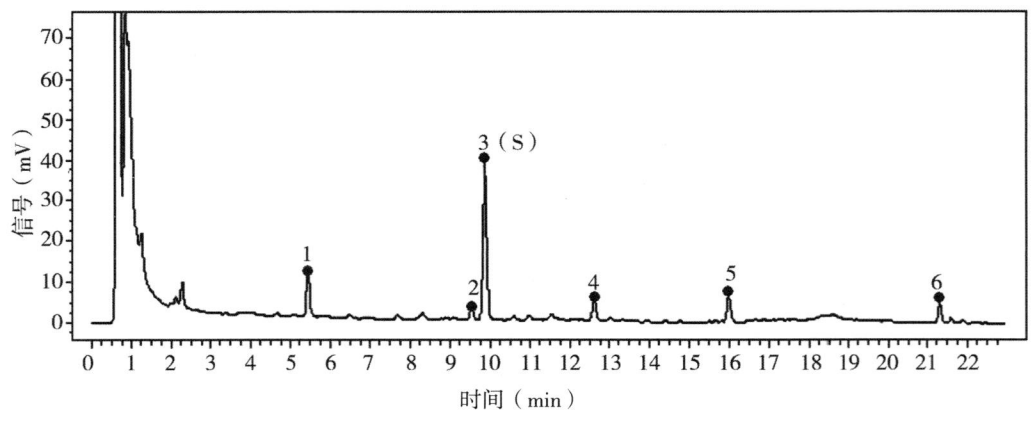

对照特征图谱

峰3（S）：β-蜕皮甾酮

参考色谱柱：CORTECS T3，2.1mm×100mm，1.6μm

【检查】 应符合颗粒剂项下有关的各项规定（《中国药典》2020年版通则0104）。

【浸出物】 取本品适量，研细，取约2g，精密称定，精密加入乙醇50ml，照醇溶性浸出物测定法（《中国药典》2020年版通则2201）项下的热浸法测定，不得少于14.0%。

【含量测定】 照高效液相色谱法（《中国药典》2020年版通则0512）测定。

色谱条件与系统适用性试验 以十八烷基硅烷键合硅胶为填充剂（柱长为100mm，内径为2.1mm，粒径为1.6μm）；以乙腈为流动相A，以水为流动相B，按下表中的规定进行梯度洗脱；流速为每分钟0.3ml；柱温为35℃；检测波长为247nm。理论板数按β-蜕皮甾酮峰计算应不低于8 000。

时间（分钟）	流动相A（%）	流动相B（%）
0～14	10→20	90→80
14～23	20→55	80→45
23～25	55→100	45→0

对照品溶液的制备 取β-蜕皮甾酮对照品适量，精密称定，加70%甲醇制成每1ml含0.2mg的溶液，即得。

供试品溶液的制备 取本品适量，研细，取约0.2g，精密称定，置具塞锥形瓶中，精密加入70%甲醇15ml，称定重量，超声处理（功率250W，频率100kHz）40分钟，放冷，再称定重量，用70%甲醇补足减失的重量，摇匀，滤过，取续滤液，即得。

测定法 分别精密吸取供试品溶液与对照品溶液各1μl，注入液相色谱仪，测定，即得。

本品每1g含β-蜕皮甾酮（$C_{27}H_{44}O_7$）应为4.0～20.0mg。

【注意】 孕妇慎用。

【规格】 每1g配方颗粒相当于饮片8.3g

【贮藏】 密封。

醋三棱配方颗粒

Cusanleng Peifangkeli

【来源】 本品为黑三棱科植物黑三棱 *Sparganium stoloniferum* Buch. –Ham. 的干燥块茎经炮制并按标准汤剂的主要质量指标加工制成的配方颗粒。

【制法】 取醋三棱饮片9 000g，加水煎煮，滤过，滤液浓缩成清膏（干浸膏出膏率为5.6%~9.1%），加入辅料适量，干燥（或干燥，粉碎），再加入辅料适量，混匀，制粒，制成1 000g，即得。

【性状】 本品为棕黄色至黄棕色的颗粒；气微，味淡。

【鉴别】 取本品适量，研细，取1g，加水20ml，微热使溶解，放冷，用乙酸乙酯振摇提取2次，每次20ml，合并乙酸乙酯液，蒸干，残渣加甲醇1ml使溶解，作为供试品溶液。另取三棱对照药材5g，加水50ml，煎煮30分钟，滤过，滤液浓缩至约20ml，同法制成对照药材溶液。照薄层色谱法（《中国药典》2020年版通则0502）试验，吸取供试品溶液5μl、对照药材溶液15μl，分别点于同一硅胶G薄层板上，以环己烷-乙酸乙酯-甲酸（3∶1.5∶0.1）为展开剂，展开，取出，晾干，置紫外光灯（365nm）下检视。供试品色谱中，在与对照药材色谱相应的位置上，显相同颜色的荧光主斑点。

【特征图谱】 照高效液相色谱法（《中国药典》2020年版通则0512）测定。

色谱条件与系统适用性试验 同〔含量测定〕项。

参照物溶液的制备 取三棱对照药材1g，加水20ml，加热回流30分钟，放冷，摇匀，滤过，取续滤液，作为对照药材参照物溶液。另取4-香豆酸对照品、香草酸对照品、香草醛对照品、阿魏酸对照品适量，加70%甲醇制成每1ml含4-香豆酸5μg、香草酸0.1mg、香草醛0.1mg、阿魏酸10μg的混合溶液，作为对照品参照物溶液。

供试品溶液的制备 同〔含量测定〕项。

测定法 分别精密吸取参照物溶液与供试品溶液各2μl，注入液相色谱仪，测定，即得。

供试品色谱中应呈现5个特征峰，并应与对照药材参照物色谱中的5个特征峰保留时间相对应，其中峰1~峰3、峰5应分别与相应对照品参照物峰保留时间相对应。与4-香豆酸参照物峰相对应的峰为S峰，计算峰4与S峰的相对保留时间，其相对保留时间应在规定值的±10%之内，规定值为：1.15（峰4）。

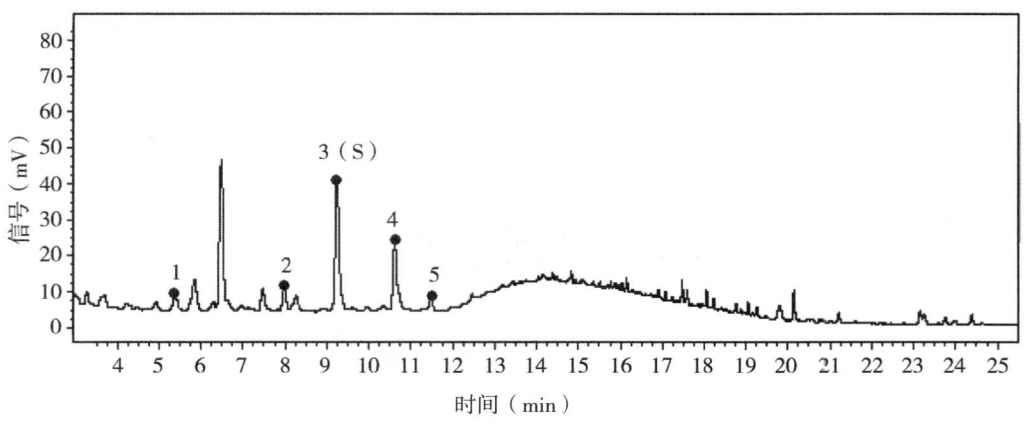

对照特征图谱

峰1：香草酸；峰2：香草醛；峰3（S）：4-香豆酸；峰5：阿魏酸

参考色谱柱：CORTECS T3，2.1mm×100mm，1.6μm

【检查】 应符合颗粒剂项下有关的各项规定（《中国药典》2020年版通则0104）。

【浸出物】 取本品适量，研细，取约2g，精密称定，精密加入乙醇100ml，照醇溶性浸出物测定法（《中国药典》2020年版通则2201）项下的热浸法测定，不得少于10.0%。

【含量测定】 照高效液相色谱法（《中国药典》2020年版通则0512）测定。

色谱条件与系统适用性试验 以十八烷基硅烷键合硅胶为填充剂（柱长为100mm，内径为2.1mm，粒径为1.6μm）；以乙腈为流动相A，以0.1%冰醋酸溶液为流动相B，按下表中的规定进行梯度洗脱；流速为每分钟0.3ml；柱温为35℃；检测波长为300nm。理论板数按4-香豆酸峰计算应不低于5 000。

时间（分钟）	流动相A（%）	流动相B（%）
0~2	7	93
2~10	7→13	93→87
10~17	13→33	87→67
17~25	33→40	67→60

对照品溶液的制备 取4-香豆酸对照品适量，精密称定，加70%甲醇制成每1ml含5μg的溶液，即得。

供试品溶液的制备 取本品适量，研细，取约0.5g，精密称定，置具塞锥形瓶中，精密加入70%甲醇20ml，称定重量，超声处理（功率250W，频率40kHz）30分钟，放冷，再称定重量，用70%甲醇补足减失重量，摇匀，滤过，取续滤液，即得。

测定法 分别精密吸取对照品溶液与供试品溶液各2μl，注入液相色谱仪，测定，即得。

本品每1g含4-香豆酸（$C_9H_8O_3$）应为0.10~0.70mg。

【规格】 每1g配方颗粒相当于饮片9g

【贮藏】 密封。

醋五味子配方颗粒

Cuwuweizi Peifangkeli

【来源】 本品为木兰科植物五味子 *Schisandra chinensis*（Turcz.）Baill. 的干燥成熟果实经炮制并按标准汤剂的主要质量指标加工制成的配方颗粒。

【制法】 取醋五味子饮片1 500g，加水煎煮，滤过，滤液浓缩成清膏（干浸膏出膏率为33.5% ~ 51.7%），加入辅料适量，干燥（或干燥，粉碎），再加入辅料适量，混匀，制粒，制成1 000g，即得。

【性状】 本品为浅棕黄色至黄棕色的颗粒；气微，味酸。

【鉴别】 取本品适量，研细，取1g，加乙醇30ml，超声处理30分钟，滤过，滤液蒸干，残渣加乙醇1ml使溶解，作为供试品溶液。另取五味子对照药材2g，加水50ml，煎煮30分钟，滤过，滤液蒸干，残渣加乙醇30ml，同法制成对照药材溶液。照薄层色谱法（《中国药典》2020年版通则0502）试验，吸取供试品溶液5μl、对照药材溶液2μl，分别点于同一硅胶GF$_{254}$薄层板上，以甲苯-乙酸乙酯（3：2）为展开剂，展开，取出，晾干，置紫外光灯（254nm）下检视。供试品色谱中，在与对照药材色谱相应的位置上，显相同颜色的斑点。

【特征图谱】 照高效液相色谱法（《中国药典》2020年版通则0512）测定。

色谱条件与系统适用性试验 同〔含量测定〕项。

参照物溶液的制备 取五味子对照药材0.5g，加50%甲醇20ml，超声处理（功率250W，频率40kHz）30分钟，放冷，摇匀，滤过，取续滤液，作为对照药材参照物溶液。另取5-羟甲基糠醛对照品、原儿茶酸对照品、五味子醇甲对照品适量，加甲醇制成每1ml含5-羟甲基糠醛50μg、原儿茶酸50μg、五味子醇甲0.2mg的混合溶液，作为对照品参照物溶液。

供试品溶液的制备 同〔含量测定〕项。

测定法 分别精密吸取参照物溶液与供试品溶液各1μl，注入液相色谱仪，测定，即得。

供试品色谱中应呈现10个特征峰，并应与对照药材参照物色谱中的10个特征峰保留时间相对应，其中峰1～峰3应分别与相应对照品参照物峰保留时间相对应。与五味子醇甲参照物峰相对应的峰为S峰，计算峰4～峰10与S峰的相对保留时间，其相对保留时间应在规定值的±10%之内，规定值为：1.13（峰4）、

1.36（峰5）、1.60（峰6）、1.77（峰7）、1.80（峰8）、1.86（峰9）、1.88（峰10）。

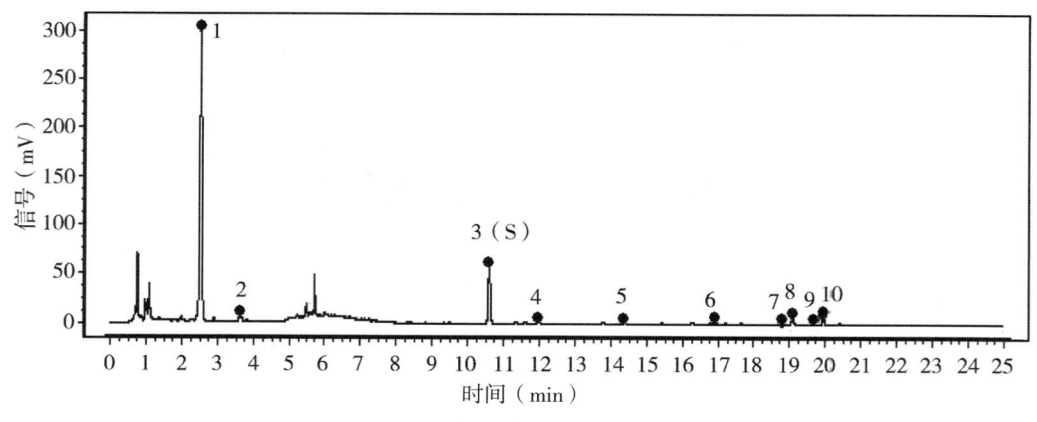

对照特征图谱

峰1：5-羟甲基糠醛；峰2：原儿茶酸；峰3（S）：五味子醇甲；峰4：五味子醇乙；

峰5：当归酰基戈米辛H；峰6：五味子酯乙；峰8：五味子甲素；峰10：五味子乙素

参考色谱柱：HSS T3，2.1mm×100mm，1.8μm

【检查】 应符合颗粒剂项下有关的各项规定（《中国药典》2020年版通则0104）。

【浸出物】 取本品适量，研细，取约2g，精密称定，精密加入乙醇100ml，照醇溶性浸出物测定法（《中国药典》2020年版通则2201）项下的热浸法测定，不得少于29.0%。

【含量测定】 照高效液相色谱法（《中国药典》2020年版通则0512）测定。

色谱条件与系统适用性试验 以十八烷基硅烷键合硅胶为填充剂（柱长为100mm，内径为2.1mm，粒径为1.8μm）；以乙腈为流动相A，以0.2%冰醋酸溶液为流动相B，按下表中的规定进行梯度洗脱；流速为每分钟0.4ml；柱温为30℃；检测波长为260nm。理论板数按五味子醇甲峰计算应不低于2 000。

时间（分钟）	流动相A（%）	流动相B（%）
0～3	5	95
3～6	5→45	95→55
6～13	45→50	55→50
13～23	50→100	50→0
23～25	100	0

对照品溶液的制备 取五味子醇甲对照品适量，精密称定，加甲醇制成每1ml含0.1mg的溶液，即得。

供试品溶液的制备 取本品适量，研细，取约0.4g，精密称定，置具塞锥形瓶中，精密加入甲醇15ml，称定重量，超声处理（功率250W，频率40kHz）30分钟，放冷，再称定重量，用甲醇补足减失的重量，摇匀，滤过，取续滤液，即得。

测定法 分别精密吸取对照品溶液与供试品溶液各1μl，注入液相色谱仪，测定。以五味子醇甲对照品为参照，以其相应的峰为S峰，计算五味子醇乙、当归酰基戈米辛H、五味子酯乙、五味子甲素、五味子乙素峰与S峰的相对保留时间，其相对保留时间应在规定值的±10%之内（若相对保留时间偏离超过10%，则应以相应的被替代对照品确证为准）。相对保留时间及校正因子见下表：

待测成分（峰）	相对保留时间	校正因子
五味子醇甲（S）	1.00	1.00
五味子醇乙	1.13	1.03
当归酰基戈米辛H	1.37	1.30
五味子酯乙	1.61	1.58
五味子甲素	1.82	1.16
五味子乙素	1.91	1.16

以五味子醇甲的峰面积为对照，分别乘以校正因子，计算五味子醇甲、五味子醇乙、当归酰基戈米辛H、五味子酯乙、五味子甲素、五味子乙素的含量。

本品每1g含木脂素类成分含量以五味子醇甲（$C_{24}H_{32}O_7$）、五味子醇乙（$C_{23}H_{28}O_7$）、当归酰基戈米辛H（$C_{28}H_{36}O_8$）、五味子酯乙（$C_{28}H_{34}O_9$）、五味子甲素（$C_{24}H_{32}O_6$）和五味子乙素（$C_{23}H_{28}O_6$）的总量计，应为5.0~15.0mg。

【规格】 每1g配方颗粒相当于饮片1.5g

【贮藏】 密封。

醋乳香（埃塞俄比亚乳香）配方颗粒

Curuxiang（Aisai'ebiyaruxiang）Peifangkeli

【来源】 本品为橄榄科植物乳香树 *Boswellia carterii* Birdw. 及同属植物 *Boswellia bhaw-dajiana* Birdw. 树皮渗出的树脂（埃塞俄比亚乳香）经炮制并按标准汤剂的主要质量指标加工制成的配方颗粒。

【制法】 取醋乳香（埃塞俄比亚乳香）饮片1 300g，加水煎煮，收集挥发油适量（以β-环糊精包合，备用），滤过，加入辅料适量，滤液浓缩成清膏（干浸膏出膏率为41%~65%），加入挥发油包合物，加入辅料适量，干燥（或干燥，粉碎），再加入辅料适量，混匀，制粒，制成1 000g，即得。

【性状】 本品为浅灰黄色至灰褐色的颗粒；具特异香气，味微苦。

【鉴别】 取本品适量，研细，取0.5g，加乙醇20ml，超声处理20分钟，滤过，滤液蒸干，残渣加乙醇1ml使溶解，作为供试品溶液。另取乳香（埃塞俄比亚乳香）对照药材0.5g，加乙醇20ml，同法制成对照药材溶液。照薄层色谱法（《中国药典》2020年版通则0502）试验，吸取上述两种溶液各2~5μl，分别点于同一硅胶G薄层板上，以石油醚（60~90℃）-乙酸乙酯（17:2）为展开剂，展开，取出，晾干，喷以5%香草醛硫酸溶液，在105℃加热至斑点显色清晰。供试品色谱中，在与对照药材色谱相应的位置上，显相同颜色的斑点。

【特征图谱】 照高效液相色谱法（《中国药典》2020年版通则0512）测定。

色谱条件与系统适用性试验 以十八烷基硅烷键合硅胶为填充剂；以乙腈为流动相A，以0.05%磷酸溶液为流动相B，按下表中的规定进行梯度洗脱；柱温为30℃；检测波长0~18分钟为210nm，18~28分钟为250nm，28分钟以后为210nm。理论板数按11-羰基-β-乙酰乳香酸峰计算应不低于3 000。

时间（分钟）	流动相A（%）	流动相B（%）
0~18	75→80	25→20
18~28	80→82	20→18
28~35	82→98	18→2
35~50	98	2

参照物溶液的制备 取乳香（埃塞俄比亚乳香）对照药材0.2g，加甲醇50ml，超声处理（功率250W，频率40kHz）30分钟，放冷，摇匀，滤过，取续滤液，作为对照药材参照物溶液。另取11-羰基-β-乙酰乳香酸对照品、α-乳香酸对照品适量，加甲醇制成每1ml含11-羰基-β-乙酰乳香酸0.12mg、α-乳香酸20μg的混合溶液，作为对照品参照物溶液。

供试品溶液的制备 同〔含量测定〕项。

测定法 分别精密吸取参照物溶液与供试品溶液各10μl，注入液相色谱仪，测定，即得。

供试品色谱中应呈现5个特征峰，并应与对照药材参照物色谱中的5个特征峰保留时间相对应，其中峰2、峰4应分别与相应对照品参照物峰保留时间相对应。与11-羰基-β-乙酰乳香酸参照物峰相对应的峰为S1峰，计算峰1与S1峰的相对保留时间，其相对保留时间应在规定值的±10%之内，规定值为：0.64（峰1）；与α-乳香酸参照物峰相对应的峰为S2峰，计算峰3、峰5与S2峰的相对保留时间，其相对保留时间应在规定值的±10%之内，规定值为：0.96（峰3）、1.25（峰5）。

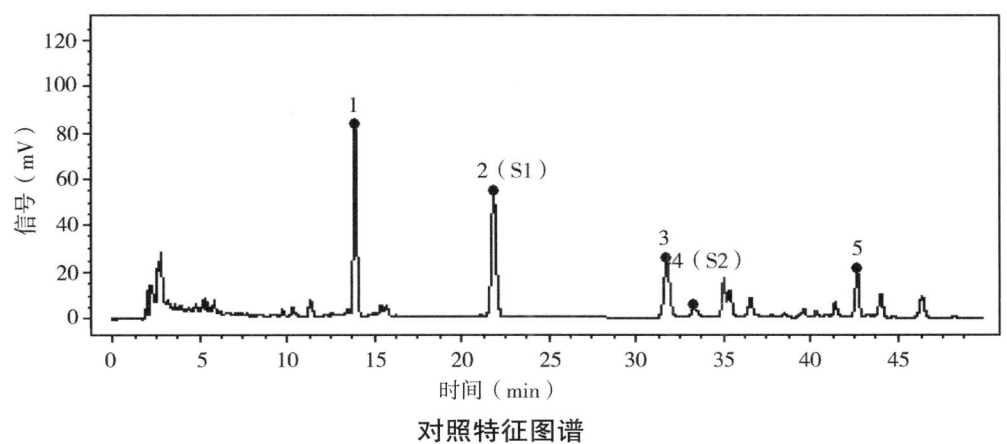

对照特征图谱

峰2（S1）：11-羰基-β-乙酰乳香酸；峰4（S2）：α-乳香酸

参考色谱柱：Xbridge C18，4.6mm×250mm，5μm

【**检查**】 应符合颗粒剂项下有关的各项规定（《中国药典》2020年版通则0104）。

【**浸出物**】 取本品适量，研细，取约2g，精密称定，精密加入乙醇100ml，照醇溶性浸出物测定法（《中国药典》2020年版通则2201）项下的热浸法测定，不得少于20.0%。

【**含量测定**】 **挥发油** 照挥发油测定法（《中国药典》2020年版通则2204）测定。

本品含挥发油应为0.40%～3.40%（ml/g）。

11-羰基-β-乙酰乳香酸 照高效液相色谱法（《中国药典》2020年版通则0512）测定。

色谱条件与系统适用性试验 以十八烷基硅烷键合硅胶为填充剂；以甲醇-0.05%磷酸溶液（83：17）为流动相；检测波长为250nm。理论板数按11-羰基-β-乙酰乳香酸峰计算应不低于3 000。

对照品溶液的制备 取11-羰基-β-乙酰乳香酸对照品适量，精密称定，加甲醇制成每1ml含80μg的溶液，即得。

供试品溶液的制备 取本品适量，研细，取约0.2g，精密称定，置具塞锥形瓶中，精密加入甲醇50ml，称定重量，超声处理（功率250W，频率40kHz）30分钟，放冷，再称定重量，用甲醇补足减失的重量，摇匀，滤过，取续滤液，即得。

测定法 分别精密吸取对照品溶液与供试品溶液各10μl，注入液相色谱仪，测定，即得。

本品每1g含11-羰基-β-乙酰乳香酸（$C_{32}H_{48}O_5$）应为13.0～40.0mg。

【规格】 每1g配方颗粒相当于饮片1.3g

【贮藏】 密封。

醋鳖甲配方颗粒

Cubiejia Peifangkeli

【来源】 本品为鳖科动物鳖 *Trionyx sinensis* Wiegmann 的背甲经炮制并按标准汤剂的主要质量指标加工制成的配方颗粒。

【制法】 取醋鳖甲饮片6 000g，加水煎煮，滤过，滤液浓缩成清膏（干浸膏出膏率为8.5%～14.0%），加入辅料适量，干燥（或干燥，粉碎），再加入辅料适量，混匀，制粒，制成1 000g，即得。

【性状】 本品为黄白色至浅黄色的颗粒；气微腥，味微咸。

【鉴别】 （1）取本品适量，研细，取1g，加甲醇5ml，超声处理20分钟，滤过，滤液作为供试品溶液。另取鳖甲对照药材3g，加水70ml，煎煮30分钟，滤过，滤液蒸干，残渣加甲醇5ml，同法制成对照药材溶液。照薄层色谱法（《中国药典》2020年版通则0502）试验，吸取供试品溶液6μl、对照药材溶液8μl，分别点于同一硅胶G薄层板上，以正丁醇-乙醇-冰醋酸-水（4:1:1:2）为展开剂，展开，取出，晾干，喷以茚三酮试液，在105℃加热至斑点显色清晰。供试品色谱中，在与对照药材色谱相应的位置上，显相同颜色的斑点。

（2）取本品适量，研细，取0.1g，加1%碳酸氢铵溶液50ml，超声处理30分钟，用微孔滤膜滤过，取续滤液1ml，置进样瓶中，加胰蛋白酶溶液50μl（取序列分析用胰蛋白酶，加1%碳酸氢铵溶液制成每1ml中含1mg的溶液，临用新制），摇匀，37℃恒温酶解12小时，作为供试品溶液。另取鳖源多肽Ⅰ对照品、鳖源多肽Ⅱ对照品，加1%碳酸氢铵溶液制成每1ml含鳖源多肽Ⅰ 3μg和鳖源多肽Ⅱ 6μg的混合溶液，作为对照品溶液。照高效液相色谱-质谱法（《中国药典》2020年版通则0512和通则0431）试验，以十八烷基硅烷键合硅胶为填充剂（柱长为100mm，内径为2.1mm，粒径为1.7μm或1.8μm）；以乙腈为流动相A，以0.05%甲酸溶液为流动相B，按下表中的规定进行梯度洗脱；流速为每分钟0.35ml。采用质谱检测器，电喷雾离子模式化（ESI）正离子模式下进行多反应监测（MRM），选择质荷比（*m/z*）784.90（双电荷）→872.46和*m/z* 784.90（双电荷）→1028.55作为鳖源多肽Ⅰ的检测离子对；质荷比（*m/z*）834.09（三电荷）→743.38和*m/z* 834.09（三电荷）→953.52作为鳖源多肽Ⅱ的检测离子对。取上述混合对照品溶液，进样2μl，按上述检测离子对测定的MRM色谱峰的信噪比均应大于3∶1。

时间（分钟）	流动相A（%）	流动相B（%）
0～2	8→9	92→91
2～14	9→10	91→90
14～25	10→17	90→83
25～26	17→80	83→20
26～28	80	20

吸取供试品溶液2μl，注入高效液相色谱–质谱联用仪，测定。以质荷比（m/z）784.90（双电荷）→872.46、m/z 784.90（双电荷）→1028.55和以质荷比（m/z）834.09（三电荷）→743.38、m/z 834.09（三电荷）→953.52离子对提取的供试品离子流色谱中，应同时呈现与相应对照品色谱保留时间相一致的色谱峰。

【特征图谱】 照高效液相色谱法（《中国药典》2020年版通则0512）测定。

色谱条件与系统适用性试验 同〔含量测定〕项。

参照物溶液的制备 取鳖甲对照药材0.1g，置氨基酸水解管中，加9mol/L盐酸溶液10ml，密塞，150℃水解3小时，放冷，摇匀，滤过，量取滤液5ml，置蒸发皿中，蒸干，残渣加0.1mol/L盐酸溶液使溶解，并转移至25ml量瓶中，用0.1mol/L盐酸溶液稀释至刻度，摇匀，作为对照药材参照物溶液。另取丝氨酸对照品、精氨酸对照品、异亮氨酸对照品、亮氨酸对照品、L-赖氨酸对照品适量，加0.1mol/L盐酸溶液制成每1ml各含50μg的混合溶液，作为对照品参照物溶液。再取〔含量测定〕项下的对照品溶液，作为对照品参照物溶液。

供试品溶液的制备 同〔含量测定〕项。

取上述参照物溶液与供试品溶液各5ml，分别置25ml量瓶中，各加0.1mol/L异硫氰酸苯酯（PITC）的乙腈溶液2.5ml和1mol/L三乙胺的乙腈溶液2.5ml，摇匀，室温放置1小时后，用50%乙腈稀释至刻度，摇匀。取10ml，加正己烷10ml，振摇，放置10分钟，取下层溶液，滤过，取续滤液，即得。

测定法 分别精密吸取衍生化后的参照物溶液与供试品溶液各5μl，注入液相色谱仪，测定，即得。

供试品色谱中应呈现8个特征峰，并应与对照药材参照物色谱中的8个特征峰保留时间相对应，且应分别与相应对照品参照物峰保留时间相对应。

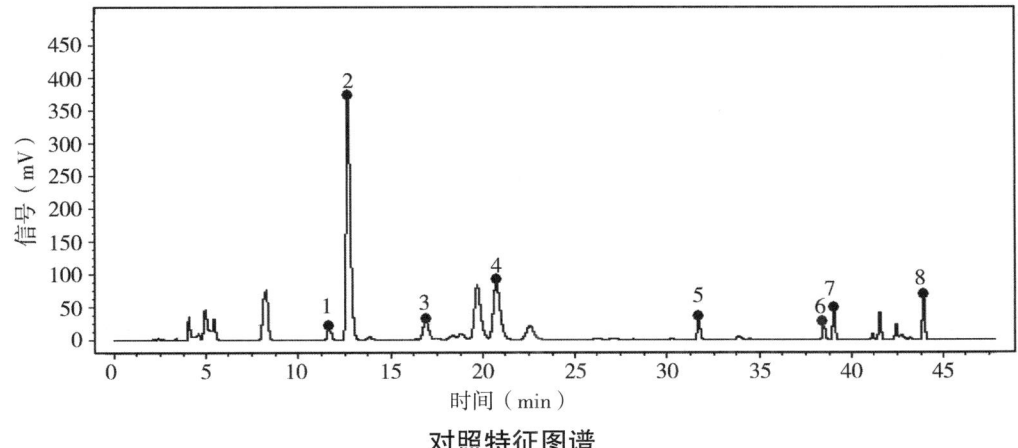

对照特征图谱

峰1：丝氨酸；峰2：甘氨酸；峰3：精氨酸；峰4：脯氨酸；

峰5：缬氨酸；峰6：异亮氨酸；峰7：亮氨酸；峰8：L–赖氨酸

参考色谱柱：100–5 C18，4.6mm×250mm，5μm

【检查】 应符合颗粒剂项下有关的各项规定（《中国药典》2020年版通则0104）。

【浸出物】 取本品适量，研细，取约2g，精密称定，精密加入乙醇100ml，照醇溶性浸出物测定法（《中国药典》2020年版通则2201）项下的热浸法测定，不得少于5.0%。

【含量测定】 照高效液相色谱法（《中国药典》2020年版通则0512）测定。

色谱条件与系统适用性试验 以十八烷基硅烷键合硅胶为填充剂；以乙腈–0.1mol/L醋酸钠溶液（用醋酸调节pH值至6.5）（7：93）的混合溶液为流动相A，以乙腈–水（4：1）的混合溶液为流动相B，按下表中的规定进行梯度洗脱；柱温为30℃；检测波长为254nm。理论板数按脯氨酸峰计算应不低于4 000。

时间（分钟）	流动相A（%）	流动相B（%）
0～9	100→97	0→3
9～22	97	3
22～23	97→83	3→17
23～32	83→82	17→18
32～38	82→70	18→30
38～45	70→66	30→34
45～47	66→0	34→100
47～55	0	100

对照品溶液的制备 取甘氨酸对照品、脯氨酸对照品、缬氨酸对照品适量，精密称定，加0.1mol/L盐酸溶液制成每1ml含甘氨酸0.54mg、脯氨酸0.32mg、缬氨酸66μg的混合溶液，即得。

供试品溶液的制备 取本品适量，研细，取约0.2g，精密称定，置氨基酸水解管中，精密加入9mol/L盐酸溶液10ml，密塞，称定重量，150℃水解3小时，放冷，再称定重量，用9mol/L盐酸溶液补足减失重量，摇匀，滤过，精密量取续滤液5ml，置蒸发皿中，蒸干，残渣加0.1mol/L盐酸溶液使溶解，并转移至25ml量瓶中，用0.1mol/L盐酸溶液稀释至刻度，摇匀，即得。

精密量取上述对照品溶液与供试品溶液各5ml，分别置25ml量瓶中，各加0.1mol/L异硫氰酸苯酯（PITC）的乙腈溶液2.5ml和1mol/L三乙胺的乙腈溶液2.5ml，摇匀，室温放置1小时后，用50%乙腈稀释至刻度，摇匀。取10ml，加正己烷10ml，振摇，放置10分钟，取下层溶液，滤过，取续滤液，即得。

测定法 分别精密吸取衍生化后的对照品溶液与供试品溶液各5μl，注入液相色谱仪，测定，即得。

本品每1g含甘氨酸（$C_2H_5NO_2$）应为102.0~181.0mg，含脯氨酸（$C_5H_9NO_2$）应为53.0~99.0mg，含缬氨酸（$C_5H_{11}NO_2$）应为9.0~19.0mg。

【规格】 每1g配方颗粒相当于饮片6g

【贮藏】 密封。

熟大黄（唐古特大黄）配方颗粒

Shudahuang（Tanggutedahuang）Peifangkeli

【来源】 本品为蓼科植物唐古特大黄 *Rheum tanguticum* Maxim. ex Balf. 的干燥根和根茎经炮制并按标准汤剂的主要质量指标加工制成的配方颗粒。

【制法】 取熟大黄（唐古特大黄）饮片3 600g，加水煎煮，滤过，滤液浓缩成清膏（干浸膏出膏率为14.0%～27.5%），加入辅料适量，干燥（或干燥，粉碎），再加入辅料适量，混匀，制粒，制成1 000g，即得。

【性状】 本品为棕黄色至深棕色的颗粒；气微，味苦、微涩。

【鉴别】 取本品适量，研细，取0.1g，加甲醇20ml，超声处理20分钟，滤过，取滤液5ml，蒸干，加水10ml使溶解，再加盐酸1ml，加热回流30分钟，放冷，用乙醚振摇提取2次，每次20ml，合并乙醚液，蒸干，残渣加三氯甲烷1ml使溶解，作为供试品溶液。另取大黄（唐古特大黄）对照药材0.1g，同法制成对照药材溶液。再取芦荟大黄素对照品、大黄酸对照品、大黄素对照品、大黄素甲醚对照品、大黄酚对照品，加甲醇制成每1ml各含1mg的混合溶液，作为对照品溶液。照薄层色谱法（《中国药典》2020年版通则0502）试验，吸取供试品溶液与对照药材溶液各5μl、对照品溶液2μl，分别点于同一硅胶H薄层板上，以石油醚（30～60℃）–甲酸乙酯–甲酸（15：5：1）的上层溶液为展开剂，在0～10℃展开，取出，晾干，置紫外光灯（365nm）下检视。供试品色谱中，在与对照药材色谱和对照品色谱相应的位置上，显五个相同的橙黄色荧光主斑点。

【指纹图谱】 照高效液相色谱法（《中国药典》2020年版通则0512）测定。

色谱条件与系统适用性试验 以十八烷基硅烷键合硅胶为填充剂（柱长为150mm，内径为2.1mm，粒径为1.6μm）；以乙腈为流动相A，以0.1%磷酸溶液为流动相B，按下表中的规定进行梯度洗脱；流速为每分钟0.3ml；柱温为25℃；检测波长为260nm。理论板数按大黄素峰计算应不低于3 000。

时间（分钟）	流动相A（%）	流动相B（%）
0~1	2→11	98→89
1~3	11	89
3~6	11→15	89→85
6~8	15	85
8~9	15→18	85→82
9~12	18→19	82→81
12~14	19→25	81→75
14~20	25→27	75→73
20~25	27→40	73→60
25~28	40→100	60→0
28~35	100	0

参照物溶液的制备　取大黄（唐古特大黄）对照药材0.5g，加水25ml，加热回流1小时，放冷，摇匀，滤过，取续滤液，作为对照药材参照物溶液。另取大黄素对照品适量，加甲醇制成每1ml含50μg的溶液，作为对照品参照物溶液。

供试品溶液的制备　同〔含量测定〕游离蒽醌项。

测定法　分别精密吸取参照物溶液与供试品溶液各1μl，注入液相色谱仪，测定，即得。

供试品色谱中应呈现8个与对照药材参照物色谱中保留时间相对应的色谱峰。按中药色谱指纹图谱相似度评价系统计算，供试品指纹图谱与对照指纹图谱的相似度不得低于0.90。

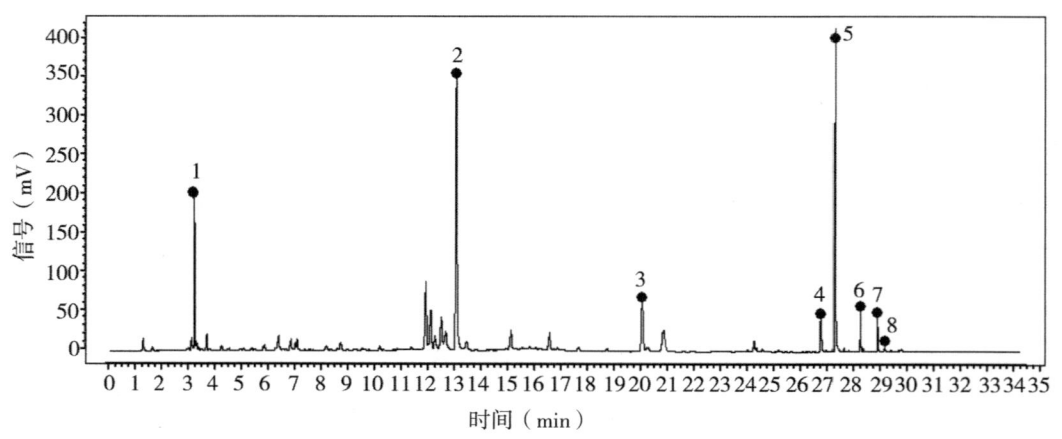

对照指纹图谱

峰1：没食子酸；峰2：大黄酸8-*O*-*β*-D葡萄糖苷；峰3：决明酮8-*O*-*β*-D葡萄糖苷；
峰4：芦荟大黄素；峰5：大黄酸；峰6：大黄素；峰7：大黄酚；峰8：大黄素甲醚
参考色谱柱：CORTECS T3，2.1mm×150mm，1.6μm

【检查】　土大黄苷　取本品适量，研细，取0.2g，加甲醇10ml，超声处理20分钟，滤过，取滤液

1ml，用甲醇稀释至10ml，作为供试品溶液。另取土大黄苷对照品，加甲醇制成每1ml含10μg的溶液，作为对照品溶液（临用新制）。照薄层色谱法（《中国药典》2020年版通则0502）试验，吸取上述两种溶液各5μl，分别点于同一聚酰胺薄膜上，以甲苯-甲酸乙酯-丙酮-甲醇-甲酸（30∶5∶5∶20∶0.1）为展开剂，展开，取出，晾干，置紫外光灯（365nm）下检视。供试品色谱中，在与对照品色谱相应的位置上，不得显相同的亮蓝色荧光斑点。

其他 应符合颗粒剂项下有关的各项规定（《中国药典》2020年版通则0104）。

【浸出物】 取本品适量，研细，取约2g，精密称定，精密加入乙醇100ml，照醇溶性浸出物测定法（《中国药典》2020年版通则2201）项下的热浸法测定，不得少于15.0%。

【含量测定】 **总蒽醌** 照高效液相色谱法（《中国药典》2020年版通则0512）测定。

色谱条件与系统适用性试验 以十八烷基硅烷键合硅胶为填充剂（柱长为100mm，内径为2.1mm，粒径为1.8μm）；以甲醇-乙腈溶液（1∶4）的混合溶液为流动相A，以0.1%磷酸溶液为流动相B，按下表中的规定进行梯度洗脱；流速为每分钟0.3ml；柱温为30℃；检测波长为254nm。理论板数按大黄素峰计算应不低于3 000。

时间（分钟）	流动相A（%）	流动相B（%）
0 ~ 15	52→75	48→25

对照品溶液的制备 取芦荟大黄素对照品、大黄酸对照品、大黄素对照品、大黄酚对照品、大黄素甲醚对照品适量，精密称定，加甲醇制成每1ml含芦荟大黄素16μg、大黄酸40μg、大黄素15μg、大黄酚12μg、大黄素甲醚6μg的混合溶液，即得。

供试品溶液的制备 取本品适量，研细，取约0.2g，精密称定，置具塞锥形瓶中，精密加入甲醇50ml，称定重量，超声处理（功率250W，频率40kHz）1小时，放冷，再称定重量，用甲醇补足减失的重量，摇匀，滤过。精密量取续滤液5ml，挥去溶剂，残渣加8%盐酸溶液10ml，超声处理（功率250W，频率40kHz）2分钟，再加三氯甲烷10ml，加热回流1小时，放冷，置分液漏斗中，用少量三氯甲烷洗涤容器，并入分液漏斗中，分取三氯甲烷层，酸液再用三氯甲烷提取3次，每次10ml，合并三氯甲烷液，减压回收溶剂至干，残渣加甲醇使溶解，并转移至10ml量瓶中，用甲醇稀释至刻度，摇匀，滤过，取续滤液，即得。

测定法 分别精密吸取对照品溶液1 ~ 2μl、供试品溶液2μl，注入液相色谱仪，测定，即得。

本品每1g含总蒽醌以芦荟大黄素（$C_{15}H_{10}O_5$）、大黄酸（$C_{15}H_8O_6$）、大黄素（$C_{15}H_{10}O_5$）、大黄酚（$C_{15}H_{10}O_4$）和大黄素甲醚（$C_{16}H_{12}O_5$）的总量计，应为5.0 ~ 23.0mg。

游离蒽醌 照高效液相色谱法（《中国药典》2020年版通则0512）测定。

色谱条件与系统适用性试验 同〔含量测定〕总蒽醌项。

对照品溶液的制备 同〔含量测定〕总蒽醌项。

供试品溶液的制备 取本品适量，研细，取约0.2g，精密称定，置具塞锥形瓶中，精密加入甲醇25ml，称定重量，超声处理（功率250W，频率40kHz）30分钟，放冷，再称定重量，用甲醇补足减失的重量，摇匀，滤过，取续滤液，即得。

测定法 分别精密吸取对照品溶液1~2μl、供试品溶液2μl，注入液相色谱仪，测定，即得。

本品每1g含游离蒽醌以芦荟大黄素（$C_{15}H_{10}O_5$）、大黄酸（$C_{15}H_8O_6$）、大黄素（$C_{15}H_{10}O_5$）、大黄酚（$C_{15}H_{10}O_4$）和大黄素甲醚（$C_{16}H_{12}O_5$）的总量计，应为2.0~10.0mg。

【规格】 每1g配方颗粒相当于饮片3.6g

【贮藏】 密封。

薤白（小根蒜）配方颗粒

Xiebai（Xiaogensuan）Peifangkeli

【来源】 本品为百合科植物小根蒜 *Allium macrostemon* Bge. 的干燥鳞茎经炮制并按标准汤剂的主要质量指标加工制成的配方颗粒。

【制法】 取薤白（小根蒜）饮片2 500g，加水煎煮，滤过，滤液浓缩成清膏（干浸膏出膏率为20%～35%），加入辅料适量，干燥（或干燥，粉碎），再加入辅料适量，混匀，制粒，制成1 000g，即得。

【性状】 本品为黄白色至棕黄色的颗粒；有蒜臭气，味淡。

【鉴别】 取本品适量，研细取1g，加水10ml使溶解，用水饱和正丁醇振摇提取2次，每次10ml，合并正丁醇液，再用正丁醇饱和的水洗涤2次，每次15ml，弃去水液，正丁醇液蒸干，残渣加甲醇1ml溶解，作为供试品溶液。另取薤白（小根蒜）对照药材4g，加水50ml，煎煮30分钟，滤过，滤液浓缩至10ml，加水饱和正丁醇振摇提取2次，每次10ml，同法制成对照药材溶液。照薄层色谱法（《中国药典》2020年版通则0502）试验，吸取上述两种溶液各5μl，分别点于同一硅胶G薄层板上，以三氯甲烷-甲醇-水（16：5：0.5）为展开剂，展开，取出，晾干，喷以10%硫酸乙醇溶液，在105℃加热至斑点显色清晰，分别置日光及紫外光灯（365nm）下检视。供试品色谱中，在与对照药材色谱相应的位置上，显相同颜色的斑点或荧光斑点。

【特征图谱】 照高效液相色谱法（《中国药典》2020年版通则0512）测定。

色谱条件与系统适用性试验 以十八烷基硅烷键合硅胶为填充剂（柱长为150mm，内径为2.1mm，粒径为1.6μm）；以乙腈为流动相A，以0.1%磷酸溶液为流动相B，按下表中的规定进行梯度洗脱；流速为每分钟0.2ml；柱温为25℃；检测波长为254nm。理论板数按鸟苷峰计算应不低于5 000。

时间（分钟）	流动相A（%）	流动相B（%）
0～12	0	100
12～17	0→6	100→94
17～27	6	94
27～38	6→20	94→80
38～40	20→0	80→100

参照物溶液的制备 取薤白（小根蒜）对照药材2g，加水25ml，加热回流30分钟，放冷，摇匀，滤过，取续滤液，作为对照药材参照物溶液。另取尿苷对照品、腺苷对照品、鸟苷对照品、色氨酸对照品适量，加10%甲醇制成每1ml含尿苷40μg、腺苷40μg、鸟苷12μg、色氨酸10μg的混合溶液，作为对照品参照物溶液。

供试品溶液的制备 同〔含量测定〕项。

测定法 分别精密吸取参照物溶液与供试品溶液各1μl，注入液相色谱仪，测定，即得。

供试品色谱中应呈现5个特征峰，并应与对照药材参照物色谱中的5个特征峰相对应，其中峰1～峰3、峰5应分别与相应对照品参照物峰保留时间相对应。与色氨酸参照物峰相对应的峰为S峰，计算峰4与S峰的相对保留时间，其相对保留时间应在规定值的±10%之内，规定值为：0.97（峰4）。

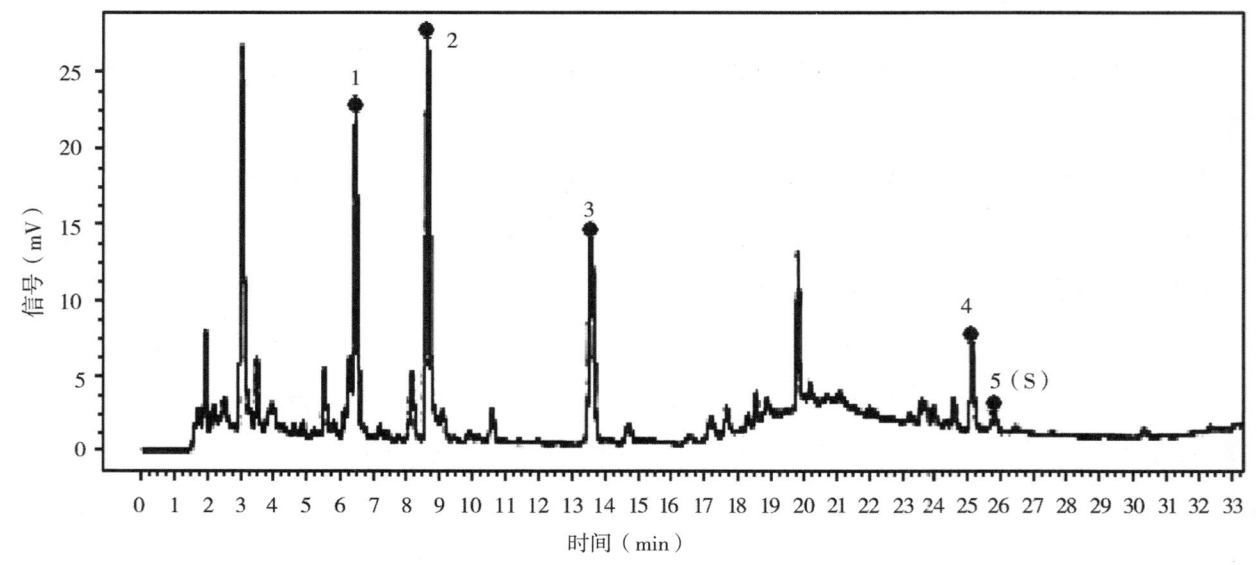

对照特征图谱

峰1：尿苷；峰2：腺苷；峰3：鸟苷；峰5（S）：色氨酸
参考色谱柱：CORTECS T3，2.1mm×150mm，1.6μm

【检查】 应符合颗粒剂项下有关的各项规定（《中国药典》2020年版通则0104）。

【浸出物】 取本品适量，研细，取约2g，精密称定，精密加入乙醇100ml，照醇溶性浸出物测定法（《中国药典》2020年版通则2201）项下的热浸法测定，不得少于9.0%。

【含量测定】 照高效液相色谱法（《中国药典》2020年版通则0512）测定。

色谱条件与系统适用性试验 以十八烷基硅烷键合硅胶为填充剂（柱长为100mm，内径为2.1mm，粒径为1.8μm）；以乙腈为流动相A，以乙腈-0.05%三氟乙酸溶液（2：98）的混合溶液为流动相B，按下表中的规定进行梯度洗脱；流速为每分钟0.25ml；柱温为25℃；检测波长为254nm。理论板数按鸟苷峰计算应不低于5 000。

时间（分钟）	流动相A（%）	流动相B（%）
0～10	0	100
10～11	0→20	100→80
11～14	20	80
14～15	20→0	80→100
15～20	0	100

对照品溶液的制备　取鸟苷对照品适量，精密称定，加10%甲醇制成每1ml含12μg的溶液，即得。

供试品溶液的制备　取本品适量，研细，取约1.5g，精密称定，置具塞锥形瓶中，精密加入10%甲醇25ml，称定重量，超声处理（功率250W，频率40kHz）30分钟，放冷，再称定重量，用10%甲醇补足减失的重量，摇匀，滤过，取续滤液，即得。

测定法　分别精密吸取对照品溶液与供试品溶液各1μl，注入液相色谱仪，测定，即得。

本品每1g含鸟苷（$C_{10}H_{13}N_5O_5$）应为0.02～0.40mg。

【规格】　每1g配方颗粒相当于饮片2.5g

【贮藏】　密封。

薏苡仁配方颗粒

Yiyiren Peifangkeli

【来源】 本品为禾本科植物薏米 *Coix lacryma-jobi* L. var. *ma-yuen*（Roman.）Stapf 的干燥成熟种仁经炮制并按标准汤剂的主要质量指标加工制成的配方颗粒。

【制法】 取薏苡仁饮片5 000g，加水煎煮，滤过，滤液浓缩成清膏（干浸膏出膏率为10%～19%），加入辅料适量，干燥（或干燥，粉碎），再加入辅料适量，混匀，制粒，制成1 000g，即得。

【性状】 本品为黄白色至棕色的颗粒；气微，味微甜。

【鉴别】 取本品适量，研细，取1g，加乙醇30ml，加热回流30分钟，滤过，滤液蒸干，残渣加乙酸乙酯-甲醇（2：1）的混合溶液1ml使溶解，作为供试品溶液。另取薏苡仁对照药材1.5g，加水100ml，煎煮30分钟，放冷，离心，取上清液蒸干，残渣加乙醇30ml，同法制成对照药材溶液。照薄层色谱法（《中国药典》2020年版通则0502）试验，吸取上述两种溶液各10μl，分别点于同一硅胶G薄层板上，以三氯甲烷-乙酸乙酯-甲酸（10：0.2：0.05）为展开剂，展开，取出，晾干，喷以10%硫酸乙醇溶液，在105℃加热5～10分钟，置紫外光灯（365nm）下检视。供试品色谱中，在与对照药材色谱相应的位置上，显相同颜色的荧光斑点。

【特征图谱】 照高效液相色谱法（《中国药典》2020年版通则0512）测定。

色谱条件与系统适用性试验 同〔含量测定〕项。

参照物溶液的制备 取薏苡仁油对照提取物适量，加流动相制成每1ml含1mg的溶液，作为对照提取物参照物溶液。另取〔含量测定〕项下的对照品溶液，作为对照品参照物溶液。

供试品溶液的制备 同〔含量测定〕项。

测定法 分别精密吸取参照物溶液与供试品溶液各20μl，注入液相色谱仪，测定，即得。

供试品色谱中应呈现7个特征峰，并应与对照提取物参照物色谱中的7个特征峰保留时间相对应，其中峰6应与对照品参照物峰保留时间相对应。

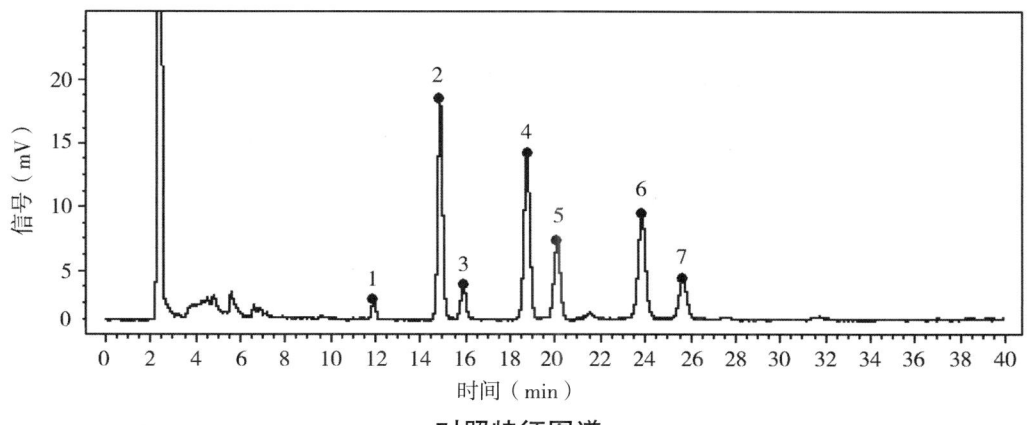

对照特征图谱

峰1：三亚油酸甘油酯；峰2：1，2-亚油酸-3-油酸甘油酯；峰3：棕榈酸二亚油酸甘油酯；

峰4：1，2-油酸-3-亚油酸甘油酯；峰5：棕榈酸亚油酸油酸甘油酯；

峰6：甘油三油酸酯；峰7：棕榈酸二油酸甘油酯

参考色谱柱：Endcapped C18，4.6mm×250mm，5μm

【检查】 **黄曲霉毒素** 照真菌毒素测定法（《中国药典》2020年版通则2351）测定。

本品每1 000g含黄曲霉毒素B$_1$不得过5μg，含黄曲霉毒素G$_2$、黄曲霉毒素G$_1$、黄曲霉毒素B$_2$和黄曲霉毒素B$_1$的总量不得过10μg。

玉米赤霉烯酮 照真菌毒素测定法（《中国药典》2020年版通则2351）中玉米赤霉烯酮测定法第二法测定。

本品每1 000g含玉米赤霉烯酮不得过500μg。

溶化性 照颗粒剂溶化性检查法（《中国药典》2020年版通则0104）检查，加热水200ml，搅拌5分钟（必要时加热煮沸5分钟），立即观察，应全部溶化或轻微浑浊，不得有焦屑或异物。

其他 应符合颗粒剂项下有关的各项规定（《中国药典》2020年版通则0104）。

【含量测定】 照高效液相色谱法（《中国药典》2020年版通则0512）测定。

色谱条件与系统适用性试验 以十八烷基硅烷键合硅胶为填充剂；以乙腈-二氯甲烷（65∶35）为流动相；流速为每分钟1.2ml；柱温为25℃；蒸发光散射检测器检测；理论板数按甘油三油酸酯峰计算应不低于5 000。

对照品溶液的制备 取甘油三油酸酯对照品适量，精密称定，加流动相制成每1ml含50μg的溶液，即得。

供试品溶液的制备 取本品适量，研细，取约0.3g，精密称定，置具塞锥形瓶中，精密加入甲醇20ml，称定重量，超声处理（功率300W，频率40kHz）60分钟，放冷，再称定重量，用甲醇补足减失的重量，摇匀，滤过，取续滤液，即得。

测定法 分别精密吸取对照品溶液5μl、20μl，供试品溶液20μl，注入液相色谱仪，测定，以外标两点法对数方程计算，即得。

本品每1g含甘油三油酸酯（$C_{57}H_{104}O_6$）应为0.5～5.0mg。

【注意】 孕妇慎用。

【规格】 每1g配方颗粒相当于饮片5g

【贮藏】 密封。

藕节炭配方颗粒

Oujietan Peifangkeli

【来源】 本品为睡莲科植物莲 *Nelumbo nucifera* Gaertn. 的干燥根茎节部经炮制并按标准汤剂的主要质量指标加工制成的配方颗粒。

【制法】 取藕节炭饮片4 500g，加水煎煮，滤过，滤液浓缩成清膏（干浸膏出膏率为12.2%～22.2%），加入辅料适量，干燥（或干燥，粉碎），再加入辅料适量，混匀，制粒，制成1 000g，即得。

【性状】 本品为灰棕色至棕色的颗粒；气微，味微甘。

【鉴别】 取本品适量，研细，取1g，加乙醇10ml，超声处理30分钟，滤过，滤液浓缩至1ml，作为供试品溶液。另取丙氨酸对照品，加稀乙醇制成每1ml含0.5mg的溶液，作为对照品溶液。照薄层色谱法（《中国药典》2020年版通则0502）试验，吸取供试品溶液15μl、对照品溶液1μl，分别点于同一硅胶G薄层板上，以正丁醇-冰醋酸-水（4∶1∶1）为展开剂，展开，取出，晾干，喷以茚三酮试液，在105℃加热至斑点显色清晰。供试品色谱中，在与对照品色谱相应的位置上，显相同颜色的斑点。

【特征图谱】 照高效液相色谱法（《中国药典》2020年版通则0512）测定。

色谱条件与系统适用性试验 以十八烷基硅烷键合硅胶为填充剂；以甲醇为流动相A，以0.1%磷酸溶液为流动相B，按下表中的规定进行梯度洗脱；柱温为35℃；检测波长为275nm。理论板数按5-羟甲基糠醛峰计算应不低于3 000。

时间（分钟）	流动相A（%）	流动相B（%）
0～60	5→90	95→10

参照物溶液的制备 取5-羟甲基糠醛对照品适量，加甲醇制成每1ml含30μg的溶液，作为对照品参照物溶液。

供试品溶液的制备 取本品适量，研细，取1g，加70%甲醇10ml，超声处理（功率600W，频率40kHz）30分钟，放冷，摇匀，滤过，取续滤液，即得。

测定法 分别精密吸取参照物溶液与供试品溶液各10μl，注入液相色谱仪，测定，即得。

供试品色谱中应呈现4个特征峰，其中峰1应与对照品参照物峰保留时间相对应。与5-羟甲基糠醛参照物峰相对应的峰为S峰，计算其余各特征峰与S峰的相对保留时间，其相对保留时间应在规定值的±10%之内，规定值为：1.36（峰2）、3.12（峰3）、4.32（峰4）。

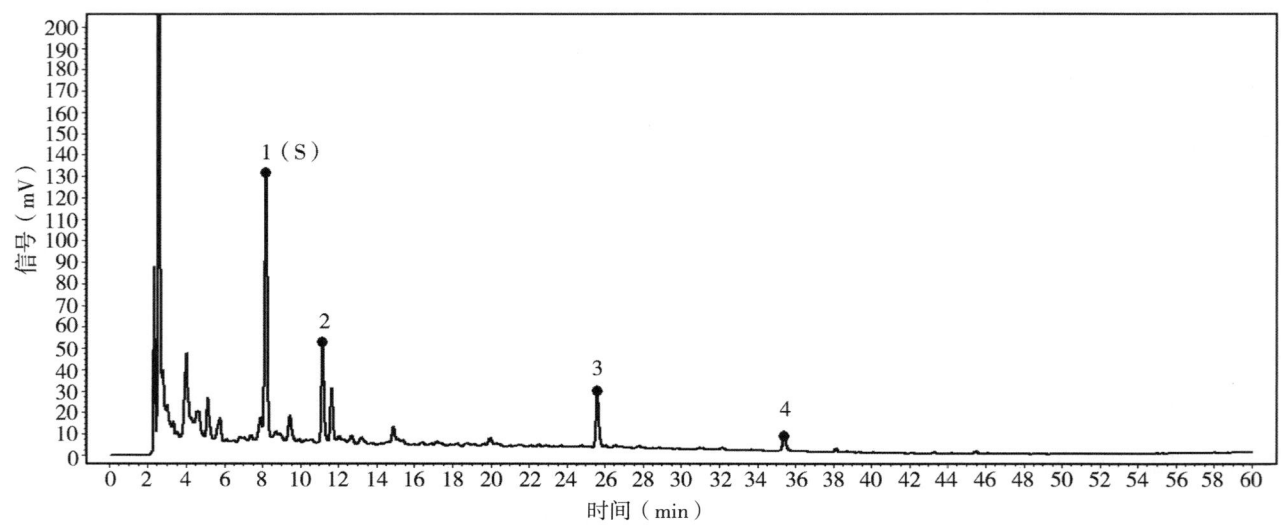

对照特征图谱

峰1（S）：5-羟甲基糠醛

参考色谱柱：Eclipse XDB C18，4.6mm×250mm，5μm

【检查】 应符合颗粒剂项下有关的各项规定（《中国药典》2020年版通则0104）。

【浸出物】 取本品适量，研细，取约2g，精密称定，精密加入乙醇50ml，照醇溶性浸出物测定法（《中国药典》2020年版通则2201）项下的热浸法测定，不得少于6.0%。

【含量测定】 避光操作。

对照品溶液的制备 取没食子酸对照品适量，精密称定，加水制成每1ml含50μg的溶液，即得。

标准曲线的制备 精密量取对照品溶液0.5ml、1.0ml、2.0ml、3.0ml、4.0ml、5.0ml，分别置25ml棕色量瓶中，各加磷钼钨酸试液1ml，再分别加水11.5ml、11ml、10ml、9ml、8ml、7ml，用29%碳酸钠溶液稀释至刻度，摇匀，放置40分钟，以相应的试剂为空白，照紫外-可见分光光度法（《中国药典》2020年版通则0401），在760nm的波长处测定吸光度，以吸光度为纵坐标，浓度为横坐标，绘制标准曲线。

测定法 取本品适量，研细，取约0.2g，精密称定，置100ml棕色量瓶中，加水80ml，超声处理（功率200W，频率40kHz）30分钟，放冷，用水稀释至刻度，摇匀，静置（使固体物沉淀），滤过，精密量取续滤液2ml，置25ml棕色量瓶中，照标准曲线的制备项下的方法，自"加入磷钼钨酸试液1ml"起，加水10ml，依法测定吸光度，从标准曲线上读出供试品溶液中没食子酸的浓度，计算，即得。

本品每1g含总多酚以没食子酸（$C_7H_6O_5$）计，应为14.0～32.0mg。

【规格】 每1g配方颗粒相当于饮片4.5g

【贮藏】 密封。

藕节配方颗粒

Oujie Peifangkeli

【来源】 本品为睡莲科植物莲 *Nelumbo nucifera* Gaertn. 的干燥根茎节部经炮制并按标准汤剂的主要质量指标加工制成的配方颗粒。

【制法】 取藕节饮片11 000g，加水煎煮，滤过，滤液浓缩成清膏（干浸膏出膏率为5%～9%），加入辅料适量，干燥（或干燥，粉碎），再加入辅料适量，混匀，制粒，制成1 000g，即得。

【性状】 本品为灰棕色至棕色的颗粒；气微，味微甘。

【鉴别】 取本品适量，研细，取1g，加稀乙醇20ml，超声处理20分钟，滤过，滤液作为供试品溶液。另取藕节对照药材1g，加水50ml，煎煮30分钟，滤过，滤液蒸干，残渣加稀乙醇20ml，同法制成对照药材溶液。再取丙氨酸对照品，加稀乙醇制成每1ml含0.5mg的溶液，作为对照品溶液。照薄层色谱法（《中国药典》2020年版通则0502）试验，吸取供试品溶液与对照药材溶液各3μl、对照品溶液2μl，分别点于同一硅胶G薄层板上，以正丁醇-冰醋酸-水（4∶1∶1）为展开剂，展开，取出，晾干，喷以茚三酮试液，在105℃加热至斑点显色清晰。供试品色谱中，在与对照药材色谱和对照品色谱相应的位置上，显相同颜色的斑点。

【特征图谱】 照高效液相色谱法（《中国药典》2020年版通则0512）测定。

色谱条件与系统适用性试验 以十八烷基硅烷键合硅胶为填充剂；以甲醇为流动相A，以0.1%磷酸溶液为流动相B，按下表中的规定进行梯度洗脱；柱温为35℃；检测波长为275nm。理论板数按表儿茶素峰计算应不低于10 000。

时间（分钟）	流动相A（%）	流动相B（%）
0～60	5→90	95→10

内标溶液的制备 取表儿茶素对照品适量，加70%甲醇制成每1ml含表儿茶素1mg的溶液，即得。

参照物溶液的制备 取藕节对照药材1g，加70%甲醇10ml，超声处理（功率600W，频率40kHz）30分钟，放冷，摇匀，滤过，取续滤液，作为对照药材参照物溶液。另量取内标溶液0.5ml，置10ml量瓶中，用70%甲醇稀释至刻度，作为内标参照物溶液。

供试品溶液的制备 取本品适量，研细，取1g，加70%甲醇25ml，超声处理（功率600W，频率40kHz）30分钟，放冷，摇匀，滤过，取续滤液，备用。再量取内标溶液0.5ml，置10ml量瓶中，用上述续滤液稀释至刻度，摇匀，即得。

测定法 分别精密吸取参照物溶液与供试品溶液各10μl，注入液相色谱仪，测定，即得。

供试品色谱中应呈现7个特征峰，并应与对照药材参照物色谱中的7个特征峰保留时间相对应。与表儿茶素参照物峰（内标）保留时间相对应的峰为S峰，计算其余各特征峰与S峰的相对保留时间，其相对保留时间应在规定值的±10%之内，规定值为：0.70（峰1）、1.33（峰2）、1.38（峰3）、1.83（峰4）、1.96（峰5）、2.22（峰6）、2.41（峰7）。

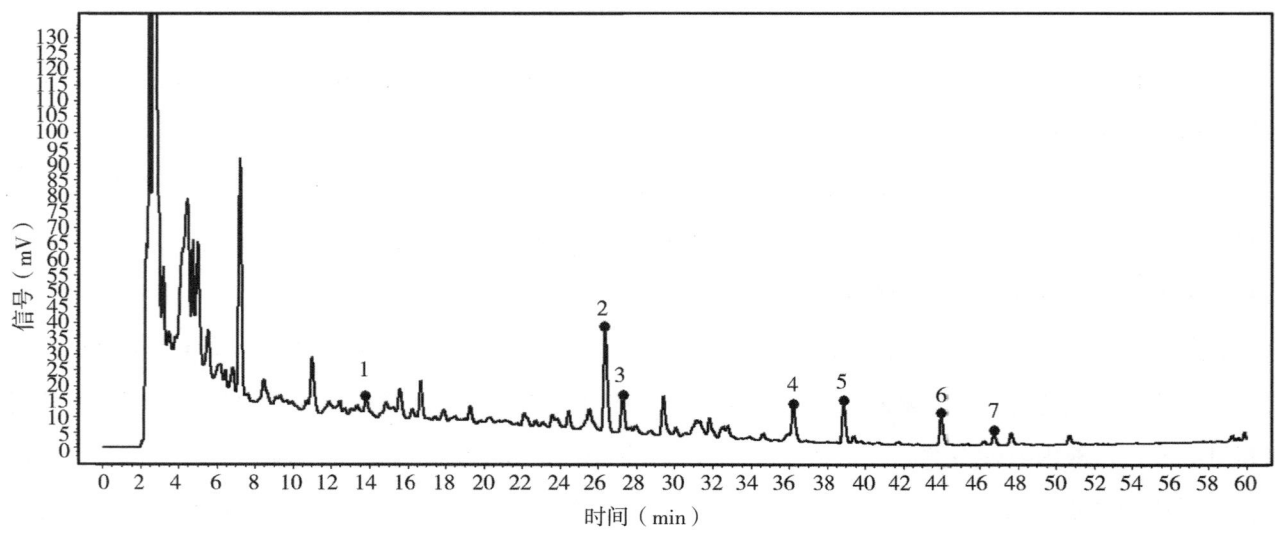

对照特征图谱（无内标）

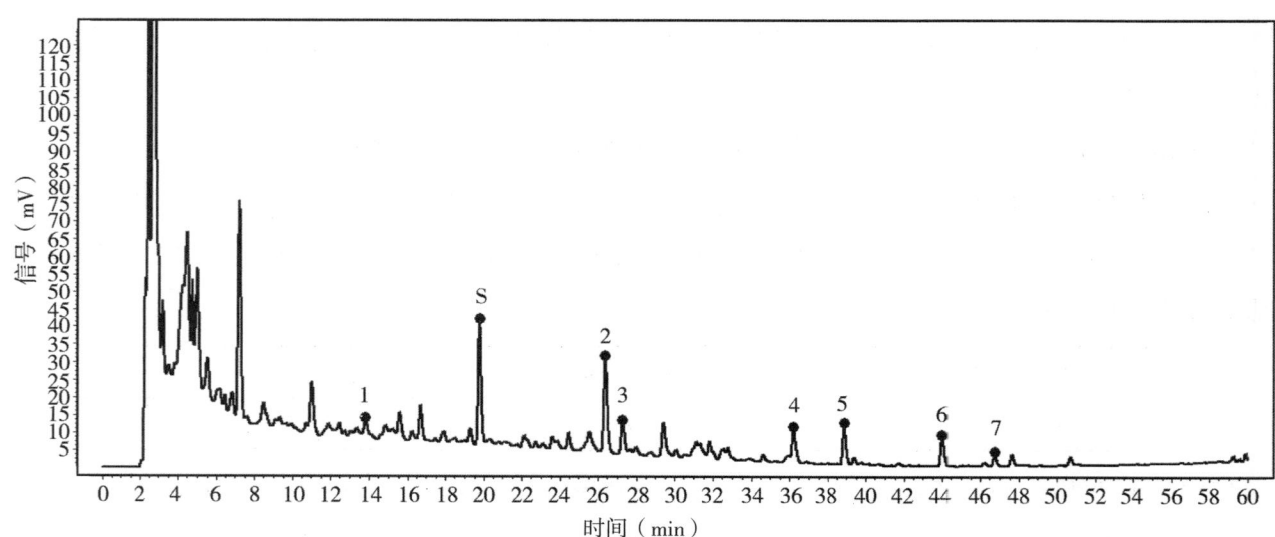

对照特征图谱（有内标）

峰S：表儿茶素（内标）

参考色谱柱：Eclipse XDB C18，4.6mm×250mm，5μm

【检查】 应符合颗粒剂项下有关的各项规定（《中国药典》2020年版通则0104）。

【浸出物】 取本品适量，研细，取约2g，精密称定，精密加入乙醇50ml，照醇溶性浸出物测定法（《中国药典》2020年版通则2201）项下的热浸法测定，不得少于13.0%。

【含量测定】 避光操作。

对照品溶液的制备 取没食子酸对照品适量，精密称定，加水制成每1ml含50μg的溶液，即得。

标准曲线的制备 精密量取对照品溶液0.5ml、1.0ml、2.0ml、3.0ml、4.0ml、5.0ml，分别置25ml棕色量瓶中，各加磷钼钨酸试液1ml，再分别加水11.5ml、11ml、10ml、9ml、8ml、7ml，用29%碳酸钠溶液稀释至刻度，摇匀，放置30分钟，以相应的试剂为空白，照紫外–可见分光光度法（《中国药典》2020年版通则0401），在760nm的波长处测定吸光度，以吸光度为纵坐标，浓度为横坐标，绘制标准曲线。

测定法 取本品适量，研细，取约0.3g，精密称定，置100ml棕色量瓶中，加水80ml，超声处理（功率200W，频率40kHz）30分钟，放冷，用水稀释至刻度，摇匀，静置（使固体物沉淀），滤过，精密量取续滤液2ml，置25ml棕色量瓶中，照标准曲线的制备项下的方法，自"加入磷钼钨酸试液1ml"起，加水10ml，依法测定吸光度，从标准曲线上读出供试品溶液中没食子酸的浓度，计算，即得。

本品每1g含总多酚以没食子酸（$C_7H_6O_5$）计，应为11.0～30.0mg。

【规格】 每1g配方颗粒相当于饮片11g

【贮藏】 密封。

覆盆子配方颗粒

Fupenzi Peifangkeli

【来源】 本品为蔷薇科植物华东覆盆子 *Rubus chingii* Hu 的干燥果实经炮制并按标准汤剂的主要质量指标加工制成的配方颗粒。

【制法】 取覆盆子饮片5 000g，加水煎煮，滤过，滤液浓缩成清膏（干浸膏出膏率为10%～20%），加入辅料适量，干燥（或干燥，粉碎），再加入辅料适量，混匀，制粒，制成1 000g，即得。

【性状】 本品为黄棕色至深棕色的颗粒；气微，味微酸涩、微苦。

【鉴别】 取本品适量，研细，取1g，加70%甲醇20ml，超声处理30分钟，滤过，滤液蒸干，残渣加甲醇1ml使溶解，作为供试品溶液。另取覆盆子对照药材3g，加水50ml，煎煮30分钟，滤过，滤液蒸干，残渣加70%甲醇20ml，同法制成对照药材溶液。再取椴树苷对照品，加甲醇制成每1ml含0.1mg的溶液，作为对照品溶液。照薄层色谱法（《中国药典》2020年版通则0502）试验，吸取供试品溶液与对照药材溶液各5μl、对照品溶液2μl，分别点于同一硅胶G薄层板上，以乙酸乙酯-甲醇-水-甲酸（90∶4∶4∶0.5）为展开剂，展开，取出，晾干，喷以三氯化铝试液，在105℃加热3分钟，置紫外光灯（365nm）下检视。供试品色谱中，在与对照药材色谱和对照品色谱相应的位置上，显相同颜色的荧光斑点。

【特征图谱】 照高效液相色谱法（《中国药典》2020年版通则0512）测定。

色谱条件与系统适用性试验 以十八烷基硅烷键合硅胶为填充剂；以乙腈为流动相A，以0.2%磷酸溶液为流动相B，按下表中的规定进行梯度洗脱；柱温为25℃；检测波长为254nm。理论板数按鞣花酸峰计算应不低于5 000。

时间（分钟）	流动相A（%）	流动相B（%）
0～20	5→15	95→85
20～35	15→20	85→80
35～59	20→95	80→5

参照物溶液的制备 取覆盆子对照药材3g，加水50ml，煎煮30分钟，滤过，滤液蒸干，残渣加70%甲醇20ml使溶解，作为对照药材参照物溶液。另取〔含量测定〕项下的对照品溶液，作为对照品参照物溶液。再取没食子酸对照品适量，加甲醇制成每1ml含2μg的溶液，作为对照品参照物溶液。

供试品溶液的制备 取本品适量，研细，取0.1g，加70%甲醇50ml，超声处理（功率250W，频率40kHz）30分钟，放冷，摇匀，滤过，取续滤液，即得。

测定法 分别精密吸取参照物溶液与供试品溶液各1μl，注入液相色谱仪，测定，即得。

供试品色谱中应呈现5个特征峰，并应与对照药材参照物色谱中的5个特征峰保留时间相对应，其中峰1、峰4应分别与相应对照品参照物峰保留时间相对应。与鞣花酸参照物峰相对应的峰为S峰，计算峰2、峰3、峰5与S峰的相对保留时间，其相对保留时间应在规定值的±10%之内，规定值为：0.46（峰2）、0.94（峰3）、1.54（峰5）。

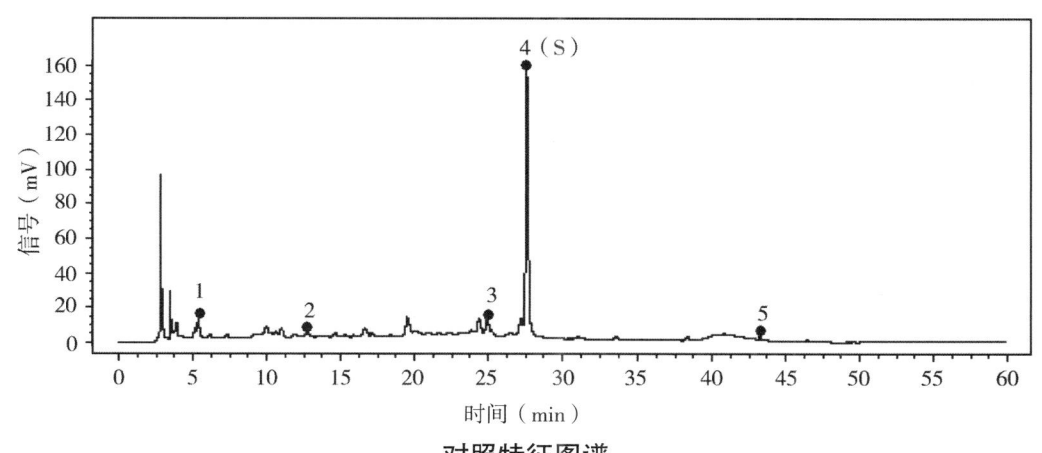

对照特征图谱

峰1：没食子酸；峰4（S）：鞣花酸

参考色谱柱：XBridge C18，4.6mm×250mm，5μm

【检查】 应符合颗粒剂项下有关的各项规定（《中国药典》2020年版通则0104）。

【浸出物】 取本品适量，研细，取约2g，精密称定，精密加入乙醇100ml，照醇溶性浸出物测定法（《中国药典》2020年版通则2201）项下的热浸法测定，不得少于12.0%。

【含量测定】 照高效液相色谱法（《中国药典》2020年版通则0512）测定。

色谱条件与系统适用性试验 以十八烷基硅烷键合硅胶为填充剂（柱长为100mm，内径为2.1mm，粒径为1.8μm）；以乙腈–0.2%磷酸溶液（15：85）为流动相；流速为每分钟0.35ml；柱温为30℃；检测波长为254nm。理论板数按鞣花酸峰计算应不低于3 000。

对照品溶液的制备 取鞣花酸对照品适量，精密称定，加甲醇制成每1ml含5μg的溶液，即得。

供试品溶液的制备 取本品适量，研细，取约0.02g，精密称定，置具塞锥形瓶中，精密加入70%甲醇50ml，称定重量，超声处理（功率250W，频率40kHz）30分钟，放冷，再称定重量，用70%甲醇补足减失的重量，摇匀，滤过，取续滤液，即得。

测定法 分别精密吸取对照品溶液与供试品溶液各1μl，注入液相色谱仪，测定，即得。

本品每1g含鞣花酸（$C_{14}H_6O_8$）应为6.0～22.0mg。

【规格】 每1g配方颗粒相当于饮片5g

【贮藏】 密封。

鳖甲配方颗粒

Biejia Peifangkeli

【来源】 本品为鳖科动物鳖 *Trionyx sinensis* Wiegmann 的背甲经炮制并按标准汤剂的主要质量指标加工制成的配方颗粒。

【制法】 取鳖甲饮片10 000g，加水煎煮，滤过，滤液浓缩成清膏（干浸膏出膏率为2.5%～7%），加入辅料适量，干燥（或干燥，粉碎），再加入辅料适量，混匀，制粒，制成1 000g，即得。

【性状】 本品为类白色至黄白色的颗粒；气微腥，味微咸。

【鉴别】 （1）取本品适量，研细，取1g，加甲醇5ml，超声处理20分钟，滤过，滤液作为供试品溶液。另取鳖甲对照药材3g，加水70ml，煎煮30分钟，滤过，滤液蒸干，残渣加甲醇5ml，同法制成对照药材溶液。照薄层色谱法（《中国药典》2020年版通则0502）试验，吸取供试品溶液2μl、对照药材溶液8μl，分别点于同一用3%醋酸钠溶液制备的硅胶G薄层板上，以正丁醇-乙醇-冰醋酸-水（4∶1∶1∶2）为展开剂，展开，取出，晾干，喷以茚三酮试液，在105℃加热至斑点显色清晰。供试品色谱中，在与对照药材色谱相应的位置上，显相同颜色的斑点。

（2）取本品适量，研细，取0.1g，加1%碳酸氢铵溶液50ml，超声处理30分钟，用微孔滤膜滤过，取续滤液1ml，置进样瓶中，加胰蛋白酶溶液50μl（取序列分析用胰蛋白酶，加1%碳酸氢铵溶液制成每1ml中含1mg的溶液，临用新制），摇匀，37℃恒温酶解12小时，作为供试品溶液。另取鳖源多肽Ⅰ对照品、鳖源多肽Ⅱ对照品，加1%碳酸氢铵溶液制成每1ml含鳖源多肽Ⅰ 3μg和鳖源多肽Ⅱ 6μg的混合溶液，作为对照品溶液。照高效液相色谱-质谱法（《中国药典》2020年版通则0512和通则0431）试验，以十八烷基硅烷键合硅胶为填充剂（柱长为100mm，内径为2.1mm，粒径为1.7μm或1.8μm）；以乙腈为流动相A，以0.05%甲酸溶液为流动相B，按下表中的规定进行梯度洗脱；流速为每分钟0.35ml。采用质谱检测器，电喷雾正离子模式化（ESI）正离子模式下进行多反应监测（MRM），选择质荷比（*m/z*）784.90（双电荷）→872.46和*m/z* 784.90（双电荷）→1028.55作为鳖源多肽Ⅰ的检测离子对；质荷比（*m/z*）834.09（三电荷）→743.38和*m/z* 834.09（三电荷）→953.52作为鳖源多肽Ⅱ的检测离子对。取上述混合对照品溶液，进样2μl，按上述检测离子对测定的MRM色谱峰的信噪比均应大于3∶1。

时间（分钟）	流动相A（%）	流动相B（%）
0～2	8→9	92→91
2～14	9→10	91→90
14～25	10→17	90→83
25～26	17→80	83→20
26～28	80	20

吸取供试品溶液2μl，注入高效液相色谱-质谱联用仪，测定。以质荷比（*m/z*）784.90（双电荷）→872.46、*m/z* 784.90（双电荷）→1028.55和以质荷比（*m/z*）834.09（三电荷）→743.38、*m/z* 834.09（三电荷）→953.52离子对提取的供试品离子流色谱中，应同时呈现与相应对照品色谱保留时间相一致的色谱峰。

【特征图谱】 照高效液相色谱法（《中国药典》2020年版通则0512）测定。

色谱条件与系统适用性试验 同〔含量测定〕项。

参照物溶液的制备 取鳖甲对照药材0.1g，置氨基酸水解管中，加9mol/L盐酸溶液10ml，密塞，150℃水解3小时，放冷，摇匀，滤过，量取滤液5ml，置蒸发皿中，蒸干，残渣加0.1mol/L盐酸溶液使溶解，并转移至25ml量瓶中，用0.1mol/L盐酸溶液稀释至刻度，摇匀，作为对照药材参照物溶液。另取〔含量测定〕项下的对照品溶液，作为对照品参照物溶液。再取丝氨酸对照品、精氨酸对照品、异亮氨酸对照品、亮氨酸对照品、L-赖氨酸对照品适量，加0.1mol/L盐酸溶液制成每1ml各含50μg的混合溶液，作为对照品参照物溶液。

供试品溶液的制备 同〔含量测定〕项。

取上述参照物溶液与供试品溶液各5ml，分别置25ml量瓶中，各加0.1mol/L异硫氰酸苯酯（PITC）的乙腈溶液2.5ml和1mol/L三乙胺的乙腈溶液2.5ml，摇匀，室温放置1小时后，用50%乙腈稀释至刻度，摇匀。取10ml，加正己烷10ml，振摇，放置10分钟，取下层溶液，滤过，取续滤液，即得。

测定法 分别精密吸取衍生化后的参照物溶液与供试品溶液各5μl，注入液相色谱仪，测定，即得。

供试品色谱中应呈现8个特征峰，并应与对照药材参照物色谱中的8个特征峰保留时间相对应，且应分别与相应对照品参照物峰保留时间相对应。

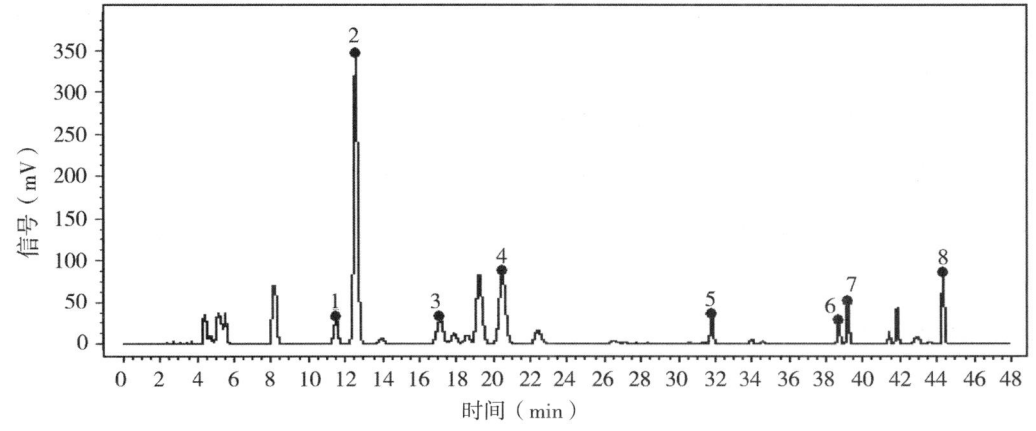

对照特征图谱

峰1：丝氨酸；峰2：甘氨酸；峰3：精氨酸；峰4：脯氨酸；

峰5：缬氨酸；峰6：异亮氨酸；峰7：亮氨酸；峰8：L-赖氨酸

参考色谱柱：100-5 C18，4.6mm×250mm，5μm

【检查】 应符合颗粒剂项下有关的各项规定（《中国药典》2020年版通则0104）。

【浸出物】 取本品适量，研细，取约2g，精密称定，精密加入乙醇100ml，照醇溶性浸出物测定法（《中国药典》2020年版通则2201）项下的热浸法测定，不得少于4.0%。

【含量测定】 照高效液相色谱法（《中国药典》2020年版通则0512）测定。

色谱条件与系统适用性试验 以十八烷基硅烷键合硅胶为填充剂；以乙腈–0.1mol/L醋酸钠溶液（用醋酸调节pH值至6.5）（7：93）的混合溶液为流动相A，以乙腈–水（4：1）的混合溶液为流动相B；按下表中的规定进行梯度洗脱；柱温为30℃；检测波长为254nm。理论板数按脯氨酸峰计算应不低于4 000。

时间（分钟）	流动相A（%）	流动相B（%）
0 ~ 9	100→97	0→3
9 ~ 22	97	3
22 ~ 23	97→83	3→17
23 ~ 32	83→82	17→18
32 ~ 38	82→70	18→30
38 ~ 45	70→66	30→34
45 ~ 47	66→0	34→100
47 ~ 55	0	100

对照品溶液的制备 取甘氨酸对照品、脯氨酸对照品、缬氨酸对照品适量，精密称定，加0.1mol/L盐酸溶液制成每1ml含甘氨酸0.54mg、脯氨酸0.32mg、缬氨酸70μg的混合溶液，即得。

供试品溶液的制备 取本品适量，研细，取约0.2g，精密称定，置氨基酸水解管中，精密加入9mol/L盐酸溶液10ml，密塞，称定重量，150℃水解3小时，放冷，再称定重量，用9mol/L盐酸溶液补足减失重量，摇匀，滤过，精密量取滤液5ml，置蒸发皿中，蒸干，残渣加0.1mol/L盐酸溶液使溶解，并转移至25ml量瓶中，用0.1mol/L盐酸溶液稀释至刻度，摇匀，即得。

精密量取上述对照品溶液与供试品溶液各5ml，分别置25ml量瓶中，各加0.1mol/L异硫氰酸苯酯（PITC）的乙腈溶液2.5ml和1mol/L三乙胺的乙腈溶液2.5ml，摇匀，室温放置1小时后，用50%乙腈稀释至刻度，摇匀。取10ml，加正己烷10ml，振摇，放置10分钟，取下层溶液，滤过，取续滤液，即得。

测定法 分别精密吸取衍生化后的对照品溶液与供试品溶液各5μl，注入液相色谱仪，测定，即得。

本品每1g含甘氨酸（$C_2H_5NO_2$）应为35.0 ~ 148.0mg；含脯氨酸（$C_5H_9NO_2$）应为20.0 ~ 79.0mg；含缬氨酸（$C_5H_{11}NO_2$）应为3.0 ~ 15.0mg。

【规格】 每1g配方颗粒相当于饮片10g

【贮藏】 密封。

附　　录

附录Ⅰ　广东省中药配方颗粒质量控制与标准制定技术要求（试行）

为满足广东省中药配方颗粒的临床使用需求，规范广东省中药配方颗粒的标准研究，体现中药配方颗粒质量控制的特点，广东省药品监督管理局参照国家药品监督管理局《中药配方颗粒质量控制与标准制定的技术要求》，结合广东省中药配方颗粒产业实际，制定本规范。

一、基本要求

中药配方颗粒是由单味中药饮片经水加热提取、分离、浓缩、干燥、制粒而成的颗粒，在中医药理论指导下，按照中医临床处方调配后，供患者冲服使用。

（一）具备汤剂的基本属性

中药配方颗粒的制备，除成型工艺外，其余应与传统汤剂基本一致，即以水为溶媒加热提取，采用物理方法进行固液分离、浓缩、干燥、颗粒成型等工艺生产。

（二）符合颗粒剂通则有关要求

除另有规定外，中药配方颗粒应符合《中国药典》现行版制剂通则颗粒剂项下的有关规定。根据各品种的性质，可使用颗粒成型必要的辅料，辅料用量以最少化为原则。除另有规定外，辅料与中间体（浸膏或干膏粉，以干燥品计）之比一般不超过1∶1。

（三）符合品种适用性原则

对于部分自然属性不适宜制成中药配方颗粒的品种，原则上不应制备成中药配方颗粒。

二、研究用样品及对照物质的要求

（一）研究用样品

研究用样品应具有代表性，所用中药材产地应覆盖品种生产拟采用中药材的道地产地或主产区，每个中药材产地的样品不少于3批，并从产地环境条件、质量水平等方面对样品批次、数量的代表性进行合理评价，应收集15批以上中药材样品，经相关专业技术人员鉴定合格后，制成中药饮片和标准汤剂。其中至少有3批应达到商业规模的量，以满足备案用样品的要求。样品保存应符合各品种项下的贮藏要求。

所有样品均应按要求留样。

（二）对照物质

标准制定应使用国家法定部门认可的对照物质（包括对照品、对照提取物和对照药材）。若使用的对照物质是自行研制的，应按照相关要求向广东省药品检验所报送相应的对照物质研究资料和对照物质实物样品。

三、原辅料要求

（一）中药材

供饮片生产用中药材应符合现行版《中国药典》、其他国家标准或《广东省中药材标准》等省级中药材标准中的相关规定。应固定基原、采收时间、产地加工方法、药用部位等并说明选择依据。其中，同时收载在广东省中药材标准与其他省份中药材标准中且具有相同基原的品种，应优先执行广东省中药材标准。

（二）中药饮片

1. 供中药配方颗粒生产用饮片应符合现行版《中国药典》、其他国家标准或《广东省中药饮片炮制规范》等省级中药饮片炮制规范中饮片相关要求及炮制通则的规定，其中广东省中药饮片炮制规范和其他省份中药饮片均有收载的同名品种，应优先执行广东省中药饮片炮制规范的要求。企业应结合中药材实际质量情况和工艺控制水平制定企业内控标准及关键控制指标，并提供3批检验报告书。

2. 应明确中药饮片炮制方法及条件，明确关键生产设备、规模、收率及辅料、包材、包装、贮藏条件等，说明相应的生产过程质量控制方法。

（三）提取用溶媒

中药配方颗粒提取用溶媒为制药用水，不得使用酸、碱、有机溶媒。

（四）药用辅料

供中药配方颗粒生产用辅料应符合药用要求，并提供相关的证明性文件、来源、质量标准、检验报告书及选用依据。

（五）直接接触药品的包装材料和容器

直接接触药品的包装材料或容器应符合药用要求，并提供相关的证明性文件、来源、质量标准、检验报告书及选用依据，必要时应进行相容性研究。

四、标准汤剂要求

中药饮片是中医药发挥临床疗效的重要药用物质，其安全性、有效性已得到广泛认可，其习用方式以汤剂为主。单味中药配方颗粒是单味中药饮片的水提物，为使中药配方颗粒能够承载中药饮片的安全性、有效性，需要以标准汤剂为桥接，该标准汤剂为衡量单味中药配方颗粒是否与其相对应的单味中药饮片临床汤剂基本一致的物质基准。标准汤剂中的"标准"主要涵盖了投料中药饮片的道地性、提取工艺的统一性及质量控制的严谨性。

研究表征标准汤剂，需由不少于15批有代表性的原料，遵循中医药理论，分别按照临床汤剂煎煮方法规范化煎煮，固液分离，经适当浓缩制得或经适宜方法干燥制得后，测定其出膏率、有效（或指标）成分的含量及转移率等，计算相关均值，并规定其可接受变化的范围。中药配方颗粒的所有药学研究均须与标准汤剂进行对比。

（一）研究表征标准汤剂用原料

供研究表征标准汤剂的原料包括中药材及其中药饮片，除应符合上述研究用样品的要求和原辅料要求外，其中药饮片规格应与《中国药典》一致。

（二）研究表征标准汤剂用汤剂的制备

由单味中药饮片制备其汤剂，包括煎煮、固液分离、浓缩和干燥等步骤，应固定方法、设备、工艺参数和操作规程。

1. 煎煮。

在充分研究古今文献的基础上，考虑中药药性、药用部位、质地等因素，并参照原卫生部、国家中医药管理局《医疗机构中药煎药室管理规范》（国中医药发〔2009〕3号），固定前处理方法、煎煮次数、加水量、煎煮时间等相关参数进行煎煮。煎煮用设备不做统一规定（但不得使用连续回流提取设备），实验报告和申报资料中应注明设备名称及型号。建议每次煎煮使用的中药饮片量一般不少于100克，花、叶类等中药饮片可酌减。

（1）前处理：待煎中药饮片应符合现行版《中国药典》规定的相关要求，还应参考传统经验对中药饮片进行必要的处理。例如，视中药饮片质地按中药调剂"逢壳必捣，逢籽必破"等要求对中药饮片进行捣碎或破壳的处理，其中破壳率应不低于90%。

（2）浸泡：待煎中药饮片应当先行浸泡，浸泡时间应根据中药饮片的质地确定，一般不少于30分钟。

（3）煎煮次数：每剂药一般煎煮两次。

（4）加水量：由于中药饮片的质地和吸水率相差较大，应根据不同的中药饮片确定加水量。加水量一般以浸过药面2~5厘米为宜，花、草类中药饮片或煎煮时间较长的中药饮片可酌量加水。

（5）煎煮时间：煎煮时间应当根据药性及功能主治确定。一般煮沸后再煎煮30分钟；解表类、清热类、芳香类药物不宜久煎，煮沸后再煎煮20分钟为宜；质地较硬的中药饮片可适当延长煎煮时间；滋补类中药饮片先用武火煮沸后，改用文火慢煎约60分钟。第二煎时间可适当缩短。

中药饮片药性、功效、质地及吸水性差异较大，当上述参数无法满足《医疗机构中药煎药室管理规范》的要求时，应酌情加减，并提供数据参数。

2. 固液分离。

（1）分离：应趁热进行固液分离，滤材目数应在100目以上，要固定方法、设备、耗材和条件。

（2）混合：将两煎药液混合，备用。

3．浓缩和干燥。

上述煎煮混合液，一般经浓缩制成规定量的浸膏或经适宜的干燥方法制成干燥品。浓缩可采用减压浓缩方法进行低温浓缩，温度一般不超过65℃。干燥采用冷冻干燥或其他适宜的方法进行，以保证其质量的稳定和易于溶解。

（三）标准汤剂的表征与应用

标准汤剂的表征，需用至少以下3个参数。

1．出膏率：以干膏粉计算浸膏得率及标准偏差（SD）。均值加减3倍SD（或均值的70%～130%）为出膏率的允许范围。

2．有效（或指标）成分的含量及含量转移率：制定有效（或指标）成分的含量测定方法，测得各批次标准汤剂中有效（或指标）成分的含量，计算转移率和标准偏差。转移率可接受的范围为均值加减3倍SD（或均值的70%～130%），根据含量测定得到的有效（或指标）成分的含量，确定含量限度及范围。

对于中药饮片标准中规定有挥发油含量测定项目的以及中医临床处方规定"后下"的含挥发油成分的中药饮片，应采用适宜的挥发油含量测定方法测定其煎煮液中挥发油含量。

3．特征图谱或指纹图谱：建议采用液相或气相色谱法，比较主要成分色谱峰的个数，规定其相对保留时间等（计算方法另行规定）。用相似度评价软件生成标准汤剂对照特征图谱，并标注其样品浓度（每毫升相当于多少克饮片）。当对照特征图谱相对保留时间难以满足要求时，可用对照药材、对照提取物或多个对照品作为随行对照，规定应与随行对照的保留时间一致。

中药配方颗粒所有药学研究，包括工艺参数确定、质控方法和指标选择、限度制定等，原则上应以标准汤剂的上述3个参数为依据进行对比研究。鼓励采用指纹图谱表征标准汤剂。

五、生产工艺要求

（一）生产工艺研究

1．**工艺合理的评价指标。**

中药配方颗粒生产工艺研究应以标准汤剂为对照，以出膏率、主要成分含量转移率、指纹图谱或特征图谱的一致性为考察指标，对原料、中间体及成品制备过程中的量质传递和物料平衡进行全面研究，确定各项工艺参数。

2．**提取。**

参照标准汤剂制备工艺放大至商业规模。应对影响质量的主要工艺参数进行研究与评价。明确中药饮片切制（破碎）规格、提取方法、提取温度、加水量、提取次数等主要参数。

对于含挥发油且传统煎煮需后下的中药饮片，商业规模生产时可先行提取挥发油，然后按"标准汤剂"中挥发油含量转移率范围，计算出挥发油加入量，按比例重新加入。

3．**固液分离。**

对所选用固液分离方法、设备参数进行考察，确定技术参数。

4. 浓缩。

对所选用浓缩方法、温度、真空度等进行考察，明确对考察指标的影响，确定技术参数。

5. 干燥。

对所选用干燥方法、设备及其工艺参数进行考察，明确对考察指标的影响，确定技术参数。若干燥过程中需要使用辅料，应对辅料的种类及用量进行考察，确定辅料品种及最小用量。

6. 成型。

应进行制剂处方和成型工艺研究，包括辅料的种类和用量、制粒方法、干燥方法、设备及其技术参数、成品得率、包装材料等，明确辅料的种类、用量和各项工艺参数以及直接接触药品的包装材料。

制剂处方可适当加入辅料进行调整，以保证建立统一固定的颗粒与中药饮片折算关系，方便临床调剂，并考虑辅料使用量最少化，除另有规定外，辅料与中间体之比一般不超过1∶1。

7. 生产工艺的确立。

根据提取、固液分离、浓缩、干燥和成型工艺研究结果，建立中药配方颗粒生产工艺，明确各项工艺参数，制定放大生产方案。

（二）生产试验与过程控制

根据放大生产方案，进行3批以上中药配方颗粒生产试验，根据商业规模试验或验证批次数据，结合研发试验批次数据综合评价，确定各项生产工艺参数，明确生产过程质控点及控制方法，建立生产工艺规程。

（三）中间体要求

在制备中药配方颗粒过程中，符合要求的中药材制成中药饮片后，根据中药配方颗粒生产工艺要求，应在工艺规程中建立投料方案。可制定混批调配等处理方法，以解决原料质量波动问题；然后按照规定的工艺，经提取、分离、浓缩后得到中间体，并制定适宜的生产工艺规程。

应制定中间体标准，并须与标准汤剂进行对比。以表征标准汤剂的参数作为商业规模中间体的各项指标理论值，通过生产放大后，确定生产的实际工艺参数，制定中间体出膏率、含量上下限范围、特征图谱或指纹图谱。

（四）量质传递要求

通过中药材质量考察、中药饮片炮制、标准汤剂、制备工艺等项研究，明确关键质量属性。以出膏率、含量及含量转移率、特征图谱或指纹图谱、浸出物等的值为表征，详细说明生产全过程的量质传递情况，设定可接受的变异范围及理由，从原料到中间体再到成品生产全过程的量质传递应具相关性、可行性和合理性。

（五）清洁工艺

应严格按照《药品生产质量管理规范》（GMP）要求进行清洁。

六、标准制定的要求

为了有效控制中药配方颗粒生产各环节的质量，应分别建立中药材、中药饮片、中间体（浸膏或干膏粉）和成品的标准，实现全过程质量控制。标准研究应符合中药质量标准研究制定相关技术要求的规定。

根据中药配方颗粒的特点，加强专属性鉴别和多成分、整体质量控制。应建立与药效相关的活性成分或指标成分的含量测定项，并采用指纹图谱或特征图谱等方法进行整体质量评价，必要时可建立生物活性评价方法。

标准研究中，应进行原料、中间体、成品与"标准汤剂"的比对研究，以明确关键质量属性，并说明生产全过程量值传递和各项指标设定的合理性。中药材、中药饮片的标准应参照《国家药品标准工作手册》中相关技术要求制定，其中薄层色谱鉴别、含量测定、指纹图谱或特征图谱等项目设置应与中药配方颗粒质量标准具有相关性。对于来源复杂的原料药材，必要时采用DNA分子鉴别技术进行物种真伪鉴别。中间体标准参照中药配方颗粒的标准制定。当原标准发布机构对生产用中药材和中药饮片的质量标准进行更新后，配方颗粒的生产单位应及时按照更新后的标准开展研究。除因上述情形而变更生产用中药材和中药饮片质量标准的生产单位外，均应按新的中药配方颗粒品种重新开展研究。

中药配方颗粒的标准内容主要包括：名称、来源、生产用饮片质量标准、制法、性状、鉴别、检查、浸出物、指纹图谱或特征图谱、含量测定、规格、贮藏等。应提供相应的中药配方颗粒标准与起草说明。标准正文应按《中国药典》《广东省中药材标准》《广东省中药饮片炮制规范》等中药质量标准正文格式编写；标准起草说明应按国家药品质量标准和广东省中药质量标准起草说明相关要求编写。

（一）名称

包括中文名和汉语拼音。命名以"饮片名+配方颗粒"构成，饮片名称按照法定标准命名，如"醋白芍配方颗粒"。对于不同基原品种，或临床习用需区分特定产地的品种，在×××配方颗粒名称中加括号标注其植物的中文名，如"溪黄草（线纹香茶菜）配方颗粒"或"溪黄草（溪黄草）配方颗粒"，"党参（潞党参）配方颗粒"。对于来源植物名称与药材名称相同的可不标注。

（二）来源

本品为×××经炮制并按标准汤剂的主要质量指标加工制成的配方颗粒。例如，"本品为毛茛科植物芍药 *Paeonia lactiflora* Pall. 的干燥根经炮制并按标准汤剂的主要质量指标加工制成的配方颗粒。"来源如为多基原药材，应固定一个基原，不同基原的药材不可相互混用。

（三）生产用饮片的炮制

对于非现行版《中国药典》收载的饮片品种，需准确表述生产用饮片的炮制依据。如醋白芍收载于《广东省中药饮片炮制规范（第一册）》，【生产用饮片的炮制】应描述为"应按照《广东省中药饮片炮制规范（第一册）》醋白芍项下规定的方法炮制"。

（四）制法

根据"生产工艺要求"项下记载的制备工艺进行简要描述，包括投料量、制备过程、主要参数、出膏率范围、辅料及其用量范围、制成量等。

（五）性状

包括颜色、形态、气味等特征。

（六）鉴别

根据中药配方颗粒各品种及其原料的性质可采用理化鉴别、色谱鉴别等方法，建立的方法应符合重现性、专属性和耐用性的验证要求。

理化鉴别应根据所含成分的化学性质选择适宜的专属性方法。色谱鉴别，包括薄层色谱法、高效液相色谱法、气相色谱法，具有直观、承载信息量大、专属性强等特点，可作为中药配方颗粒鉴别的主要方法。

（七）检查

中药配方颗粒应符合现行版《中国药典》制剂通则颗粒剂项下的有关规定，另应根据原料中可能存在的有毒有害物质、生产过程中可能造成的污染、剂型要求、贮藏条件等建立检查项目。检查项目应能真实反映中药配方颗粒质量，并保证安全与有效。所有中药配方颗粒都应进行有毒有害物质的检查研究。以栽培中药材为原料生产的中药配方颗粒，农药残留检查可根据可能使用农药的种类进行研究；以易于霉变的中药材（如种子类、果实类中药材等）为原料生产的中药配方颗粒，应进行真菌毒素的检查研究。根据研究结果制定合理限度，列入标准正文。

（八）浸出物

应根据该品种所含主要成分类别，选择适宜的溶剂进行测定，根据测定结果制定合理限度。由于中药配方颗粒均以水为溶剂进行提取，同时其辅料多为水溶性辅料，因此，浸出物检查所用的溶剂一般选择乙醇或适宜的溶剂，并考察辅料的影响。

（九）特征图谱或指纹图谱

由于中药配方颗粒已经不具备饮片性状鉴别的特征，应建立以对照药材、对照提取物或多个对照品为随行对照的特征图谱、指纹图谱。特征图谱可从供试品与随行对照药材、对照提取物或多个对照品色谱峰的对应情况进行结果评价。指纹图谱可采用中药指纹图谱相似度评价系统对供试品图谱的整体信息（包括其色谱峰的峰数、峰位及峰高或峰面积的比值等）进行分析，得到相似度值进行结果评价。主要成分在特征或指纹图谱中应尽可能得到指认。

应重点考察主要工艺过程中图谱的变化。在对中药材产地、采收期、基原调查基础上建立作为初始原料的中药材特征图谱或指纹图谱。中药材、中药饮片、中间体、中药配方颗粒特征图谱或指纹图谱应具相关性，并具有明确的量质传递规律。

中药配方颗粒特征图谱或指纹图谱的测定一般采用色谱法，如采用高效液相色谱法，根据中药配方颗粒品种多批次、检验量大的特点，亦可考虑采用超高效液相色谱法。

（十）含量测定

应选择与功能主治及活性相关的专属性成分作为含量测定的指标，并尽可能建立多成分含量测定方法。应选择样品中原型成分作为测定指标，避免选择水解、降解等产物或无专属性的指标成分及微量成分作为指标。对于被测成分含量低于0.01%者，可增加有效组分的含量测定，如总黄酮、总生物碱、总皂苷等。

中药配方颗粒含量测定应选择具有专属性的方法，否则应采用其他方法进行补充，以达到整体的专属性。选用的分析方法必须按照现行版《中国药典》"分析方法验证指导原则"的要求进行验证。应根据实验数据制定限度范围，一般规定上下限，以"本品每1g含×××应为×××～×××mg"表示。

由于中药配方颗粒的品种多、批次多、检验数据量大，在选择测定方法时，可考虑采用超高效液相色谱方法。高效液相色谱方法与超高效液相色谱方法转换应进行必要的方法学验证。包括分离度、峰纯度和重现性。如果转换前后待测成分色谱峰顺序及个数不一致、检测结果明显不一致，或涉及不合格情况，应放弃方法转换。选择超高效液相色谱方法时，标准正文项下可规定色谱柱规格，但色谱柱品牌和生产厂家一般不作规定。

（十一）规格

根据制法项下投料量和制成量计算规格，以"每1g配方颗粒相当于饮片××g"来表示。如规格不是整数，一般保留不多于两位的小数。

七、稳定性试验要求

中药配方颗粒的稳定性试验应按照国家药品监督管理局药品审评中心发布的《中药、天然药物稳定性研究技术指导原则》进行研究。其中，长期稳定性试验一般考察12～24个月，根据考察结果确定中药配方颗粒的保质期（不列入标准）。申报标准时可提供6个月的室温稳定性试验数据。

八、标准复核技术要求

为保证中药配方颗粒标准中检测方法的科学性、重现性和可行性，规范标准复核的试验工作，特制定本技术要求。

中药配方颗粒标准复核为验证性检验复核，具体要求如下：

（一）实验室条件的要求

1. 从事中药配方颗粒标准复核检验的实验室，应通过省级相关部门的资质认定或为国家实验室认可的省级药品检验机构（含副省级）。

2. 具有完善的中药检验仪器设备和必要的设施，符合药品检验的质量保证体系和技术要求。

3. 曾经承担过药品标准复核等相关工作。

（二）标准复核人员要求

1. 承担标准复核工作的检验机构应指定标准复核负责人专门负责复核工作，应对复核实验过程进行监督，及时处理和解决实验中出现的问题，并对实验结果进行审查和负责。标准复核负责人应具有高级技术职称（或相应技术水平），具有较丰富的药品标准研究和起草经验，能指导标准复核承担人员进行实验复核。

2. 标准复核承担人员应具有中级及以上技术职称（或具备相应技术水平），具有一定的药品标准起草、复核经验。

（三）复核资料、样品、对照物质要求

1. 实验复核负责人和承担人员应首先审阅起草单位提供的技术资料（请复核公文、中药配方颗粒标准草案、起草说明、复核用样品检验报告书、复核用样品、复核用对照物质等），确认上述资料完整并基本符合起草技术要求后，安排实验复核工作。否则，应向起草单位提出补充资料或退回的要求。

2. 复核用样品，应为商业规模生产的3个批号样品，样品量应为一次检验用量的3倍。

3. 复核用对照物质，由起草单位提供给复核单位，如为新增对照物质，应提供新增对照物质相应的技术资料。

（四）复核试验技术要求

承担复核任务的实验室应按照下述要求对起草单位寄送的样品及资料进行复核检验，当复核结果无法重现时，实验室应另指派一名经验丰富的检验人员进行复核。

1. 性状。

考察标准草案中描述的性状是否与样品符合。性状中的颜色描述是否规定了一定的幅度范围。气、味规定是否合适。

2. 鉴别。

考察设立的鉴别项目是否具有专属性和良好的重现性。薄层色谱鉴别，应考察供试品取样量、制备方法是否合理，对照品配制溶剂、浓度是否适宜；对照药材用量、制备方法是否合理；固定相、展开剂、点样量、显色条件和检视方法是否适宜；色谱分离是否良好，斑点是否清晰，供试品和对照物质的色谱特征是否一致，方法是否具有专属性（必要时，采用阴性对照进行验证）。

3. 特征图谱。

应考察色谱条件是否合适，色谱峰分离是否良好，相对保留时间是否稳定（或与随行对照的匹配性是否良好），重现性是否良好，方法是否可行。

4. 检查。

有特殊限量规定和通则外检查项目的按标准草案方法进行试验，考察可行性和限度的合理性。其余按现行版《中国药典》四部通则规定的方法实验复核，复核结果应在限度范围内。

5. 浸出物测定。

考察供试品取样量、溶剂及使用量等是否适宜，限度值是否合理。复核测定两份结果的相对平均偏差不得大于2%（测量值减去平均值的绝对值，再除以平均值，最后乘100%或两数之差的绝对值除以两数之和，再乘100%）。与起草单位数据的相对平均偏差不得大于10%。

6. 含量测定。

应对含量测定方法的专属性、重现性、可行性进行验证复核。复核测定平行两份结果的相对平均偏差不得大于3%（薄层色谱扫描法等误差相对较大的方法可适当放宽至5%）。与起草单位数据的相对平均偏差不得大于10%。当含量测定方法与原料药材国家标准收载的方法不同时，复核过程中应对方法专属性、准确度、重复性进行验证。

（1）高效液相色谱法。

考察供试品取样量、提取和纯化方法等是否适宜；对照品用量、浓度、溶剂等是否适宜；色谱柱类型、流动相（组成和比例）、洗脱梯度、检测波长（或其他检测器参数）是否合理；色谱分离效果是否良好；理论板数和分离度等规定的数值是否可行；被测成分峰是否被干扰；供试品中的被测成分测定量是否在线性范围内；含量限度是否合理。

（2）气相色谱法。

考察供试品取样量、提取和纯化方法等是否适宜；对照品用量、浓度、溶剂等是否适宜；固定液种类、程序升温梯度、柱温、检测器温度、进样口温度等参数设置是否合理；色谱分离效果是否良好；理论板数和分离度等规定的数值是否可行；被测成分峰是否被干扰；供试品中的被测成分测定量是否在线性范围内；含量限度是否合理。

（3）紫外-可见分光光度法。

采用对照品比较法时，应考察供试品取样量、提取和纯化方法、稀释倍数是否适宜；测定用溶剂、对照品浓度、测定波长、吸光度值（应为0.3～0.7）等是否合理；含量限度是否合理。

采用比色法测定时，考察供试品取样量、提取和纯化方法、稀释倍数、显色剂的用量等是否适宜；显色条件如温度、时间等是否合理；供试品溶液中被测成分测定量是否在标准曲线测定范围；重现性是否良好；含量限度是否合理。

（4）薄层色谱扫描法。

考察供试品取样量、提取和纯化方法、点样量等是否适宜；对照品用量、浓度、溶剂、点样量是否适宜；固定相、展开剂、显色剂和检视方法是否适宜；扫描方式、测定波长是否合理；色谱分离、扫描效果是否良好；供试品中被测成分量是否在线性范围内；测定结果是否重现良好；含量限度是否合理。

（五）复核资料要求

1. 复核单位应提供如下资料：（1）复核结果（意见）回复公文；（2）三批复核检验报告；（3）复核总结报告。

复核总结报告应当对复核过程和结果进行总结。内容包括对起草单位提供的技术资料的审核情况、实验复核工作过程（包括数据、彩色照片、图谱等）及结果（包括与起草单位数据比对结果等），并根据复核结果，对标准草案中各项内容提出复核意见及复核结论等。特别是根据复核结果对起草标准作出的修改，应在总结报告中详尽说明。

2. 起草单位应根据复核意见作出相应的说明。

附录 II 制备过程常用的辅料

一、倍他环糊精

是指参照《中国药典》2020年版四部规定的倍他环糊精。

倍他环糊精是环状糊精葡萄糖基转移酶作用于淀粉而生成的7个葡萄糖以 α-1，4-糖苷键结合的环状低聚糖。按干燥品计算，含（$C_6H_{10}O_5$）$_7$应为98.0%～102.0%。为白色结晶或结晶性粉末。在水中略溶，在甲醇、乙醇或丙酮中几乎不溶。比旋度为+160°～+164°。药用辅料，可作包合剂和稳定剂等。

二、糊精

是指参照《中国药典》2020年版四部规定的糊精。

糊精是淀粉在少量酸和干燥状态下经加热改性而制得的聚合物。为白色或类白色的无定形粉末。在沸水中易溶，在乙醇或乙醚中不溶。有引湿性。药用辅料，可作填充剂和黏合剂等。

三、麦芽糊精

是指参照《中国药典》2020年版四部规定的麦芽糊精。

麦芽糊精是淀粉经酶法或酸法水解后精制而得。为白色或类白色的粉末或颗粒，微臭。在水中易溶，在无水乙醇中几乎不溶。有引湿性。药用辅料，可作稀释剂、黏合剂和增稠剂等。

四、乳糖

是指参照《中国药典》2020年版四部规定的乳糖。

乳糖是 $4-O-\beta-D-$吡喃半乳糖基 $-D-$葡萄糖一水合物。按无水物计算，含 $C_{12}H_{22}O_{11}$ 应为98.0%～102.0%。为白色至类白色的结晶性颗粒或粉末。在水中易溶，在乙醇、三氯甲烷或乙醚中不溶。比旋度为+54.4°～+55.9°。药用辅料，可作填充剂和矫味剂等。

五、二氧化硅

是指参照《中国药典》2020年版四部规定的二氧化硅。

二氧化硅是硅酸钠与酸（如盐酸、硫酸、磷酸等）反应或与盐（如氯化铵、硫酸铵、碳酸氢铵等）反应产生的硅酸沉淀（即水合二氧化硅），经水洗涤、除去杂质后干燥而制得。按炽灼品计算，含 SiO_2 不得少于99.0%。为白色疏松的粉末。在热的氢氧化钠试液中溶解，在水或稀盐酸中不溶。药用辅料，可作助流剂和助悬剂等。

六、硬脂酸镁

是指参照《中国药典》2020年版四部规定的硬脂酸镁。

硬脂酸镁是镁与硬脂酸化合而成，系以硬脂酸镁（$C_{36}H_{70}MgO_4$）与棕榈酸镁（$C_{32}H_{62}MgO_4$）为主要成分的混合物。按干燥品计算，含Mg应为4.0%～5.0%。为白色轻松无砂性的细粉，微有特臭。在水、乙醇或乙醚中不溶。与皮肤接触有滑腻感。药用辅料，可作润滑剂等。

七、可溶性淀粉

是指参照《中国药典》2020年版四部规定的可溶性淀粉。

可溶性淀粉是淀粉通过酸水解等方法加工，改善其在水中溶解度而制得。为白色或类白色粉末。在沸水中溶解，在水或乙醇中不溶。有引湿性。药用辅料，可作稀释剂和黏合剂等。

八、羧甲淀粉钠

是指参照《中国药典》2020年版四部规定的羧甲淀粉钠。

羧甲淀粉钠是淀粉在碱性条件下与氯乙酸作用生成的淀粉羧甲基醚的钠盐。为白色或类白色粉末，无臭、无味。在乙醇中不溶。有引湿性。药用辅料，可作崩解剂和填充剂等。

九、聚维酮K30

是指参照《中国药典》2020年版四部规定的聚维酮K30。

聚维酮K30是吡咯烷酮和乙炔在加压下生成的乙烯基吡咯烷酮单体，在催化剂作用下聚合得到的1-乙烯基-2-吡咯烷酮均聚物。按无水物计算，含N量应为11.5%～12.8%。为白色至乳白色粉末，无臭或稍有特臭。在水、甲醇或乙醇中易溶，在丙酮中极微溶解，在乙醚中不溶。极具引湿性。药用辅料，可作黏合剂和助溶剂等。

十、无水枸橼酸

是指参照《中国药典》2020年版四部规定的无水枸橼酸。

无水枸橼酸是2-羟基丙烷-1，2，3-三羧酸。按无水物计算，含$C_6H_8O_7$应为99.5%～100.5%。为无色的半透明结晶、白色颗粒或白色结晶性粉末。在水中极易溶解，在乙醇中易溶。在干燥空气中微有风化性，水溶液显酸性反应。药用辅料，可作pH调节剂、稳定剂和酸化剂等。

十一、碳酸氢钠

是指参照《中国药典》2020年版四部规定的碳酸氢钠。

碳酸氢钠是在碳酸钠饱和溶液中通入二氧化碳生成的碳酸氢钠，经干燥而得。或以氯化钠、氨、二氧化碳为原料，在一定条件下反应，生成碳酸氢钠和氯化铵，利用其溶解度差异经分离、干燥而得。按干燥品计算，含$NaHCO_3$不得少于99.0%。为白色结晶性粉末。在潮湿空气中即缓缓分解。水溶液放置稍久，或振摇，或加热，碱性即增强。药用辅料，可作碱化剂等。

十二、乙醇

是指参照《中国药典》2020年版四部规定的乙醇。

乙醇为无色澄清的液体。微有特臭，加热至约78℃即沸腾。相对密度不大于0.812 9，相当于含C_2H_6O不少于95.0%（ml/ml）。易挥发，易燃烧，燃烧时显淡蓝色火焰。药用辅料，可作溶剂。

索引

汉语拼音索引

药材拉丁学名索引